Klinische Psychologie – Grundlagen

Bachelorstudium Psychologie

Klinische Psychologie – Grundlagen

Prof. Dr. Franz Petermann, Prof. Dr. Andreas Maercker, Prof. Dr. Wolfgang Lutz, Prof. Dr. Ulrich Stangier

Herausgeber der Reihe:

Prof. Dr. Eva Bamberg, Prof. Dr. Hans-Werner Bierhoff, Prof. Dr. Alexander Grob, Prof. Dr. Franz Petermann

Franz Petermann
Andreas Maercker
Wolfgang Lutz
Ulrich Stangier

Klinische Psychologie – Grundlagen

2., überarbeitete Auflage

hogrefe

Prof. Dr. Franz Petermann, geb. 1953. Seit 1991 Lehrstuhl für Klinische Psychologie und seit 1996 Direktor des Zentrums für Klinische Psychologie und Rehabilitation der Universität Bremen.

Prof. Dr. Dr. Andreas Maercker, geb. 1960. Seit 2005 Ordinarius für Psychopathologie und Klinische Intervention an der Universität Zürich.

Prof. Dr. Wolfgang Lutz, geb. 1966. Seit 2007 Leiter der Abteilung für Klinische Psychologie und Psychotherapie der Universität Trier.

Prof. Dr. Ulrich Stangier, geb. 1958. Seit 2008 Professor für Klinische Psychologie und Psychotherapie an der Universität Frankfurt.

psychlehrbuchplus hogrefe.de

Informationen und Zusatzmaterialien zu diesem Buch finden Sie unter
www.hogrefe.de/buecher/lehrbuecher/psychlehrbuchplus

Bibliografische Information der Deutschen Nationalbibliothek
Die Deutsche Nationalbibliothek verzeichnet diese Publikation in der Deutschen Nationalbibliografie; detaillierte bibliografische Daten sind im Internet über http://dnb.dnb.de abrufbar.

Hogrefe Verlag GmbH & Co. KG
Merkelstraße 3
37085 Göttingen
Deutschland
Tel. +49 551 999 50 0
Fax +49 551 999 50 111
verlag@hogrefe.de
www.hogrefe.de

Umschlagabbildung: © iStock.com by Getty Images/Sebastien Cote
Satz: ARThür Grafik-Design & Kunst, Weimar
Druck: Media-Print Informationstechnologie GmbH, Paderborn
Printed in Germany
Auf säurefreiem Papier gedruckt
2., überarbeitete Auflage 2018

(E-Book-ISBN [PDF] 978-3-8409-2783-6; E-Book-ISBN [EPUB] 978-3-8444-2783-7)
ISBN 978-3-8017-2783-3
http://doi.org/10.1026/02783-000

Inhaltsverzeichnis

Vorwort

Die Klinische Psychologie stellt seit Jahrzehnten das wichtigste Anwendungsgebiet der Psychologie dar. Vielfach wird Klinische Psychologie dabei mit Psychotherapie gleichgesetzt. Eine solche Gleichsetzung entspricht weder dem Kenntnisstand der Klinischen Psychologie, noch den Perspektiven in der klinischen Praxis. Die Klinische Psychologie beschäftigt sich zwar mit der Entstehung, der Diagnostik und Behandlung psychischer Störungen, darüber hinaus stehen jedoch auch die psychosozialen Folgen körperlicher Krankheiten – vor allem durch die medizinischen Behandlungserfolge – im Mittelpunkt des Interesses. Darüber hinaus sind, neben der Psychotherapie, auch andere Interventionsformen von Bedeutung, wie etwa die unterschiedlichen Formen von Beratung und präventiven Maßnahmen.

Die Themen der Klinischen Psychologie in dieser Bachelor-Buchreihe wurden in zwei Bände gegliedert:

- Grundlagen der Klinischen Psychologie, wobei vor allem Forschungsmethoden, Fragen der Klassifikation sowie Diagnostik in ihren Bezügen zu den Grundlagenfächern der Psychologie (Lern- und Sozialpsychologie, Entwicklungs- und Kognitionspsychologie) dargestellt werden.
- Der zweite Band erläutert wichtige Interventionsmethoden der Klinischen Psychologie, wobei Themen der Psychotherapie eine besondere Rolle einnehmen, aber auch Gebiete wie Prävention und Rehabilitation ausgeführt werden.

Im Bachelor-Studium sollen die Grundlagen und die Anwendungsgebiete der Klinischen Psychologie behandelt werden. Eine Vertiefung des Faches erfolgt in der Regel im Rahmen eines Master-Studienganges Klinische Psychologie, der schon weitgehend im deutschsprachigen Raum – in unterschiedlicher Differenziertheit – angeboten wird. In Deutschland bildet ein Master-Studium die Voraussetzung für eine postgraduale Psychotherapieausbildung (mit dem Ziel der Approbation). Fundierte Kenntnisse im Fach Klinische Psychologie sind Basis eines solchen Ausbildungsweges.

Bei der Gestaltung der beiden Bachelor-Bände haben wir uns als Autorengruppe zusammengefunden, in der jedes Mitglied sehr unterschiedliche Arbeitsschwerpunkte – teilweise über viele Jahrzehnte – aufweist. Von dieser Unterschiedlichkeit der Perspektiven leben beide Bände! Der erste Band, der mit dieser Publikation in einer zweiten Auflage vorliegt, wurde federführend vom Erstautor gestaltet, wobei folgende Mitarbeiterinnen des Zentrums für Klinische Psychologie und Rehabilitation der Universität Bremen die Ausarbeitungen unterstützten: Dr. Sylvia Helbig-Lang (heute Universität Hamburg), Dr. Julia Jaščenoka und Dr. Franziska Ulrich. In umfassender Weise unterstützte uns Paul Röhr, derzeit Student des Studienganges M.Sc. Klinische Psychologie der Universität Bremen, im Rahmen der Ausarbeitungen, der Bearbeitung des Sachregisters sowie bei der Erstellung des endgültigen Manuskriptes.

Wir als Autorenteam danken dem Hogrefe Verlag für die Betreuung unseres Buches. Unserem Leserpublikum wünschen wir eine gewinnbringende Lektüre und einen erfolgreichen Verlauf des Studiums.

Bremen, im März 2018

Franz Petermann –
für das Autorenteam

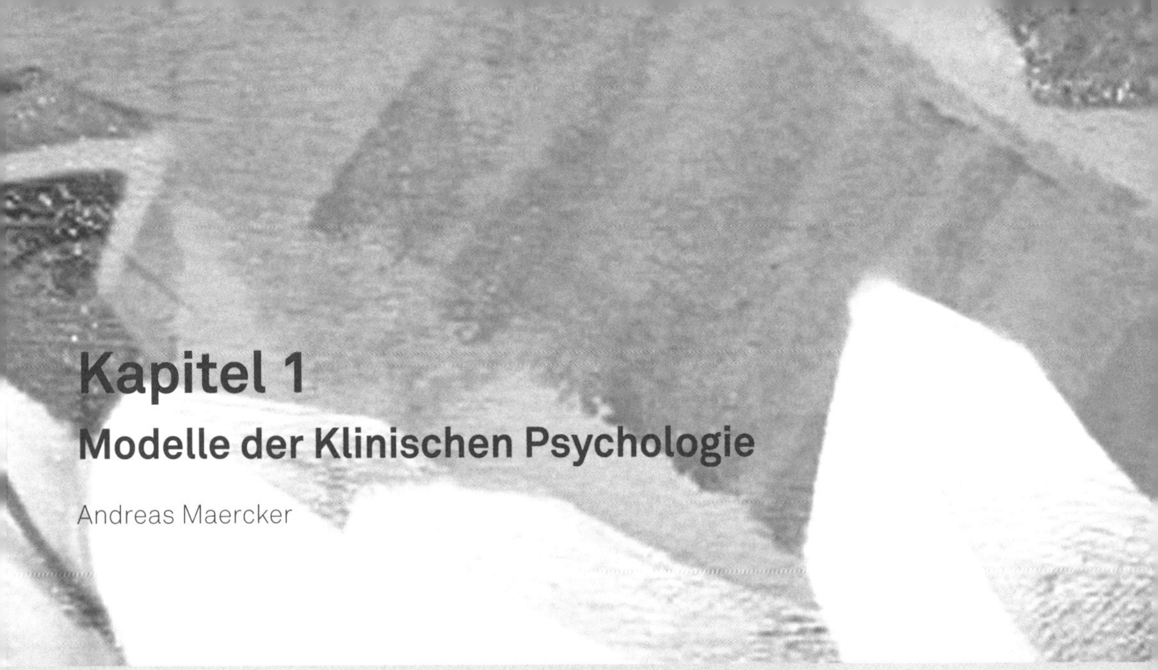

Kapitel 1
Modelle der Klinischen Psychologie

Andreas Maercker

Inhaltsübersicht

Die Klinische Psychologie befasst sich mit psychischen Störungen und psychischen Aspekten körperlicher Erkrankungen. Sie lässt sich in Grundlagen- und Anwendungsbereiche einteilen. Der zentrale Grundlagenbereich ist die Störungslehre (Psychopathologie, engl. *Abnormal Psychology*), während die wichtigsten Anwendungsbereiche die klinisch-psychologische Diagnostik, die Beratung (engl. *Counselling*) und die Psychotherapie sind. Zu Beginn Ihrer Lektüre wird die Störungslehre bzw. Psychopathologie im Mittelpunkt stehen.

1.1 Klinische Psychologie: ihre Bereiche und Nachbardisziplinen

In fruchtbarer Kooperation mit Nachbarfächern erreichte die Klinische Psychologie vielerlei Fortschritte. Dabei spielten folgende Teilgebiete der Psychologie eine Rolle: Allgemeine Psychologie (Lern- und kognitionspsychologische Grundlagen, vgl. auch Kapitel 2 und 3), Neuro- bzw. Biologische Psychologie (physiologische und neurowissenschaftliche Grundlagen), Entwicklungspsychologie (lebensspannenpsychologische Grundlagen und die sog. Entwicklungspsychopathologie, vgl. auch Kapitel 4) sowie Sozialpsychologie (interpersonelle Aspekte, vgl. auch Kapitel 2). Differentielle Psychologie und Klinische Psychologie haben gemeinsam, individuelle Unterschiede in einzelnen psychologischen Merkmalen und in den relativ überdauernden Persönlichkeitseigenschaften zu beschreiben und zu erklären. Dies grenzt sie von anderen psychologischen Fächern, welche meist Gemeinsamkeiten von Verhaltensmerkmalen in den Mittelpunkt stellen, ab.

Beziehung zur Psychiatrie und Medizin

Mit der *Psychiatrie,* dem medizinischen Fach, das sich mit psychischen Störungen befasst, hat die Psychologie für die Bereiche der Störungslehre und klinischen Interventionen viele Gemeinsamkeiten. Einzig die medikamentöse Behandlung durch Psychopharmaka ist in den meisten Ländern den Psychiatern vorbehalten (Ausnahmen sind einige US-Bundesstaaten und teilweise die Niederlande). Das Fachgebiet der *Medizinischen Psychologie* widmet sich vornehmlich den psychischen Aspekten körperlicher Erkrankungen und wird den Medizinern während der Ausbildung gelehrt. Die *Verhaltensmedizin* ist ein interdisziplinär psychologisch-medizinisches Forschungs- und Praxisfeld, welches aus der Psychosomatik hervorgegangen ist und sich vor allem mit dem Zusammenspiel zwischen psychischen und körperlichen Prozessen bei Störungen und Erkrankungen beschäftigt.

1.2 Störung und Gesundheit als psychologische Konstrukte

1.2.1 Psychische Störung

Für die Klinische Psychologie ist das Konstrukt *„psychische Störung"* zentral. Damit werden sowohl psychische Leidenszustände, welche die Betroffenen in sich selbst verspüren, als auch psychische Problemkonstellationen bezeichnet, deren Auswirkungen vielleicht nur die Umwelt, und nicht die Betroffenen selbst feststellen. Trotz der verbreiteten Erwartung, dass psychische Störungen eindeutig vom normalen psychischen Funktionieren abgrenzbar sein sollten, ist die Abgrenzung nicht eindeutig wissenschaftlich definierbar. Es gibt keine feststehende Entität psychischer Störungen, sondern ihre Definitionen werden jeweils nach dem aktuellen Stand der sozialen Normen, der grundlagenwissenschaftlichen Forschung und dem Stand der Praxis gestellt. Psychische Störungen sind damit methodisch betrachtet *Konstrukte,* auf welche sich die Gesellschaft und Experten nach bestem Wissen und Gewissen geeinigt haben.

Merke

Gemäß dem heutigen sprachlichen Fachgebrauch wird meist von *psychischen Störungen* und seltener von *psychischen Krankheiten* gesprochen. Mit diesem Sprachgebrauch soll darauf hingewiesen werden, dass psychische Störungen nicht ausschließlich durch somatisch-biologische Ursachen zustande kommen, wie körperliche Erkrankungen. Psychische Beeinträchtigungen (Störungen) erklären sich neben biologischen Ätiologiefaktoren vielmehr auch durch psychische und soziale Ursachen. Zudem hatte man sich erhofft, dass der Störungsbegriff für die Betroffenen weniger stigmatisierend ist als der Krankheitsbegriff, wobei die Bezeichnung allein das Stigmatisierungsproblem nicht genügend verändern kann.

Abgrenzung zwischen krank und gesund

Die Abgrenzung zwischen „krank" und „gesund" bzw. „gestört" und „normal" ist ein grundlegendes Problem für die Klinische Psychologie und die Psychiatrie, weil es viele Konsequenzen nach sich zieht.

Konsequenzen der „Normal-abnormal"-Unterscheidung

- **Beispiel 1:** Menschen mit einem ausgeprägten Gerechtigkeitsgefühl haben sich in der Geschichte häufig gegen die herrschenden Verhältnisse aufgelehnt. In einigen totalitären Diktaturen können das

Auflehnen und begleitende nonkonformistische Verhaltensweisen in Aussehen und Kleidung dazu führen, dass die Aktivisten psychisch pathologisiert werden. Beispielsweise wurden in der ehemaligen Sowjetunion politisch Andersdenkende als Schizophrene in psychiatrische Kliniken zwangseingewiesen mit der Begründung, dass ihre Gedankeninhalte und Verhaltensweisen stark abnorm wären. In den 1980er Jahren gab es deshalb eine internationale Debatte, dass psychische Störungsdiagnosen nicht politisch missbraucht werden sollen (van Voren, 2010).

- **Beispiel 2:** Cross-dressing oder Transvestismus gelten bzw. galten bis in unsere Zeit eigentlich als psychische Störung; jedenfalls werden sie in den Listen mit psychischen Störungen bis heute aufgeführt, allerdings nicht mehr in der neuesten Version der Internationalen Krankheitsklassifikation, ICD-11, der Weltgesundheitsorganisation. Das Phänomen ist definiert als Tragen von „gegengeschlechtlicher" Kleidung. Es reicht vom gelegentlichen Tragen dieser Kleidung, über das ausschließliche Tragen der „gegengeschlechtlichen" Unterwäsche bis hin zu schrillen Varianten der Dragqueens oder Dragkings, in denen kleidungsbezogene Geschlechtsmerkmale besonders ausgeschmückt werden. Es gibt außer einer Normerwartung keinen wichtigen Grund, dieses Phänomen zu pathologisieren, insbesondere da es nicht mit psychischen Leidenszuständen verbunden ist. Die Entpathologisierung brauchte dennoch lange Zeit und ist bis heute noch nicht vollständig erreicht.

Psychische Störungen, verstanden als Konstrukte, sind daher nur in ihrem jeweiligen Bezugssystem von Normen sinnvoll anwendbar (zum Normenbegriff siehe Sozialpsychologie-Lehrbücher). Deshalb ist nötig zu klären, welche Normen jeweils bestimmen, was eine psychische Störung ist bzw. was mit abnormalem Verhalten gemeint ist. Für die Definition psychischer Störungen sind folgende unterschiedliche Normentypen relevant:

Die Definition einer psychischen Störung ist abhängig von Normvorstellungen

Typen von Normen

- Die **subjektive Norm.** Hier geht es um das Abweichen von der Norm der eigenen Befindlichkeit. Beispiel: Jemand leidet oder fühlt sich stark eingeschränkt. Dieser Normentyp ist schwer zu objektivieren und reicht in der Regel nicht als alleiniges Bezugssystem aus.
- Die **statistische Norm.** Dabei steht die Abweichung von der Norm der Häufigkeitsverteilung im Mittelpunkt, zusätzlich sind Schwellenwerte festzulegen, ab wann ein Zustand abnormal ist. Dieser Normentyp schafft das Problem, dass Häufigkeitsverteilungen in zwei Richtungen variieren, z. B. sehr hoher oder sehr niedriger IQ bzw. für den Alkoholkonsum übermäßiges oder sehr geringes (!) Trinken.

- Die **Ideal- oder Funktionsnorm.** Damit wird angenommen, dass es eindeutiges ideales psychisches Funktionieren gibt. Ein beispielhaftes Problem dieser Normenart ist die Homosexualität: Sie müsste als Störung angesehen werden, wenn als alleinige Funktion der Sexualität die Fortpflanzung angesehen wird. Die heutige Sexualwissenschaft geht allerdings davon aus, dass Sexualität auch kommunikative und Lust-Aspekte mit einschließt, was dazu führt, Homosexualität nicht als Störung zu bezeichnen.
- Die **soziale Norm.** Psychische Störungen werden dabei als ein Abweichen von gesellschaftlichen Konventionen oder Regeln betrachtet. Dieser Normentyp war die Grundlage der Pathologisierung von Andersdenkenden in Diktaturen. Der Normentyp ist weiterhin sehr durch kulturelle Unterschiede geprägt: Wenn z.B. jemand aus dem Nichts heraus Stimmen hört, deutet das in modernen Kulturen auf Schizophrenie hin, kann aber in anderen Kulturkreisen als Zeichen göttlicher Eingebung betrachtet werden.

Diese Normentypen können – wie beschrieben – jeweils nur relative Hinweise zur Feststellung von psychischen Störungen benutzt werden. Festzuhalten ist zudem, dass „Normalität" oder „normal sein" nicht unbedingt ein idealer und anzustrebender Zustand ist. Eine persönliche Überangepasstheit an Normen kann häufig auch mit Beeinträchtigungen und Leidenszuständen einhergehen – wie z.B. Untersuchungen zum Zusammenhang von Perfektionismus und verschiedenen psychischen Störungen (vgl. z.B. Depressionen, Zwangsstörung, Essstörungen) zeigen (Egan, Wade & Shafran, 2011).

Dennoch ist eine annäherungsweise Definition für psychische Störungen möglich, welche zweckmäßig mehrere Kriterien beinhaltet:

Mehrdimensionale Definition einer psychischen Störung

Eine *psychische Störung* ist vorhanden, wenn
- psychisches Leid („Leidensdruck") auf Seiten der Betroffenen vorhanden ist,
- erhebliche psychische Fehlanpassung im Erleben oder Verhalten besteht, wobei der Kontakt zur Realität oder die Fähigkeit zur Selbstkontrolle andauernd verloren gegangen ist,
- Veränderungen im Erleben und Verhalten nicht nur eine verständliche und kulturell übliche Reaktion auf ein Ereignis sind, wie z.B. eine normale Trauerreaktion bei Verlust eines geliebten Menschen,
- ein spezifisch definiertes Störungskonzept aus dem Wissensbestand der Klinischen Psychologie und Psychiatrie bzw. von Experten der Weltgesundheitsorganisation zutrifft (dieser Aspekt dient zur Absicherung gegenüber dem Missbrauch des Störungsbegriffs).

1.2.2 Psychische Gesundheit, Ressourcen und psychische Stärken

Ebenso komplex wie die Definition von psychischen Störungen ist eine Definition des Konstrukts *„psychische Gesundheit“*. Genauso wie das Störungskonstrukt ist auch das Gesundheitskonstrukt beobachter- und normabhängig; entsprechende Definitionen hängen z. B. davon ab, ob sie von Krankenversicherungen oder Wissenschaftlern festgelegt werden. Zwar wird die Gesundheit in der Psychologie im Teilgebiet der Gesundheitspsychologie thematisiert, dennoch wird der gesamten Psychologie, und insbesondere der Klinischen Psychologie, in den letzten Jahrzehnten wohl zu Recht vorgeworfen, dass sie sich nur auf negative oder leidbesetzte Themen konzentrieren würde und positive Phänomene vernachlässige.

Die klassische WHO-Definition von Gesundheit

Gesundheit wurde bereits 1948 von der Weltgesundheitsorganisation (WHO) definiert als *„ein Zustand des vollständigen körperlichen, geistigen und sozialen Wohlergehens und nicht nur das Fehlen von Krankheit oder Gebrechen.“* Die WHO hat 1986 eine weiterführende Definition verabschiedet, wonach Gesundheit definiert wird als „a resource for everyday life, not the objective of living. Health is a positive concept emphasizing social and personal resources, as well as physical capacities.“ Verschiedene Autoren aus dem Bereich der Psychologie haben zudem inhaltliche Kriterien für psychische Gesundheit vorgeschlagen, z.B. Liebe, Selbstachtung, Freiheit und Verbundenheit (Seligman, 2002).

Ein zentraler Bestandteil des Gesundheitskonstrukts ist der *Ressourcenbegriff*. Als Ressourcen versteht man innere Potenziale eines Menschen (z.B. Fähigkeiten, Erfahrungen, Talente, Neigungen und Stärken) und äußere Bedingungen (z.B. Freunde, Familie, Finanzen), die zwar vorhanden, aber manchmal einem selbst nicht bewusst sind. Der Ressourcenbegriff ist besonders gut geeignet, um das gleichzeitige Nebeneinander von Störungen bzw. Behinderungen und positiven Fähigkeiten bzw. Stärken zu beschreiben. Wenn die Komplexität menschlichen Erlebens und Verhaltens erfasst werden soll, dann ist es angebracht, nicht nur nach Störungen, sondern auch nach individuellen Merkmalen psychischer Gesundheit (d.h. Ressourcen) zu suchen.

Ressourcen und Stärken als Ergänzung der Störungsbeschreibung

Diese komplementäre Sichtweise zeigt sich ganz offensichtlich auch in der Tatsache, dass einige Menschen mit psychischen Störungen erfolgreiche Künstler waren bzw. sein können (z.B. Künstler mit depressiven Störungen: Vincent van Gogh, Hermann Hesse, Marilyn Monroe, Eric Clapton).

Beispiel: Haben Depressive weniger Illusionen?

Seit den klassischen Studien von Alloy und Abramson (1979) fanden sich viele Belege dafür, dass depressive Personen eine realistischere Einschätzung ihrer eigenen Fähigkeiten und Einflussmöglichkeiten haben, als diejenigen, welche nicht depressiv sind. Ein einfaches Experiment dazu (Allan et al., 2007): Probanden müssen von Zeit zu Zeit eine Taste drücken, gleichzeitig sehen sie, dass ab und zu eine Glühbirne angeht. Bei manchen Probanden geht die Lampe in zufälligen Abständen an, der Tastendruck hat keinerlei Einfluss darauf. Dabei kontrollieren Versuchsleiter, ob das Drücken der Taste tatsächlich einen Einfluss auf das Leuchten des Lämpchens hat, und wenn ja, wie groß dieser Zusammenhang ist.

Nicht depressive Patienten schätzen nach einem solchen Experiment ihren eigenen Einfluss auf das Leuchten des Lämpchens regelmäßig zu hoch ein. Selbst wenn es gar keinen Zusammenhang geben sollte, glauben viele, ihr Tastendruck hätte zumindest gelegentlich zum Aufleuchten beigetragen. Sie erinnern sich gewissermaßen bevorzugt daran, wenn ihr Tastendruck mit dem Lichtschein zusammenfiel. Depressive Menschen dagegen sind in ihren Einschätzungen über den Zusammenhang erstaunlich genau – sie bilden sich nicht ein, vermeintlich etwas beeinflussen zu können.

Die Selbstüberschätzung von Gesunden in dieser und ähnlichen Versuchsanordnungen wurde als Phänomen der positiven oder selbstwertdienlichen Illusionen bezeichnet, die im Zusammenhang mit der kognitiven Dissonanzreduktion steht (vgl. auch Sozialpsychologie-Lehrbücher).

Psychische Stärken: Peterson und Seligman (2004) haben eine Systematik von psychischen Stärken (im Sinne von Ressourcen) vorgelegt, welche sie in einer Serie psychologischer Studien voneinander abgegrenzt hatten:

- *Weisheit und Wissen:* Kreativität, Neugier, Offenheit, Freude am Lernen.
- *Mut:* Zivilcourage, Beharrlichkeit, Vitalität.
- *Menschlichkeit:* Liebe, Freundlichkeit, soziale Intelligenz.
- *Gerechtigkeit:* Fairness, Autorität, Solidarität.
- *Mäßigung:* Ausgeglichenheit, Bescheidenheit, Vergebung, Umsicht, Selbstkontrolle.
- *Transzendenz:* Schönheitssinn, Bewunderungsfähigkeit, Dankbarkeit, Hoffnung, Humor, Spiritualität.

Seligman entwickelte in den ersten Jahrzehnten seiner Forscherlaufbahn ein bekannt gewordenes Modell für depressive Störungen: Das

Modell der erlernten Hilflosigkeit (Seligman, 1972; vgl. Kapitel 2). Seit den 1990er Jahren widmete er sich der Erforschung der psychischen Gesundheit im Rahmen der *Positiven Psychologie* (Seligman, 2002).

1.3 Grundmodelle der Störungslehre

Bis heute gibt es offene Probleme in der Wissenschaft und klinischen Praxis, welches die Kernbestandteile bzw. die (Haupt-)Ursachen vieler psychischer Störungen sind. Zudem gibt es darüber nicht selten unterschiedliche Ansichten, z. B. auch zwischen verschiedenen Forschungsansätzen und beteiligten Berufsgruppen (z. B. Psychiatern, Psychologen, Sozialwissenschaftlern). Wie hier dargestellt wird, werden die wissenschaftlichen Anschauungen der Störungslehre immer komplexer.

1.3.1 Historische und fachspezifische Modelle

Psychische Störungen wurden in der Geschichte – und werden noch heute in traditionellen Gesellschaften – meist als Phänomene einer dämonischen Besessenheit angesehen. Bestimmte Geister oder Teufel hatten von einer Person Besitz ergriffen und diese z. B. in Panik, Schrecken, Schwermut oder Wahnsinn versetzt (Leibrand & Wettley, 1990).

Der hirnpathologische Ansatz am Beginn der wissenschaftlichen Psychiatrie

Der wissenschaftliche Ansatz der „psychiatrischen Krankheitslehre" beginnt erst im 19. Jahrhundert als Spätfolge des Zeitalters der Aufklärung, parallel zur Entstehung der Psychologie als Wissenschaft sowie der Hirnanatomie. Die ersten Psychiater nahmen als Ursachen für psychische Störungen bestimmte *Hirnpathologien* an. Ein bekannt gewordener Ausspruch Wilhelm Griesingers (1817–1868, tätig in Zürich und Berlin) drückt diese Grundeinstellung aus: *„Geisteskrankheiten sind Hirnkrankheiten"*.

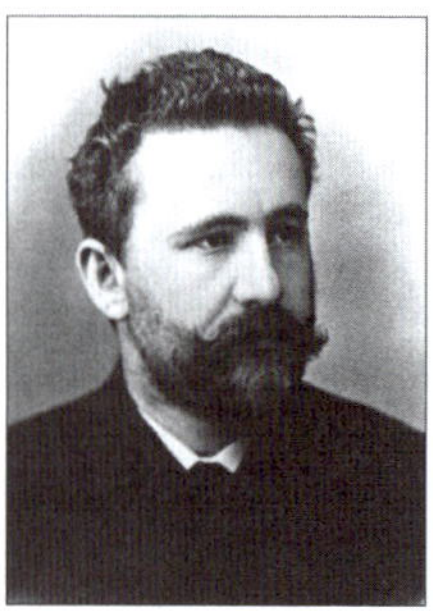

Emil Kraepelin (1856–1926)

Kraepelin entwickelte die Grundzüge der bis heute gültigen Klassifikation psychischer Störungen (vgl. Kapitel 7). Seine wissenschaftliche Arbeit orientierte sich grundsätzlich an hirnpathologischen Annahmen, wobei er zusätzlich psychologische Konzepte nutzte. Als studierter Mediziner hatte er eine Zeit lang bei Wilhelm Wundt gearbeitet, dem Mitbegründer der wissenschaftlichen Psychologie. Kraepelin teilte die schwersten psychischen Störungen in zwei Hauptgruppen ein: Die Dementia praecox (heute: Schizophrene Psychose) und das Manisch-depressive Irresein (heute: Bipolare Störung). Der Wert des Kraepelinschen Klassifikationsmodells bestand darin, dass man eindeutige Kriterien nutzen und Wahrscheinlichkeitsaussagen über den Verlauf der Störungen machen konnte.

Der psychogenetische Ansatz mit der Psychoanalyse als Hauptvertreterin

Im 19. Jahrhundert kam neben dem hirnpathologischen ein zweiter Ansatz zur Erforschung psychischer Störungen auf: Der sogenannte *psychogenetische* Ansatz. Dabei wurde Emotionen, Kognitionen, Motiven, Willensprozessen und inneren Konflikten zunehmend Aufmerksamkeit gewidmet. Das betraf vor allem sogenannte nervöse Erkrankungen, die von Kraepelin nur randständig einbezogen wurden, wie etwa die damals so bezeichneten Hysterien, Hypochondrien oder Neurasthenien („Nervenschwäche"). Entscheidende Impulse für die Konzeptbildung zu diesen Störungen gingen von Sigmund Freud aus. Freud und die ihm verbundenen französischen Forscher Jean-Marie Charcot (1825–1893) und Pierre Janet (1859–1947) untersuchten die Hysterie, Neurasthenie und andere Störungen anhand psychogenetischer Modelle; d.h. die Störungsursachen wurden vornehmlich in der Biografie der betroffenen Personen – und nicht in der Hirnpathologie – vermutet.

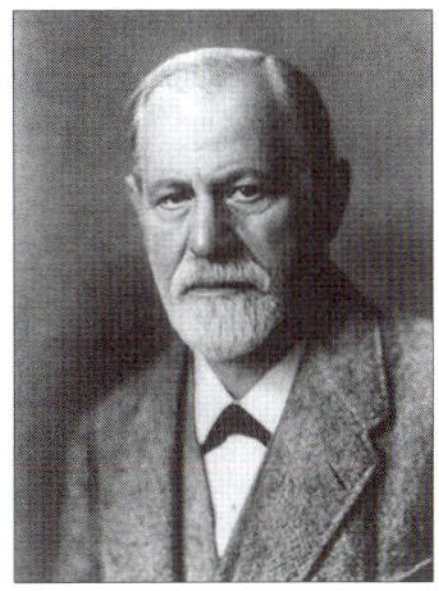

Sigmund Freud (1856–1939)

Fotograf: akg-images

Sigmund Freud (1856–1939) war Physiologe und Arzt in Wien, bevor er sich der „Seelenerforschung" zuwandte. Durch seine Ideen und Modelle wurde er zu einem der weltweit einflussreichsten Theoretiker seiner Zeit. Bis heute lösen seine Annahmen auch außerhalb der Psychologie intellektuelle Kontroversen aus. Freud hat der Störungslehre und der Psychotherapie viele weitreichende Impulse gegeben. Sein sogenanntes topografisches Modell (1915) unterscheidet zwischen dem Unbewussten, Vorbewussten und Bewussten als psychische Funktionen und bringt diese mit verschiedenen Störungsursachen in Zusammenhang. Sein sogenanntes Instanzenmodell (1923) trennt zwischen Über-Ich, Ich und Es, welche sich jeweils durch ihre Beziehungen zu Trieben und Willensprozessen unterscheiden. Störungen können demnach aus Konflikten zwischen diesen drei Instanzen entstehen. Sein genereller Einfluss auf die Entwicklung der Psychotherapie ist unumstritten, wenn auch die von ihm spezifisch entwickelte „psychoanalytische Kur" (später: Psychoanalyse) in ihrer ursprünglichen Form bis heute immer mehr an Verbreitung verlor (vgl. Rammsayer & Weber, 2016).

Die Auseinandersetzung zwischen hirnpathologischen und psychogenetischen Ansätzen in der Störungslehre dauerte über weite Strecken des 20. Jahrhunderts an. Man findet sie auch heute noch – mit veränderten Begriffen – als Auseinandersetzung zwischen dem sogenannten *traditionell medizinischen* und den *psychologischen Modellen* für psychische Störungen und ihre Behandlung.

Medizinisches Krankheitsmodell psychologischer Störungen

Das traditionelle medizinische Krankheitsmodell wird zwar nur von wenigen Theoretikern vertreten, stellt aber in der Praxisanwendung ein bis heute immer noch häufig anzutreffendes Grundmodell für die Einschätzung psychischer Störungen dar (Nesse & Stein, 2012). Seine Kennzeichen sind:

- Kranksein wird auf einen primär anatomischen, physiologischen oder biochemischen Defekt zurückgeführt (welcher möglicherweise noch nicht entdeckt und bekannt ist).
- Dieser Defekt ist organischer (körperlicher) Art.
- Der Defekt liegt in der Person (d.h. nicht im zwischenmenschlichen Beziehungsnetz bzw. der Gesellschaft).
- Dem Defekt liegen kausal mikroskopische Ursachen bzw. Ursachenmuster zugrunde (z.B. genetische Veränderungen).
- Therapeutisch werden Medikamente (Psychopharmaka) oder sogenannte somatische Verfahren (z.B. Lichttherapie, Elektrokrampftherapie, Transkranielle Magnetstimulation, Psychochirurgie) bevorzugt.

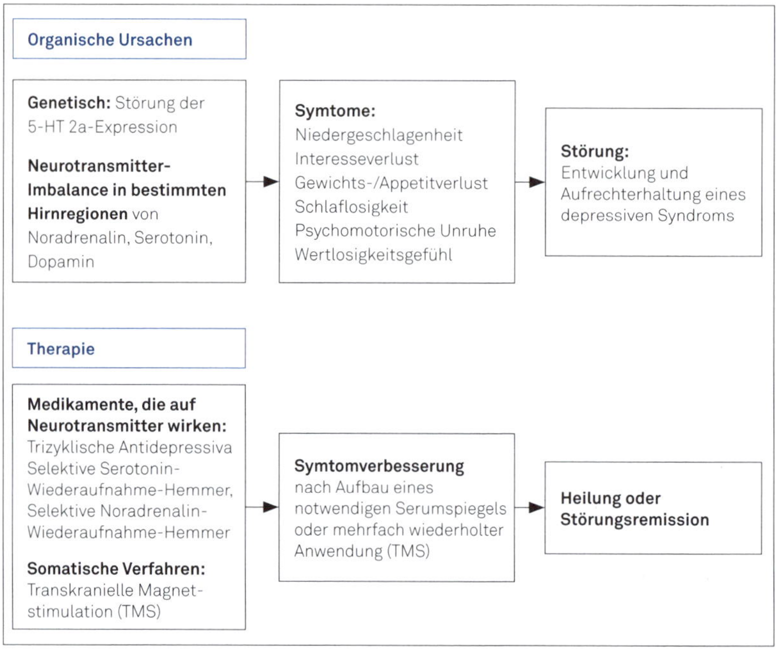

Abbildung 1: Traditionelles medizinisches Modell (nach Wittchen et al., 1998)

Neurobiologische Modelle

Neurobiologische Modelle der psychischen Störungen entstammen der medizinischen und biopsychologischen Grundlagenforschung. Sie sind besonders dann von Interesse, wenn sich bei psychischen Störungen genetische, endokrinologische oder hirnstrukturelle Veränderungen zeigen (vgl. Güntürkün, 2012). Die neurobiologischen Modelle setzen meist an den veränderten Grundprozessen der einzelnen Störungen an, z.B.

- Gedächtnisveränderungen (antero-und retrograde Amnesie) beim Korsakoff-Syndrom,
- Beeinträchtigungen des Präfrontalhirns (Läsionen) bei Persönlichkeitsveränderungen,
- Wahrnehmungs- und kognitive Veränderungen (z. B. Aufmerksamkeits- und neurokognitive Defizite) bei schizophrenen Psychosen,
- Emotionsregulationsveränderungen (z. B. verringerte Herzraten-Variabilität) bei depressiven Störungen,
- Stresshormonveränderungen (z. B. verringerte Kortisolspiegel) bei trauma- und belastungsbezogenen Störungen.

Die störungsbezogenen neurobiologischen Modelle werden intensiv erforscht, meist in psychiatrischen Forschungseinrichtungen. Häufig gibt es zu einer Störung verschiedene und teilweise auch konkurrierende Ansätze (z. B. bei depressiven Störungen), die einerseits durch Ungleichgewichte von Neurotransmittern und andererseits als gestörte physiologische Signalübertragungen in bestimmten Hirnkreisläufen (engl. *brain circuits*) erklärt werden. Um bestimmte neurobiologische Einzelbefunde nicht als alleinige bzw. isolierte Hauptursache überzubewerten, hat eine Initiative des US-National Institutes of Mental Health ein umfassendes konzeptuelles Netzwerk zur Erforschung psychischer Funktionen und Störungen erarbeitet. Diese *„Research Domain Criteria“* (RDoC) beabsichtigen, für neurobiologische Einzelbefunde die Domänen und Analyseeinheiten zu beschreiben, wobei auch psychologische Grundfunktionen berücksichtigt werden. Es werden fünf Domänen beschrieben: negative Valenzsysteme, positive Valenzsysteme, kognitive Systeme, Systeme sozialer Prozesse und Erregung-regulatorische Systeme. Die sieben Analyseeinheiten sind: Gene, Moleküle, Zellen, Neurale Circuits, Physiologie, Verhalten und Selbstbericht (siehe Walter, 2017). Das RDoC-Modell wurde u. a. für seinen nur sehr schwachen Bezug zur klinischen Praxis der Diagnose bzw. Therapie kritisiert und die gegenwärtig noch mangelnde Validität seiner Grundelemente (Domänen, Analyseeinheiten) beanstandet. Trotz dieser Kritikpunkte ist das Modell der zurzeit am besten ausgebildete Rahmen für eine multidisziplinär-neurowissenschaftliche Erforschung psychischer Störungen mit dem Ziel, biologisches Wissen über Ursachen und Risikofaktoren psychischer Krankheiten zu systematisieren.

Im Gegensatz zum medizinischen und zum neurobiologischen Modell sind die psychologischen Modelle für psychische Störungen und Behandlungen primär auf die psychologischen und sozialen Faktoren bezogen. Die beiden einflussreichsten Modelle sind das *psychodynamische* und das *lerntheoretische* Grundmodell.

Psychodynamisches Grundmodell

Im psychodynamischen Grundmodell, das insbesondere auf der Psychoanalyse Sigmund Freuds beruht, stehen folgende Aussagen im Mittelpunkt:

- Kranksein wird primär auf eine frühkindliche (innerhalb der ersten drei Lebensjahre stattgefundene) Konfliktsituation zurückgeführt, die nachfolgend verdrängt wurde.
- Im späteren Leben führen die unbewussten Konsequenzen dieses Konflikts und die Art und Ausprägung der psychischen Verdrängung zu den psychischen Störungen.
- Die Störung ist damit in der Person begründet (d.h. nicht im aktuellen zwischenmenschlichen Beziehungsnetz bzw. der Gesellschaft).
- Therapeutisch wird in der klassischen Psychoanalyse an der Aufhebung früherer Verdrängungen gearbeitet. Daraus abgeleitete neuere psychodynamische Therapieansätze bearbeiten daneben auch aktuelle Konflikte und psychische Defizite, die im Zusammenhang mit den frühkindlichen Konflikterfahrungen stehen.

Lerntheoretisches Grundmodell

Das lerntheoretische Grundmodell, das im engen Zusammenhang mit psychologischen Modellen entstanden ist, hat folgende Grundannahmen (vgl. Kapitel 2):

- Psychische Störungen (sowie sozial delinquentes Verhalten) werden vornehmlich durch Lernerfahrungen und soziale Einflüsse erklärt, die in der Kindheit beginnen oder neu in der gesamten Lebensspanne dazu kommen können.
- Es werden bestimmte Lernformen unterschieden, z.B. Konditionierung, operantes Lernen, Lernen am Modell, Lernen durch Einsicht.
- Die Störung wird damit primär als intrapsychischer Prozess erklärt, wobei biologischen und Umweltfaktoren eine interaktive Rolle zugebilligt wird.
- Die Therapien lassen sich in ihrer Grundform aus den verschiedenen Lernarten ableiten: z.B. Gegenkonditionieren, operante Verfahren (Verstärken, Kontingenzverträge), Training sozialer Kompetenzen, kognitive Umstrukturierung.

1.3.2 Integrative Störungsmodelle

Systematische Begriffe der Störungslehre

- Die **Ätiologie** ist die Lehre von den Störungs- bzw. Krankheitsursachen.
- Die **Pathogenese** beschreibt die Entstehung und Entwicklung einer Störung im Verlauf mit allen daran beteiligten Faktoren.

- Die Ätiopathogenese umfasst die Gesamtheit aller Faktoren, die zur Ursache, Entstehung und Entwicklung einer Störung beitragen.
- **Prädisposition/Disposition** ist der Fachausdruck für die genetisch bedingte Veranlagung oder Empfänglichkeit (Vulnerabilität) für bestimmte Störungen.
- **Auslösende** und **aufrechterhaltende Faktoren:** Auslösende Faktoren tragen zum erstmaligen Auftreten einer psychischen Störung bei, während aufrechterhaltende Faktoren veranlassen können, dass eine psychische Störung bestehen bleibt und nicht wieder abklingt. So können beispielsweise spezifische biologische Konstellationen auslösende Faktoren sein (z.B. Hyperventilation resultiert in Panikzuständen), während psychische Folgeerscheinungen aufrechterhaltende Faktoren sind (z.B. Erwartungsangst trägt zur Chronifizierung der Panikstörung bei).
- **Salutogenese** ist ein noch vergleichsweise neuer Begriff, der die Faktoren der Entstehung und Aufrechterhaltung von Gesundheit umfasst, insbesondere nach bzw. trotz Schädigungen oder Stresseinwirkung.

Das bisherige Wissen zur Ätiologie, Patho- und Salutogenese legt nahe, dass integrative Modelle zur Beschreibung psychischer Störungen am besten geeignet sind. Sie bieten den geeignetsten Rahmen, die jeweiligen Störungen in ihrer Komplexität angemessen zu verstehen und voreilige Schlüsse in Bezug auf die Störungserklärung sowie die erforderliche Intervention zu vermeiden. Wichtige Impulse für diese umfassende Sichtweise resultieren aus:

- dem bio-psycho-sozialen Modell und
- dem Vulnerabilitäts-Stress-Modell (auch Diathese-Stress-Modell).

Bio-psycho-soziales Modell der psychischen Störungen

Das *bio-psycho-soziale Modell* besagt, dass biologische, psychologische und soziale Faktoren grundsätzlich einen gleichrangigen Wert für das Verständnis psychischer Störungen haben. Störungen und Gesundheit bilden sich in einem dynamischen Wechselspiel zwischen diesen drei Polen heraus.

Biologisch-medizinische sowie psychologische Faktoren wurden bereits im Zusammenhang mit der historischen Entwicklung der Klinischen Psychologie erwähnt. Die sozialen oder Umweltfaktoren lassen sich unterteilen in (vgl. auch Kapitel 2):

- Interpersonelle Faktoren: Beispielsweise familiäre, Gleichaltrigen- *(peer-)* oder berufliche Einflüsse.
- Kulturabhängigkeit bzw. ethnische Zugehörigkeit: Zum Beispiel individualistische oder kollektivistische Wertorientierungen einer Gesellschaft.

- Umweltfaktoren: Beispielsweise Hunger, Krieg, Katastrophen oder sozialer Stress.
- Soziale Faktoren: Soziale Ungleichheit, sozioökonomischer Status oder soziale Rollen.

Abbildung 2 fasst die wichtigsten Aspekte der drei Faktoren des bio-psycho-sozialen Modells zusammen.

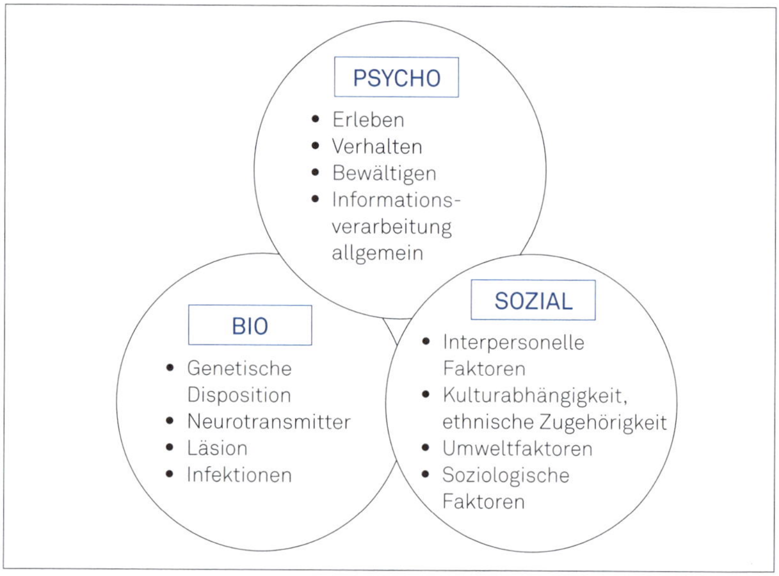

Abbildung 2: Das bio-psycho-soziale Modell

Für die Planung einer Intervention und Prävention impliziert das bio-psycho-soziale Modell, dass alle drei Faktoren berücksichtigt werden müssen. Bei einer Depressionstherapie wäre demnach zu prüfen, in welchem der drei Bereiche zuerst interveniert werden muss bzw. was während einer Therapie kombiniert werden sollte: Der soziale oder Umweltfaktor bei einer extremen Arbeitsbelastung kann durch berufliche Interventionen verändert werden, zudem ist – in Bezug auf biologische Faktoren – der Einsatz von Psychopharmaka zu prüfen sowie – bzgl. psychischer Faktoren – zu überlegen, welche Form von Psychotherapie wann und wie lange angeboten werden soll.

Die Störungsspezifik ergänzt das bio-psycho-soziale Modell

Das bio-psycho-soziale Modell weist mehrere Begrenzungen auf. So ist es ausreichend spezifisch, wenn nur einer einzelnen psychischen Störung(-sgruppe) auf den Grund gegangen wird. Dabei fehlt jedoch der Aspekt der *Störungsspezifität*, d.h. jede Störung bzw. Störungsgruppe ist durch jeweils unterschiedliche Faktorenmuster erklärbar. Die schizophrene Psychose wird beispielsweise entscheidend durch biologische Veränderungen verursacht (welche teilweise noch nicht bekannt sind), dagegen werden Belastungsstörungen entscheidend durch negative Umwelteinflüsse geprägt (vgl. Kapitel 6 und 7). Weiterhin fehlen beim bio-psycho-sozialen Modell zeitliche und dynamische Aspekte, welche eine Störungsentwicklung in der Lebensspanne erklären.

Abbildung 3 zeigt eine Spezifizierung des bio-psycho-sozialen Modells in Bezug auf eine depressive Störung, bei welcher zudem Lebensspannen-Aspekte berücksichtigt werden (vgl. Kasten).

Beispiel: Komplexes Depressionsmodell

Auf der Basis einer Längsschnittstudie über 2,5 Jahre haben Rice et al. (2017) ein Modell für die Vorhersage von Episoden der Major Depression (schwere Depression) vorgelegt, welches Variablen aus allen bio-psycho-sozialen Bereichen umfasst bzw. Vulnerabilitäts- und Stress-Variablen. Die Daten wurden in einer Stichprobe aus Großbritannien mit 337 untersuchten Kindern und Jugendlichen sowie je einem Elternteil erhoben.

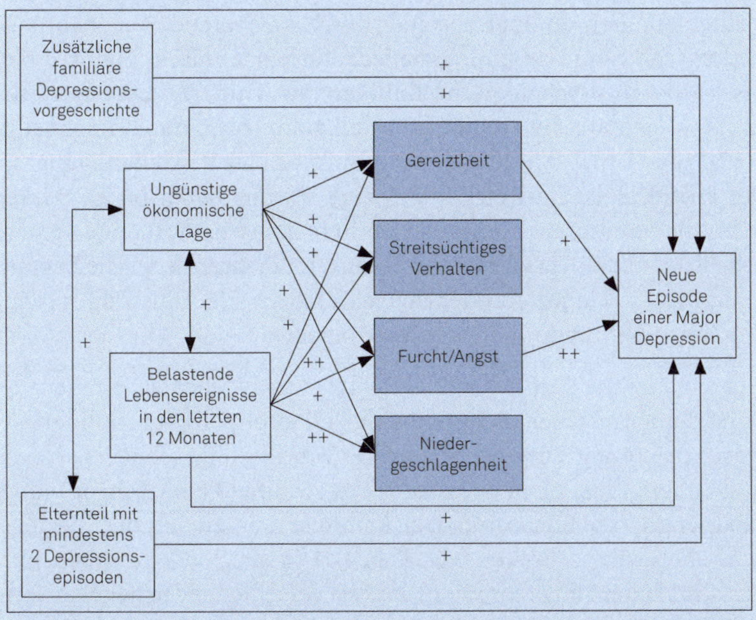

Anmerkungen: Pfeilbeschriftung = Stärke der Vorhersage (standardisierte Beta-Koeffizienten), alle signifikant, +: $b > 0{,}10$; ++: $b > 0{,}20$; blau hinterlegte Variablen: zu Beginn der Studie erhoben; zwischen diesen vier Variablen bestehen jeweils signifikante Korrelationen im Modell, die hier zur Vereinfachung weggelassen wurden.

Abbildung 3: Ein bio-psycho-soziales Modell der Major Depression (nach Rice et al., 2017)

Die Analyse zeigt, dass es sechs Vorhersage-Pfade für das Auftreten einer neuen Episode der Major Depression gibt: zwei aus vorhergehenden psychischen Symptomen (Gereiztheit, Furcht/Angst), zwei aus sozialen Umständen (ökonomische Lage, Lebensereignisse) und zwei vorher bestehende familiäre Konstellationen (Eltern-Depression, weitere Familienbelastung). Dabei ist der vergleichsweise wichtigste Einzelprädiktor das vorherige Auftreten von Furcht/Angst. Die beiden nicht direkt das Auftreten von Major Depressions-Episoden vorhersagenden psychischen Symptome „Streitsüchtiges Verhalten" und „Niedergeschlagenheit" sagen durch die Korrelationen innerhalb der vier psychischen Symptomvariablen (in der Abbildung weggelassen) das Auftreten einer Depression indirekt voraus.

Vulnerabilitäts-Stress-Modell als dynamisches Modell

Das *Vulnerabilitäts-Stress-Modell* oder *Diathese-Stress-Modell* ergänzt das bio-psycho-soziale Modell um Zeitverlaufs- und dynamische Aspekte. Vulnerabilität (von lateinisch *vulnus*, Wunde) wird dabei verstanden als jeweils gegebener Grad der „Verletzlichkeit" einer Person. Diathese (griechisch *Auseinanderstellen, Zustand*) bezeichnet den Grad der „Empfänglichkeit" einer Person für eine bestimmte Störung.

Vulnerabilitäten kommen zustande durch angeborene oder erworbene biologische Einflüsse (z.B. genetisch, hirnanatomisch, endokrinologisch), durch psychologische Einflüsse aus früheren Lebensphasen (z.B. problematische Familienkonstellation) sowie durch ungünstige soziale und Umwelteinflüsse (z.B. Armut, soziale Benachteiligung). In der Lebensphase, in welcher sich eine Störung herausbildet, wirken dann die Stressoren, die wiederum in biologische (z.B. eine somatische Erkrankung), psychische (z.B. ein oder mehrere kritische Lebensereignisse) sowie soziale oder Umweltfaktoren (z.B. Umstrukturierung der Arbeitswelt) unterteilt werden können.

Der dynamische Kern des Vulnerabilitäts-Stress-Modells besteht in der Vorstellung von einer „Schwellenüberschreitung" bis hin zu einer psychischen Störung. Diese ist bei höherer Vulnerabilität schneller erreicht und benötigt nur kleine Stressoreffekte, während bei geringer Vulnerabilität größere Stressoren dazu kommen müssen, um die Störungsschwelle zu überschreiten (vgl. Abb. 4). Für verschiedene Lebensphasen wird zudem angenommen, dass sie verschiedene Schwellenwerte haben. So können Demenzen bekanntlich im Alter auftreten: Die dazu gehörige Vulnerabilität liegt zwar hauptsächlich im genetischen Bereich, hängt aber auch mit den psychosozialen Ressourcen einer Person zusammen – und gleichzeitig wird der Zeitpunkt für eine klinische Demenzerkrankung durch Stressoren mitbestimmt (Forstmeier & Maercker, 2008).

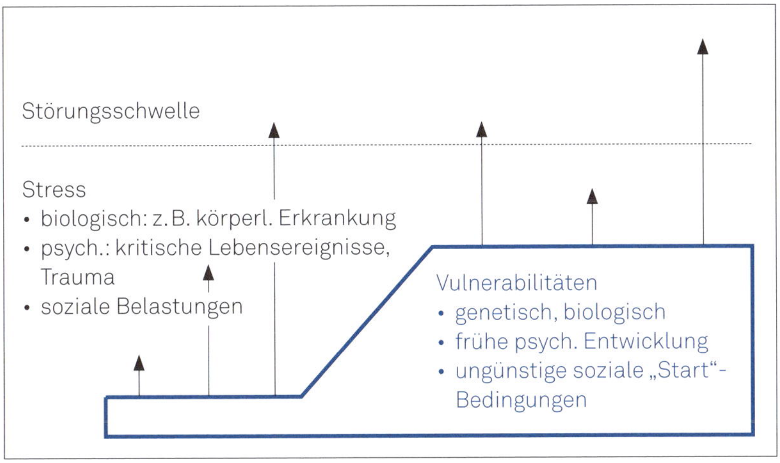

Abbildung 4: Vulnerabilitäts-Stress-Modell

Ergänzung um Ressourcenaspekte

Eine Erweiterung des allgemeinen Vulnerabilitäts-Stress-Konzepts um den Ressourcenaspekt hat Becker (1997) vorgeschlagen: Das Neuauftreten psychischer Störungen – oder die Inzidenz (definiert als Neuauftretensrate pro Zeitraum und betrachteter Population; vgl. Kapitel 9) – wird demnach zusätzlich durch psychische Kompetenzen und förderliche Umweltbedingungen bestimmt.

Inzidenz psychischer Störungen =

Angeborene Vulnerabilität (genetische Disposition) × **äußere Stressoren** (kritische Lebensereignisse)

―――――――――――――――――――――――

Psychische Kompetenz (interne Ressourcen) + **Förderliche Umweltbedingungen** (externe Ressourcen)

Abbildung 5: Genese von Störungen – Inzidenzformel nach Becker (1997)

Seine Hauptbegrenzung hat das Vulnerabilitäts-Stress-Modell in der Tatsache, dass es kein störungsspezifisches Modell ist. Es muss jeweils für die untersuchten Störungen mit spezifischen Vulnerabilitäts-, Risiko-, Stressor- und Ressourcenfaktoren gefüllt werden bzw. mithilfe dieser spezifischen Faktoren in ein störungsbezogenes Modell integriert werden.

Das bio-psycho-soziale sowie das Vulnerabilitäts-Stress-Modell lieferten dennoch zweifelsohne bedeutende Impulse für die Klinische Psychologie. Es ist zu erwarten, dass die Psychologie mit allen ihren

Subdisziplinen und deren fortgeschrittenen Methoden für die Störungslehre weitere Beiträge liefert, z. B.:

- die Entwicklungspsychopathologie und Lebensspannenpsychologie u. a. mit Längsschnittstudien (vgl. Kapitel 4),
- die Differentielle und Persönlichkeitspsychologie u. a. mit ambulanten Assessmentmethoden,
- die Sozial- und Arbeitspsychologie, u. a. mit Kommunikations- und Organisationsanalysen,
- die Kulturvergleichende Psychologie, u. a. mit der Untersuchung von Kulturdimensionen.

Da sich *psychische* Störungen und das mit ihnen individuell verbundene Leiden für die Betroffenen auf der seelischen Ebene abspielen, wird die Psychologie weiterhin die entscheidenden Beiträge zur Erforschung von Erkrankungen und mentaler Gesundheit leisten.

Zusammenfassung

Die Klinische Psychologie umfasst die Störungslehre (Psychopathologie), die klinisch-psychologische Diagnostik, die Beratung und die Psychotherapie. Grundlegend für das Fach ist es, die Begriffe von psychischer Normalität/Gesundheit und Störung/Krankheit gegeneinander abzugrenzen. Diese Abgrenzung erfolgt anhand von Normvorstellungen. Psychische Störungen und psychische Gesundheit sind zu definierende psychologische Konstrukte.

Ressourcen und psychische Stärken sind komplementäre Aspekte der Störungslehre und klinisch-psychologischen Diagnostik.

Die Entwicklung der Störungslehre war eng mit der Psychiatrie verbunden. Historisch gesehen, wurde die hirnpathologische Sichtweise durch die psychogenetische Perspektive ergänzt. Wichtigste Vertreterin der psychogenetischen Sichtweise war damals die Psychoanalyse. Heute existieren mehrere Grundmodelle der Störungslehre nebeneinander: Die einflussreichsten sind das medizinische, das psychodynamische und das lerntheoretische Modell.

Für die Beschreibung und Erforschung psychischer Störungen ist heute das bio-psycho-soziale Modell grundlegend, das durch einen jeweiligen störungsspezifischen Fokus ergänzt wird. Das Vulnerabilitäts-Stress-Modell bzw. Diathese-Stress-Modell ergänzt das bio-psycho-soziale Modell um Zeitverlaufs- und dynamische Aspekte. Es wird wiederum komplettiert durch die Einbeziehung des Ressourcenaspekts.

Fragen

1. Kennzeichnen Sie den Gegenstandsbereich der Klinischen Psychologie und grenzen Sie ihn von der Psychiatrie und Medizinischen Psychologie ab.
2. Welche Gründe lassen sich anführen, weswegen heute bevorzugt von „psychischer Störung" anstelle von „psychischer Krankheit" gesprochen wird?
3. Nennen Sie die Normenaspekte, die zur Unterscheidung von „gesund" und „krank" bzw. „gestört" und „normal" herangezogen werden.
4. Was beschreibt der Begriff „Ressourcen" in der Klinischen Psychologie?
5. Kennzeichnen Sie das medizinische Krankheitsmodell psychischer Störungen und diskutieren Sie seine Begrenzungen.
6. Erläutern Sie am Beispiel der schweren Depression das bio-psycho-soziale Modell in seinen Grundsätzen.
7. Definieren und erläutern Sie das Vulnerabilitäts-Stress- oder Diathese-Stress-Modell.

Lösungshinweise finden Sie unter
www.hogrefe.de/buecher/lehrbuecher/psychlehrbuchplus

Kapitel 2

Lern- und sozialpsychologische Grundlagen

Franz Petermann und Ulrich Stangier

Inhaltsübersicht

Lernpsychologische Grundlagen

„Lernen“ ist ein vielfältiges und komplexes Konzept, das verschiedene Lernvorgänge gleichermaßen beschreibt und gegeneinander abgrenzt:

Begriffsklärung: Lernen

Lernen kann als relativ dauerhafte Veränderung im Verhalten oder den Verhaltenspotenzialen eines Lebenswesens in Bezug auf eine bestimmte Situation beschrieben werden, die auf wiederholter Erfahrung mit dieser Situation beruht (vgl. Petermann & Petermann, 2018).

Wesentlich bei Lernprozessen ist die relative Stabilität der Veränderung, wobei Lernen von kurzfristigen Veränderungen abgegrenzt werden kann, die z.B. durch Ermüdung entstehen. Gleichzeitig ist Lernen anders als biologisch determinierte Veränderungen wie Reifungs- oder Alterungsprozesse durchaus reversibel: Alles, was wir uns durch Lernen aneignen, können wir unter bestimmten Bedingungen auch wieder verlernen. In den folgenden drei Abschnitten wird ein Überblick über die wichtigsten Formen des Lernens gegeben, die für die Klinische Psychologie von Bedeutung sind.

2.1 Klassisches Konditionieren

2.1.1 Grundlagen der klassischen Konditionierung

Das Prinzip der klassischen Konditionierung geht auf Ivan Pawlow (1849–1936) zurück. Er beobachtete Hunde, die beim Anblick von Nahrung zuverlässig speichelten. Dabei stellte er fest, dass diese nach einiger Zeit bereits anfingen Speichel abzusondern, wenn sie den Tierpfleger sahen, der sie gewöhnlich fütterte. Daraufhin kombinierte er diese angeborene Reiz-Reaktions-Verbindung (Futter – Speichelfluss) mit anderen, neutralen Reizen (z.B. ein Glockenton). Eine wiederholte Kombination der Reize führte dazu, dass auch der ursprünglich neutrale Reiz den Speichelfluss auslöste. Pawlow beschrieb diesen Lernvorgang in vier Stufen (Pawlow, 1972):

Lernvorgang in vier Stufen

1. Ein unkonditionierter Stimulus (UCS) löst eine unkonditionierte Reaktion (UCR) aus. Diese Reiz-Reaktions-Verbindung wird als biologisch determiniert angenommen, d.h. sie läuft reflexhaft ab.
2. Ein neutraler Reiz (NS) wird mit dem UCS gekoppelt. Diese Kopplung löst weiter die unkonditionierte Reaktion (UCR) aus.
3. Die Kombination aus UCS und NS wird mehrfach dargeboten.

4. Der NS wird zum konditionierten Stimulus (CS) und kann ohne den UCS die Reaktion auslösen. Diese wird dann als konditionierte Reaktion (CR) bezeichnet.

Abbildung 6 verdeutlicht diese Prozesse, mit denen man klassisch konditionierte Lernvorgänge beschreiben kann.

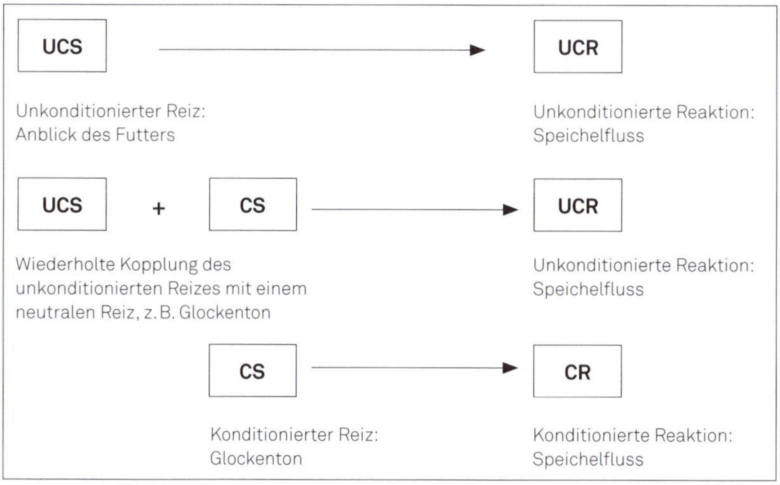

Abbildung 6: Ablauf der klassischen Konditionierung

Auch beim Menschen konnte die Auslösung verschiedener Reaktionen, wie z. B. Blinzeln, Übelkeit, aber auch Hunger oder Durst, konditioniert werden. Dies lässt sich auch im Alltag beobachten. Wer einen Tagesablauf mit regelmäßigen Mahlzeiten pflegt, wird jeden Tag zur selben Zeit Hungergefühle erleben – der Hunger (CR) wird durch die Tageszeit (CS) ausgelöst.

Konditionierung emotionaler Reaktionen

Ebenso wie Verhaltensweisen oder physiologische Reaktionen können auch emotionale Reaktionen, z. B. Angst, konditioniert werden. Dies ist von großer Bedeutung für das Verständnis von psychischen Problemen. Ein Forscher, der sich mit diesem Phänomen beschäftigte, war John B. Watson (1878–1958). Das einflussreichste Experiment zum Nachweis dieser Annahme war sein Versuch mit dem „kleinen Albert", in dem bei einem einjährigen Jungen eine Angstreaktion beim Anblick einer weißen Ratte konditioniert wurde (Watson & Rayner, 1920). Im beschriebenen Experiment konnten zusätzlich auch andere Reize (z. B. ein weißes Kaninchen), die mehrere Merkmale mit der Ratte gemeinsam hatten, die konditionierte Reaktion auslösen (Reizgeneralisierung).

Reizgeneralisierung

Begriffsklärung: Reizgeneralisierung

Als Reizgeneralisierung bezeichnet man die Übertragung der konditionierten Reaktion auf Reize, die verschiedene Merkmale mit dem konditionierten Reiz teilen.

2.1.2 Voraussetzungen der klassischen Konditionierung

Preparedness als biologisch determinierte leichtere Konditionierbarkeit bestimmter Reize

Preparedness. Nach der Theorie der „Preparedness" (Seligman, 1970) gibt es eine artspezifische höhere Bereitschaft (= biologische Determiniertheit), bestimmte konditionierte Reaktionen auszubilden, die einen Überlebensvorteil mit sich bringen würden. So sind Reize, die in der natürlichen Umwelt Gefahr signalisieren können, besonders leicht konditionierbar. Diese Theorie erklärt beispielsweise, warum spezifische Phobien sich häufig in Bezug auf Spinnen, Schlangen oder Gewitter entwickeln, aber so gut wie nie in Bezug auf Waffen oder Autos, die objektiv gefährlicher sind. Verschiedene Experimente stützen die Annahme der Preparedness, zumindest in Bezug auf die Furchtkonditionierung.

Kontiguität (zeitliche Nähe)

Kontiguität. Eine entscheidende Bedingung ist die zeitliche Nähe zwischen konditioniertem und unkonditioniertem Reiz, die mit dem Begriff „Kontiguität" beschrieben wird. Eine hohe zeitliche Nähe begünstigt die Ausbildung einer bedingten Reaktion, wobei Versuche zeigen, dass eine verzögerte Darbietung des UCS bei gleichzeitigem Andauern des CS am günstigsten wirkt (verzögerte Konditionierung). Der maximale Zeitabstand zwischen CS und UCS sollte jedoch 1,5 Sekunden nicht überschreiten (vgl. Petermann & Petermann, 2018).

Kontingenz-Prinzip

Kontingenz. Auch die Wahrscheinlichkeit, mit der der CS gemeinsam mit dem UCS auftritt, spielt eine Rolle. Dabei muss die Wahrscheinlichkeit, dass UCS oder CS allein auftreten, geringer sein als die Wahrscheinlichkeit, dass beide kombiniert auftreten. Dieses Prinzip wird als Kontingenz zwischen CS und UCS bezeichnet. Die Anzahl der erforderlichen Wiederholungen ist wiederum abhängig von der Intensität des UCS, der Art der konditionierten Reaktion sowie Personenmerkmalen (z.B. Ängstlichkeit).

Konditionierte Reaktionen erlöschen, wenn lange Zeit keine Kopplung zwischen UCS und CS erfolgt (Extinktion)

Extinktion und spontane Erholung. Erfolgt keine Kopplung zwischen UCS und CS mehr, erlischt die konditionierte Reaktion nach einer Zeit (Extinktion). Allerdings kann es auch bei erfolgter Extinktion zu einem Wiederkehren der bedingten Reaktion auf den konditionierten Reiz hin kommen. Dieses Phänomen wird als „spontaneous recovery" bezeichnet. Im klinischen Kontext spiegelt sich dies als sogenannter *Return of Fear* wider (Wiederauftreten von Ängsten nach erfolgreicher Behandlung der Angstreaktion).

2.1.3 Klinische Anwendungen der klassischen Konditionierung

Erklärung von psychischen Störungen

Insbesondere bei Entstehungsmodellen für Angststörungen werden klassisch konditionierte Lernvorgänge als relevant angenommen. Paradigmatisch für diese Vorstellung ist die sogenannte *Zwei-Faktoren-Theorie* von Mowrer (1960), die lange Zeit als Erklärungsansatz für nahezu alle Angststörungen angesehen wurde. Nach dieser Theorie werden Angstreaktionen durch klassische Konditionierung erworben (neutraler Reiz wird mit aversivem Reiz gepaart) und durch operante Konditionierung (vgl. Abschnitt 2.2) aufrechterhalten. Obwohl dieses Modell nicht für alle Patienten bestätigt werden kann, gilt es bis heute als wesentliche Basis für den Erwerb spezifischer Phobien. Angststörungen

Bouton, Mineka und Barlow (2001) schlagen ein Entstehungsmodell der Panikstörung vor, das wesentlich auf klassischer Konditionierung beruht. Panikstörung Hier werden bei einer begründeten Panikreaktion die begleitenden körperinternen Reize (z. B. Herzklopfen oder Schwindel) mit der emotionalen Angstreaktion gekoppelt. Als Folge tritt die Angst auch in nicht bedrohlichen Situationen auf, wenn die entsprechenden Körpersymptome (aus anderen Gründen, z. B. infolge körperlicher Anstrengung) vorliegen. Neben den körperinternen Reizen (interozeptive Konditionierung) können auch Umgebungsvariablen (z. B. der Ort) mit der Angstreaktion assoziiert werden und diese zukünftig auslösen. Ob bei Personen, die eine „echte" (begründete) Panikattacke erleben, ein Konditionierungsprozess erfolgt, hängt von der individuellen Vulnerabilität ab, eigene Körpersymptome als Bedrohung wahrzunehmen (Angstsensitivität).

Behandlung von psychischen Störungen

Angewandte Entspannung. Bei der angewandten Entspannung (Applied Relaxation; Öst, 1987; siehe Petermann & Vaitl, 2014) wird zunächst ein Entspannungsverfahren eingeübt, das mit einem neutralen Reiz (z. B. ein Wort oder Zeichen) gekoppelt wird. Bei wiederholter Übung tritt die Entspannungsreaktion auch im Alltag ein, sobald der konditionierte Reiz wahrgenommen wird.

Prinzip der Gegenkonditionierung

Gegenkonditionierung. Hier werden vormals konditionierte Reize mit angenehmen Reizen verbunden, wobei die vormals negative Reaktion (z.B. Angst) durch die positive Reaktion überformt wird. Dieses Verfahren ist die Basis für Konfrontationsverfahren in der Angsttherapie. Eine direkte Neuverknüpfung wird hier bei der *Systematischen Desensibilisierung* vorgenommen, bei der die Patienten sich einen angstauslösenden Reiz (CS) vorstellen und daraufhin eine eingeübte Entspannungsreaktion als angstinkompatible angenehme Konsequenz ausführen (vgl. Kapitel 5 in Lutz et al., 2012).

Aversionstherapie. Bei der Aversionstherapie wird in der Suchtbehandlung eine Medikation eingesetzt, die in Kombination mit Alkohol Übelkeit verursacht. Hierdurch wird der Geschmack des Alkohols mit Übelkeit assoziiert, was zu einer Alkoholabstinenz führen soll. Diese Behandlungsform ist aus ethischer Perspektive kritisch zu bewerten und erfordert daher eine genaue Aufklärung und das unbedingte Einverständnis des Patienten.

Apparative Verfahren. Der Klingelapparat (Mowrer & Mowrer, 1938) gehört zu den erfolgreichsten Behandlungsschritten in der Therapie der Enuresis nocturna (nächtliches Einnässen) im Kindesalter. Er wird z.B. als Klingelhose eingesetzt, die bei der Berührung mit Feuchtigkeit einen Klingelton provoziert, der das Kind weckt. Dies führt langfristig dazu, dass das Aufwachen bereits durch die Erhöhung des Blasendruckes provoziert wird und das Kind dann selbstständig zur Toilette gehen kann.

2.2 Operantes Konditionieren

2.2.1 Grundlagen der operanten Konditionierung

Die operante Konditionierung (auch instrumentelle Konditionierung oder Verstärkungslernen) beruht maßgeblich auf Versuchen von Edward Lee Thorndike (1874–1949), der ebenfalls das Verhalten von Tieren beobachtete. Er stellte fest, dass hungrige Katzen in Käfigen zunächst unsystematisch versuchten, diesem zu entkommen, bis sie durch Zufall den richtigen Hebel entdeckten. Bei weiteren Versuchsdurchgängen wurde dieses zunächst zufällig richtige Verhalten immer häufiger gezeigt, während nicht erfolgreiche Verhaltensweisen immer seltener auftraten („law of effect"; Thorndike & Gates, 1930). Thorndike betrachtete Lernen damit als Erwerb spezifischer Situations-Reaktions-Verknüpfungen (S-R-Verbindungen), die durch befriedigende Konsequenzen verstärkt werden.

„law of effect": Verhaltensweisen, die kurz vor einem befriedigenden Zustand gezeigt werden, werden mit hoher Wahrscheinlichkeit wiederholt

Eine weitere Ausarbeitung der Bedeutung von Verhaltenskonsequenzen nahm Burrhus Frederic Skinner (1904–1990) vor. Er zeigte zudem, dass Reaktionen nicht zwingend durch bestimmte Reize ausgelöst werden müssen, sowie dass es systematische Auswirkungen der Häufigkeit der nachfolgenden Konsequenzen auf das gezeigte Verhalten gibt (Skinner, 1938). In Abgrenzung zur klassischen Konditionierung, bei der ein unkonditionierter Reiz die folgende Reaktion zwangsläufig determiniert, ging Skinner davon aus, dass die Häufigkeit spontan gezeigten Verhaltens durch die darauf folgenden Konsequenzen bestimmt wird. Dabei entscheidet die Art der Konsequenz darüber, ob ein Verhalten wieder gezeigt wird. Konsequenzen, die die Wahrscheinlichkeit eines Verhaltens erhöhen, bezeichnete Skinner als Verstärker.

Verstärkung erhöht die Auftretenswahrscheinlichkeit eines Verhaltens. Unterschieden wird zwischen *positiver Verstärkung*, bei der auf ein Verhalten eine als angenehm erlebte Konsequenz folgt, und *negativer Verstärkung*, bei der ein unangenehmes Ereignis aufgrund des gezeigten Verhaltens ausbleibt.

Als Verstärker bezeichnet man Verhaltenskonsequenzen, die die Auftretenswahrscheinlichkeit eines Verhaltens erhöhen

Bestrafung sorgt dafür, dass ein Verhalten mit geringerer Wahrscheinlichkeit auftritt. Unterschieden wird zwischen *direkter Bestrafung*, bei der auf ein gezeigtes Verhalten eine als unangenehm erlebte Konse-

Tabelle 1: Verhaltenskonsequenzen

	Positive Konsequenz	**Negative Konsequenz**
Darbietung einer Konsequenz	Positive Verstärkung Verhaltensrate ↑ *Bsp.: Lob nachdem ein Kind seine Hausaufgaben erledigt hat.*	Direkte Bestrafung Verhaltensrate ↓ *Bsp.: Kritik für schlechtes Betragen*
Ausbleiben einer Konsequenz	Indirekte Bestrafung Verhaltensrate ↓ *Bsp.: Ausschalten des Fernsehers bei Streit um die Fernbedienung*	Negative Verstärkung Verhaltensrate ↑ *Bsp.: Bei Streit um Hausaufgaben gibt die Mutter nach, und ein Kind geht zum Spielen, ohne die Hausaufgaben erledigt zu haben.*
Wegfall jeglicher Konsequenz	Löschung Verhaltensrate kurzfristig ↑, langfristig ↓ *Bsp.: Ignorieren eines quengelnden Kindes*	

quenz folgt, und *indirekter Bestrafung*, bei der ein angenehmes Ereignis aufgrund des gezeigten Verhaltens ausbleibt.

Löschung ist der Entzug jeglicher aufrechterhaltender Verhaltenskonsequenzen

Löschung oder Extinktion bezeichnet die systematische Aufhebung gewohnter Konsequenzen auf ein Verhalten. Häufig wird daraufhin zunächst das relevante Verhalten intensiviert, bevor es immer seltener und schließlich gar nicht mehr gezeigt wird.

2.2.2 Voraussetzungen der operanten Konditionierung

Zur Einleitung eines Lernprozesses, der auf Verstärkungslernen basiert, müssen verschiedene Faktoren berücksichtigt werden (vgl. Kasten).

Verstärkungslernen

Voraussetzungen für Verstärkungslernen

- **Kontingenz** bezeichnet den Zusammenhang zwischen dem relevanten Verhalten und der Konsequenz. Für einen Lernerfolg muss dieser möglichst eng sein, das heißt die Konsequenz darf möglichst nur im Zusammenhang mit dem Verhalten auftreten, nicht jedoch unter anderen Bedingungen.
- **Kontiguität** beschreibt den zeitlichen Zusammenhang zwischen Verhalten und Konsequenz. Dabei sollte das Zeitintervall zwischen Verhalten und darauf folgender Konsequenz möglichst kurz sein.
- **Folgerichtigkeit** bedeutet, dass die Konsequenz auf das gezeigte Verhalten zurückzuführen sein muss, damit eine verstärkende Wirkung eintreten kann. Daher muss die Konsequenz nach dem gezeigten Verhalten einsetzen und sollte unterbleiben, wenn unerwünschtes Verhalten gezeigt wird.
- **Wiederholung** der Verknüpfung zwischen Verhalten und Konsequenz, da eine einmalige Verhaltensverstärkung in der Regel nicht ausreichend für den Aufbau stabilen Verhaltens ist.

Verstärkerpläne

Die Wirksamkeit von Verhaltenskonsequenzen ist, wie oben dargestellt, gebunden an Schnelligkeit, Häufigkeit und Regelmäßigkeit, mit der sie auf ein Verhalten folgen. Variationen dieser Parameter haben spezifische Effekte auf die Lernleistung. Dabei werden die Schnelligkeit des Lernens (Aneignungsrate), die Häufigkeit, mit der das Verhalten gezeigt wird (Reaktionsrate) sowie die Schnelligkeit des Vergessens, wenn die Verstärkung ausgeblendet wird (Löschungsrate), berücksichtigt. Aufbauend auf diesen Prinzipien können verschiedene Verstärkerpläne abgeleitet werden, mit denen in der Regel verschiedene Ziele verfolgt werden. Abbildung 7 zeigt eine schematische Darstellung wichtiger Verstärkerpläne.

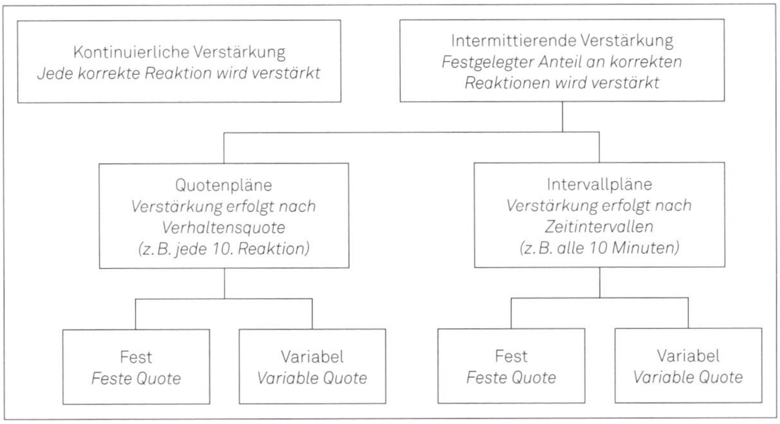

Abbildung 7: Verstärkerpläne (modifiziert nach Petermann & Petermann, 2015b, 2018)

Unterschiedliche Wirkungen von Verstärkerplänen

Kontinuierliche Verstärkung führt zu einer schnellen Aneignung neuer Verhaltensweisen, allerdings wird das Verhalten auch schnell wieder gelöscht, sobald die Verstärkung wegfällt. Intermittierende Verstärkung ist dagegen deutlich löschungsresistenter. Intermittierende Verstärkerpläne können weiter unterteilt werden in feste bzw. variable Quoten- und Intervallpläne. Besonders variable Quotenpläne, die keine genaue Vorhersage darüber erlauben, wann eine Verstärkung erfolgt, bedingen dabei, dass das gewünschte Verhalten oft gezeigt wird. Je nach Ziel können also verschiedene Verstärkerpläne eingesetzt oder kombiniert werden. Für den Aufbau neuen Verhaltens sind zunächst Pläne mit kontinuierlicher Verstärkung zu empfehlen; für die Beibehaltung eines gelernten Verhaltens ist dagegen intermittierende Verstärkung besonders geeignet.

Auswahl von Verstärkern

Primäre und sekundäre Verstärker

Primäre Verstärker sind auf die Befriedigung von Grundbedürfnissen ausgerichtet und wirken bei allen Individuen gleich, beispielsweise Nahrung, Anerkennung oder sozialer Anschluss.

Sekundäre Verstärker können nur indirekt zur Bedürfnisbefriedigung eingesetzt werden. Sie erhalten ihre Verstärkerqualität erst durch Lernprozesse. Ein Beispiel für einen sekundären Verstärker bildet Geld. In unserer Entwicklung lernen wir, dass wir mithilfe von Geld wichtige Bedürfnisse befriedigen können.

Für den erfolgreichen Einsatz operanter Techniken ist die Wahl geeigneter Verstärker von entscheidender Bedeutung. Berücksichtigt werden muss die individuelle Bedeutung des Verstärkers. So haben beispielsweise Süßigkeiten für die meisten Menschen einen Verstärkereffekt, nicht jedoch für Patienten mit Essstörungen. Bei Verwendung von Verstärkerplänen ist das Problem der Sättigung zu beachten: Verwendet man immer wieder denselben Verstärker, kann dieser mit der Zeit seine verstärkende Wirkung verlieren.

2.2.3 Klinische Anwendungen der operanten Konditionierung

Die Prinzipien der operanten Konditionierung haben Eingang in vielfältige Anwendungsbereiche der Psychologie gefunden. Unter dem Stichwort „operante Verfahren“ werden alle systematischen Techniken zum Aufbau oder Abbau von Verhaltensweisen zusammengefasst, die auf diesen Prinzipien beruhen. Im Folgenden werden die wichtigsten operanten Verfahren vorgestellt.

Methoden des Verhaltensaufbaus

Shaping und Chaining sind operante Methoden zum Aufbau komplexen Verhaltens

Shaping wird angewendet, wenn das auszuformende Verhalten noch nicht im natürlichen Verhaltensrepertoire der Person verankert ist oder andere Lernformen aufgrund von Beeinträchtigungen (z.B. geistiger Behinderung) nicht eingesetzt werden können. Hier wird zunächst jede Verhaltensweise verstärkt, die in die Richtung des gewünschten Verhaltens geht. Allmählich werden Verhaltensweisen verstärkt, die dem Zielverhalten immer ähnlicher werden, bis schließlich nur noch das gewünschte Verhalten verstärkt wird.

Chaining dient zum Aufbau komplexer Verhaltensweisen. Hier wird eine Verhaltenskette gebildet, wobei jeweils das zuletzt gelernte Glied der Verhaltenskette als sekundärer Verstärker für das nächstfolgende Verhalten dient. Ein Beispiel für Chaining ist das Vermitteln der Reihenfolge, in der ein Kind sich anziehen soll. Das Chaining kann sowohl vorwärts als auch rückwärts durchgeführt werden. Vorwärts-Chaining würde bedeuten, dass ein Kind zunächst für das Anziehen der Unterwäsche gelobt wird. Im zweiten Schritt wird es nur noch gelobt, wenn es Unterwäsche und T-Shirt in der richtigen Reihenfolge anzieht. Dies wird fortgesetzt, bis die Verhaltenskette vollständig ist. Das Chaining kann auch rückwärts erfolgen, das heißt man beginnt mit der Verstärkung beim Anziehen der Schuhe und durchläuft die Verhaltenskette von diesem Punkt aus rückwärts.

Um das neu gelernte Verhalten zu stabilisieren, sollte die eingesetzte Verstärkung schrittweise ausgeblendet werden. Dies entspricht der intermittierenden Verstärkung und wird als *Fading* bezeichnet.

Fading

Methoden des Verhaltensabbaus

Response-Cost-Verfahren beinhalten den Entzug positiver Verstärker bei unangemessenem Verhalten. So kann beispielsweise ein Kind, das trotz wiederholter Bitte sein Zimmer nicht aufräumt, mit Entzug des Lieblingsspielzeugs bestraft werden.

Methoden des Verhaltensabbaus beruhen meist auf direkter Bestrafung und Löschung

Time-Out bedeutet den Entzug jeglicher Verstärker durch den zeitlich begrenzten Wechsel in eine reizarme Umgebung (z. B. einen Stuhl im Flur). Diese Methode hat den Vorteil, dass die Konsequenzen, die das Problemverhalten aufrechterhalten, nicht bekannt oder direkt kontrollierbar sein müssen. Diese Methode ist besonders bei jüngeren Kindern sehr wirksam, sollte allerdings aus ethischen Gründen nur angewendet werden, wenn andere Methoden nicht erfolgsversprechend eingesetzt werden können.

Kombinierte Methoden

Stimulus- bzw. Reizkontrolle beschreibt die Veränderung der vorausgehenden Bedingungen eines Verhaltens, durch die eine Veränderung in der Häufigkeit des Verhaltens erwartet wird.

Mit *Kontingenzmanagement* werden komplexe Programme der Verhaltenssteuerung bezeichnet, die verschiedene operante Verfahren kombinieren:

Als Kontingenzmanagement bezeichnet man komplexe Programme der Verhaltenssteuerung

- *Token Economy* beschreibt ein Verstärkungssystem, bei dem verschiedene erwünschte Verhaltensweisen mit generalisierten Verstärkern, sogenannten Token (z. B. Plastikchips oder Stempel auf einer Stempelkarte), bekräftigt werden, die gegen andere Verstärker eingetauscht werden können.
- *Verhaltensverträge* enthalten eine genaue Beschreibung des angestrebten Zielverhaltens sowie Vereinbarungen über Konsequenzen einer Vertragseinhaltung und – wenn sinnvoll – Sanktionen für den Fall des Vertragsbruchs (Petermann & Petermann, 2012).

2.3 Kognitive und sozial-kognitive Lerntheorien

Exemplarisch werden zwei der für die Klinische Psychologie wichtigen Prinzipien vorgestellt: Das Lernen durch Einsicht und das Beobachtungslernen als Kernstück der sozial-kognitiven Lerntheorie von Bandura (1997).

2.3.1 Lernen durch Einsicht

Latentes Lernen bezeichnet nicht assoziative Lernvorgänge, die ohne Verstärkung stattfinden

Kognitive Theorien sehen das Lernen nicht als Reiz-Reaktions-Verkettungen, sondern als Produkt komplexer interner Wahrnehmungs- und Informationsverarbeitungsprozesse. Der Erwerb neuen Verhaltens erfolgt demnach in einer aktiven Auseinandersetzung mit der Umwelt. Edward Chace Tolman (1886–1959) beobachtete Ratten, die in einem Labyrinth immer schneller den Weg zum Futterplatz fanden, auch wenn das Labyrinth verändert wurde. Dies erklärte er mit einer kognitiven Repräsentation des Labyrinths *(Kognitive Landkarte)*. Zudem beobachtete er, dass die Ratten diese kognitive Landkarte auch ohne Verstärkung durch Futter entwickelten, was als *latentes Lernen* bezeichnet wird.

2.3.2 Die sozial-kognitive Lerntheorie

Die sozial-kognitive Lerntheorie geht auf Albert Bandura (geb. 1925) zurück. Bandura unterscheidet drei grundsätzliche Formen des Lernens:

- Lernen durch direkte Erfahrung (Konditionierungslernen),
- Lernen durch symbolische Erfahrung (Instruktionslernen) sowie
- Lernen durch stellvertretende Erfahrung (Modelllernen).

Zentrales Kernstück seiner Theorie ist das *Beobachtungslernen*, bei dem Verhaltensweisen durch die Beobachtung anderer Personen erworben oder modifiziert werden. Dabei wird nicht allein ein Verhalten erlernt, sondern auch unter welchen Umständen es zu welchen Konsequenzen führt. *Imitation* bezeichnet dabei die reflexhafte Nachahmung beobachteter Verhaltensweisen, während beim Modelllernen neue Verhaltensweisen erworben werden, die bislang nicht im Verhaltensrepertoire enthalten waren. Diese Lernform hat den Vorteil, dass negative Konsequenzen (anders als beim Versuch-Irrtums-Lernen) vermieden werden können und zudem auch durch den Einsatz von Medien (z. B. Filmen) gelernt werden kann.

Bandura unterscheidet vier potenzielle Effekte von Beobachtungslernen

Vier Effekte des Beobachtungslernens

- **Modellierender Effekt (Modelllernen):** Erwerb neuer Verhaltensweisen.
- **Hemmender Effekt:** Unterdrückung eines bereits gelernten Verhaltens.
- **Enthemmender Effekt:** Verstärkung eines bereits gelernten Verhaltens.
- **Auslösender Effekt:** Auslösung eines bereits verfügbaren Verhaltens in neuen Kontexten oder veränderter Ausprägung.

Beim Modelllernen ist Verstärkung nicht zwingend erforderlich, beobachtete Verstärkung/Bestrafung des Modells erhöht/verringert jedoch die Auftretenswahrscheinlichkeit des Verhaltens *(stellvertretende Verstärkung/Bestrafung)*.

Phasen des Beobachtungslernens

Kompetenz versus Performanz

Bandura unterscheidet zwischen zwei Phasen des Beobachtungslernens:
- Die Aneignungsphase (Kompetenzerwerb) und
- die Ausführungsphase (Performanz).

Entscheidend für die Aneignung neuen Verhaltens sind Aufmerksamkeits- und Gedächtnisprozesse. Die Ausführung hängt von der Fähigkeit zur motorischen Reproduktion sowie der Motivation ab. Tabelle 2 fasst Voraussetzungen und Einflussfaktoren für den Lernprozess des Beobachtungslernens zusammen.

2.3.3 Klinische Anwendungen

Viele Therapieformen basieren auf der Annahme kognitiver Lernprozesse. Einsichtsbasiertes Lernen wird insbesondere in den humanistisch begründeten Therapieformen, wie der Gesprächspsychotherapie oder der Gestalttherapie, als therapeutischer Veränderungsmechanismus angesehen.

Therapeut als Modell

Auch Modelllernen spielt in der klinischen Praxis eine herausragende Rolle, vor allem dann, wenn der Erwerb neuer Verhaltensweisen angestrebt wird. Im psychotherapeutischen Prozess dient der Therapeut sehr häufig als Modell, wobei er neue Sichtweisen auf ein Problem vermittelt oder ein bestimmtes Interaktionsverhalten zeigt. Auch konkret

Tabelle 2: Einflussfaktoren beim Beobachtungslernen

Phasen des Beobachtungslernens		Einflussfaktoren
Aneignung	Aufmerksamkeit	• Merkmale des Modells, z. B. sozialer Status, Ähnlichkeit zum Beobachter, Glaubhaftigkeit, Kompetenz- vs. Bewältigungsmodell • Merkmale des Beobachters, z. B. Aktivierung, Vorerfahrungen und Einstellungen • Beziehung zwischen Modell und Beobachter, z. B. emotionale Bindung, Wertschätzung • Merkmale der Situation, z. B. Klarheit und Widerspruchsfreiheit, Komplexität und Schwierigkeit des gezeigten Verhaltens
	Gedächtnis	• Anzahl der Wiederholungen • Akkommodation vs. Assimilation in Bezug auf bestehende kognitive Schemata
Ausführung	Motorische Reproduktion	• Verfügbare kognitive, emotionale und körperliche Fähigkeiten • Verfügbarkeit von relevanten Teilleistungen oder Teilreaktionen
	Verstärkung und Motivierung	• Verhaltenskonsequenzen beim Modell (stellvertretende Verstärkung) • Persönliche Relevanz der erwarteten Verhaltenskonsequenz • Identifikation mit dem Modell • Vorerfahrungen mit der Imitation von Verhalten

übernimmt der Therapeut Modellfunktion, wie beispielsweise in Rollenspielen zum Erwerb sozialer Kompetenzen (vgl. zum Beispiel das Therapieprogramm „Training mit Jugendlichen" von Petermann & Petermann, 2017). Es ist zu beachten, dass Bewältigungsmodelle, also Modelle die zunächst selbst nicht über die richtige Lösung verfügen, mit besseren Lerneffekten verbunden sind als Kompetenzmodelle, die eine Situation ohne Schwierigkeiten meistern.

2.4 Soziale Kognition und Attribution

Die Sozialpsychologie beschäftigt sich mit der Frage, wie das Erleben und Verhalten eines Menschen durch soziale Einflussfaktoren und die Verarbeitung dieser Einflüsse bestimmt werden. Sie liefert dabei wichtige Modelle und Erkenntnisse darüber, welche sozialen Faktoren das Risiko einer psychischen Störung erhöhen können. Dabei können andere Menschen eine Person beeinflussen, die Person kann Informationen in sozialen Situationen dysfunktional verarbeiten, oder es können bei der Person dysfunktionale Einstellungen oder Defizite sozialer Kompetenzen vorliegen. Es gibt eine Vielzahl von sozialpsychologischen Konzepten, die Eingang in die Klinische Psychologie gefunden haben. Die Ergebnisse sozialpsychologischer Forschung sind nicht nur für ein besseres Verständnis der ätiologischen Faktoren psychischer Störungen, sondern auch für klinische Arbeitsbereiche wie Psychotherapie und Beratung relevant. Insbesondere das Konzept der sozialen Kompetenz hatte in den siebziger Jahren großen Einfluss auf die Klinische Psychologie.

Sozialpsychologische Grundlagen

Im Folgenden werden solche Konzepte vorgestellt, denen bei der Entstehung psychischer Störungen eine besonders große Rolle zugeschrieben wird. Zunächst wird auf soziale Kognition und Attribution eingegangen, anschließend werden interpersonelle Beziehungen und der Einfluss sozialer Gruppen behandelt.

Unter sozialer Kognition versteht man Denkinhalte, die sich auf soziale Situationen beziehen oder durch soziale Situationen verändert werden. Dazu zählen z. B. Einstellungen, das Selbstkonzept, Selbstwirksamkeit und Attributionen.

Soziale Kognition

2.4.1 Einstellungen

Einstellungen sind Überzeugungen, die emotionalen Reaktionen und Bewertungen gegenüber Dingen, Menschen und Ereignissen zugrunde liegen. Unsere Einstellungen können sich im Hinblick auf ihre Valenz und ihre Stärke unterscheiden und werden durch kognitive, affektive und behaviorale Aspekte beeinflusst. Nicht nur in der Sozialpsychologie, sondern auch in der Klinischen Psychologie spielen Einstellungen eine große Rolle. Zum Beispiel beeinflussen sie die Sichtweise von uns selbst, der Welt und der Zukunft in negativer Weise und können auf diese Weise z. B. die Entstehung von Depression begünstigen.

Einstellungen können mithilfe von expliziten und impliziten Messmethoden erfasst werden. Bei der Anwendung von *expliziten Messmethoden* werden die Befragten gebeten, ihre Bewertungen zu einem bestimmen Thema anzugeben. Der Einsatz von Selbstbeurteilungs-Skalen und Fragebögen ist sowohl in der Diagnostik als auch im Verlauf der Therapie und einer Katamnese wichtig und hilfreich. Jedoch können mit diesen Methoden nur bewusste Einstellungen und Überzeugungen erfasst werden, und die Antworten können durch soziale Erwünschtheit beeinflusst werden.

Implizite Methoden sollen nicht bewusste Einstellungen erfassen

Viele Einstellungen sind jedoch nicht bewusst, sondern werden automatisch aktiviert. Diese Einstellungen können durch *implizite Messmethoden* erfasst werden, die weniger anfällig sind für solche Verfälschungstendenzen. Darüber hinaus können auch Konstrukte und Vorgänge erfasst werden, zu denen die Befragten keinen introspektiven Zugang haben. Ein Beispiel für eine implizite Messmethode ist der Implicit Association Test (IAT) von Greenwald, McGhee und Schwartz (1998).

Dabei müssen zwei Stimuli, die zu verschiedenen Kategorien gehören, so schnell wie möglich diskriminiert werden. In der kongruenten Bedingung werden positive Stimuli mit dem relevanten Konzept (z. B. Selbst) kombiniert, in der inkongruenten werden negative Stimuli mit dem relevanten Konzept kombiniert (vgl. Abb. 8). Die abhängige Variable ist dabei die Reaktionszeit, die eine Testperson benötigt, um die vorgegebenen Paare als kongruent oder inkongruent zu bewerten. Trotz vieler durchgeführter Studien zur Validität des IAT werden einige Aspekte nach wie vor kontrovers diskutiert. Als Kritikpunkte werden dabei vor allem angeführt, dass bis heute unklar ist, welche psychologischen Prozesse dem IAT zugrunde liegen und dass eventuell auch andere Faktoren die systematische Varianz der IAT-Werte erklären können (Gawronski & Conrey, 2004).

Automatische Verarbeitung des Selbst bei Personen mit Sozialer Angststörung: Die Veränderung impliziter Assoziationen im Behandlungsverlauf

Hiller, Steffens, Ritter und Stangier (2017) untersuchten, inwieweit sich bei Personen mit Sozialer Angststörung die automatischen Reaktionen in einer angstauslösenden Situation stärker von denen in einer neutralen Situation unterscheiden als bei Kontrollpersonen. Die Probanden führten dazu einen IAT aus, in dem das Selbst und Andere verschiedenen semantischen Kategorien zugeordnet werden sollten (liebenswürdig vs. wertlos, unfähig vs. begabt usw.). Jeweils der Hälfte der Teilnehmer aus beiden Gruppen wurde angekündigt, dass sie im Anschluss eine Rede halten würden, bei der anderen Hälfte nicht. Es zeigte sich, dass die impliziten Assoziationen zwischen Selbst und negativen Bewertungen bei Personen mit Sozialer Angststörung nur in der angstauslösenden Situation stärker waren als bei den Kontrollpersonen, während sich Personen mit Sozialer Angststörung von Kontrollpersonen in der neutralen Situation nicht unterschieden. Aus der Studie kann man schlussfolgern, dass der Selbstwert bei Personen mit Sozialer Angststörung vom Kontext abhängig ist: In neutralen Situationen unterscheidet er sich nicht von Kontrollpersonen, in angstauslösenden Situationen werden hingegen Assoziationen mit negativen Bewertungen ausgelöst. Deshalb sollten sich therapeutische Interventionen nicht nur auf die implizite Selbstbewertung konzentrieren, sondern diese Bewertungen sollten auch in angstauslösenden Situationen verändert werden.

Bedingung 1	Links	Rechts		Bedingung 2	Links	Rechts
Schritt 1	Selbst	Andere		Schritt 1	Selbst	Andere
Schritt 2	liebenswürdig	unfähig		Schritt 2	unfähig	liebenswürdig
Schritt 3	Selbst + liebenswürdig	Andere + unfähig		Schritt 3	Selbst + unfähig	Andere + liebenswürdig
Schritt 4	unfähig	liebenswürdig		Schritt 4	liebenswürdig	unfähig
Schritt 5	Selbst + unfähig	Andere + liebenswürdig		Schritt 5	Selbst + liebenswürdig	Andere + unfähig

Abbildung 8: Ablaufschema des impliziten Assoziationstests, hier bezogen auf den Selbstwert (Hiller et al., 2017)

2.4.2 Selbstkonzept und Selbstwert

In dem oben beschriebenen Experiment wurden Einstellungen bezüglich des „Selbst“ erhoben, einem zentralen Konstrukt der Psychologie. Das „Selbst“ wird seit den Arbeiten von William James als das bewusste Wahrnehmen und Handeln (als Subjekt) wie auch die bewusste Wahrnehmung der eigenen Person (als Objekt) definiert. Die kognitive Repräsentation der eigenen Person im Sinne aller Einstellungen oder Überzeugungen über uns selbst wird als *Selbstkonzept,* die einzelnen Überzeugungen als *Selbstschemata* bezeichnet. Da das Selbstkonzept und Selbstschemata vom sozialen Kontext abhängig sind und durch die Interaktion mit anderen geformt werden, spielen diese Konstrukte in der Sozialpsychologie eine wichtige Rolle. Sie sind jedoch auch für die Klinische Psychologie von großer Bedeutung.

So beruht z. B. die kognitive Theorie von Beck (vgl. Kapitel 3) auf der Annahme, dass die Entstehung von psychischen Störungen auf spezifische Selbstschemata zurückgeht, die aufgrund von frühen Erfahrungen entwickelt werden. Typisch für Depression ist z. B. das negative Selbstschema „Ich bin ein Versager", für die Soziale Angststörung „Ich verhalte mich inadäquat und wirke peinlich", für eine Narzisstische Persönlichkeitsstörung „Ich bin großartig und anderen Menschen überlegen."

Selbstwertgefühl

Aus der Summe der affektiven Bewertungen der verschiedenen Selbstmerkmale resultiert das *Selbstwertgefühl*. In den Beispielen wird deutlich, dass sowohl Personen mit Depression und Sozialer Angststörung ein negatives Selbstwertgefühl haben. Personen mit Narzisstischer Persönlichkeitsstörung hingegen zeigen vordergründig ein überhöhtes Selbstwertgefühl. Eine Reihe von Studien mit dem Impliziten Assoziationstest konnte jedoch bestätigen, dass dieses Selbstwertgefühl fragil ist. So zeigte sich in einer Normalstichprobe von Studenten, dass eine Diskrepanz zwischen explizitem Selbstwertgefühl, erfasst durch einen Fragebogen, und implizitem Selbstwertgefühl, erfasst durch den IAT (s. o.), hoch mit Narzissmus korrelierte (Zeigler-Hill, 2006). Dieses Ergebnis konnte jedoch nicht immer repliziert werden, insbesondere wenn die Versuchspersonen eine Narzisstische Persönlichkeitsstörung aufwiesen (Vater et al., 2013).

Ein möglicher Grund für die Inkonsistenz der Ergebnisse könnte sein, dass sich das Selbstwertgefühl und Selbstschemata in dynamischer Weise an Situationen und Erfahrungen aus persönlichen Beziehungen anpassen können. Dabei scheint es günstig zu sein, wenn das Selbstwertgefühl weniger von persönlichen Erfolgen, z. B. von akademischen Leistungen, abhängt, sondern primär von inneren Verstärkern (z. B. Interessen). Umgekehrt sagt eine größere Variabilität des Selbstwertgefühls die Entstehung von Depression vorher (Sowislo et al., 2014).

2.4.3 Selbstaufmerksamkeit

Selbstaufmerksamkeit wird von Ingram (1990) definiert als ein Zustand, in dem man sich der Informationen bewusst ist, die einen selbst betreffen. Selbstaufmerksamkeit kann sich auf eigene Empfindungen, Gedanken, Bilder, Erinnerungen oder Gefühle beziehen.

Meist richten Menschen ihre Aufmerksamkeit auf Stimuli, die sie in ihrer Umgebung wahrnehmen. Wenn man sich jedoch zum Beispiel im Spiegel sieht, die eigene Stimme auf Tonband hört oder seinem Gegenüber etwas Persönliches erzählt, kann dies zur Folge haben, dass man sich seiner selbst mehr bewusst wird und beginnt, sich stärker zu beobachten. Hierdurch verändert sich die Perspektive, die von Duval und Wicklund (1972) als *objektive Selbstaufmerksamkeit* bezeichnet wird: Wir nehmen dann nicht mehr die Rolle eines Akteurs ein (Feldperspektive), sondern beurteilen dann unser eigenes Verhalten, ähnlich, wie wir es normalerweise als außenstehender Beobachter bei anderen tun (Beobachterperspektive).

Personen unterschieden sich sehr stark darin, in welchem Ausmaß sie dazu neigen, ihre Aufmerksamkeit auf sich selbst richten. Bei psychischen Störungen, wie zum Beispiel Panikstörung, Soziale Phobie oder Depression, spielt übermäßige Selbstaufmerksamkeit eine wichtige Rolle als aufrechterhaltender Faktor (Mor & Winquist, 2002). So führt Selbstaufmerksamkeit zu einer Steigerung der Wahrnehmung von körperlichen Angstsymptomen, die von Personen mit Panikstörung als ein Anzeichen für eine bedrohliche Veränderung der Körperfunktionen interpretiert werden können, sodass sich ein Teufelskreislauf von Körpersymptomen, Fehlinterpretation und Angst ergibt. Bei Sozialer Angststörung nehmen die Betroffenen vor allem sichtbare Symptome übermäßig stark wahr und ziehen die falsche Schlussfolgerung, dass diese von anderen wahrgenommen und als peinlich bewertet werden könnten. Aufgrund der geringen Aufmerksamkeit für die tatsächlichen Reaktionen anderer können sie diese Überzeugung weniger gut korrigieren. Depressive Personen wiederum sind sehr stark mit ihren negativen Gefühlen und Gedanken beschäftigt, sodass sie in negativen Gedankenketten und Grübeln absorbiert sind und sich umso negativer selbst bewerten. In kognitiven Therapien werden deshalb gezielt Aufmerksamkeitstrainings eingesetzt, um die Selbstaufmerksamkeit zu reduzieren (vgl. Kasten).

Selbstaufmerksamkeit erhöht soziale Angst

Aufmerksamkeitstraining bei Sozialer Angststörung

In einer randomisierten Studie testeten Mulkens und Kollegen (2001) die Effektivität eines Aufmerksamkeitstrainings (sog. Task Concentration Training) für Patienten mit Sozialer Phobie, speziell Errötungsangst. Bei dieser Methode wird im Rollenspiel eine einfache soziale Situation simuliert (z. B. eine Unterhaltung, in der der Therapeut eine Geschichte aus dem Urlaub erzählt), und der Patient soll sich auf die wesentlichen Inhalte konzentrieren. Anschließend schätzt der Patient ein, wie stark er sich auf die Aufgabe (d. h. die Unterhaltung) konzentrieren konnte, und gibt die wesentlichen Inhalte wieder. Die Übung wird wiederholt, bis die Selbstaufmerksamkeit niedriger als 50 % ist. In der anschließenden Phase wird die Schwierigkeit der Situation zunehmend erhöht, indem explizit problematische Aspekte eingebaut werden (z. B. Erröten). Der Patient wird z. B. aufgefordert, mehrfach kurz an das Problem des Errötens zu denken (z. B. „Ich könnte jetzt rot werden und er könnte es sehen."), um dann die Aufmerksamkeit wieder auf die Aufgabe bzw. Situation zu richten. Ziel ist es, dass der Patient schließlich auch in angstauslösenden Situationen die Fähigkeit erwirbt, die Aufmerksamkeit auf die Aufgabe zu lenken.

Aufmerksamkeitstraining vs. alleinige Exposition

In der Studie erwies sich das Aufmerksamkeitstraining als effektiver als alleinige Expositionsbehandlung. Obwohl sich die physiologische Reaktion des tatsächlichen Errötens im Laufe der Behandlung nicht veränderte, zeigten die Patienten auch bei einer Follow-up Messung nach einem Jahr eine deutliche Besserung der sozialphobischen Symptome.

2.4.4 Selbstwirksamkeit

Welcher Aussage würden Sie eher zustimmen? Alles Schlechte, das Menschen im Leben passiert, sind Dinge, die durch eigene Fehler verursacht werden. Oder: Viele negative Ereignisse im Leben sind einfach Pech. Fragen dieser Art erfassen die internale oder externale *Kontrollüberzeugung* (Locus of control). Menschen unterscheiden sich in ihrer Tendenz, die Ergebnisse ihrer Handlungen und Dinge, die sich in ihrem Leben ereignen, als durch eigene Kraft kontrollierbar und steuerbar oder als unkontrollierbar, also durch Zufall oder Schicksal bestimmt, wahrzunehmen.

Generell wirkt sich die Überzeugung, wenig Einfluss auf das eigene Schicksal zu haben, auf die physische und psychische Gesundheit negativ aus. Umgekehrt wirkt sich die wahrgenommene Kontrolle, also die Annahme, die Umwelt selbst beeinflussen zu können, positiv auf die Gesundheit aus. Dies zeigt sich auch im Konzept der *Selbstwirksamkeit* (self-efficacy), nämlich in dem Glauben und der Erwartung, dass bestimmte Handlungen zu einem erwünschten Ergebnis führen können (Bandura, 1997; vgl. Abb. 9).

Dabei handelt es sich nicht um ein allgemeines Gefühl der Kontrolle, sondern eher um die Zuversicht, in der Lage zu sein, bestimmte Verhaltensweisen auszuführen. Wenn eine Person beispielsweise davon überzeugt ist, das nötige Verhalten umzusetzen, um mit dem Rauchen aufzuhören, mehr Sport zu treiben, sich gesünder zu ernähren usw., kann sie diesen Schritt durchaus schaffen. Ein hohes Maß an Selbstwirksamkeit hat positiven Einfluss auf die Ausdauer und die Anstrengung, die jemand bereit ist, in eine Aufgabe zu investieren. Außerdem wirkt sich Selbstwirksamkeit auch auf die körperliche Befindlichkeit, während man einen Prozess erreichen will, aus; man verspürt weniger Angst, das Immunsystem arbeitet besser. Für die Klinische Psychologie ist die Theorie der Selbstwirksamkeit relevant (vgl. Bandura, 1982, 1997; siehe auch Abb. 9), da sie erklären hilft, warum Menschen trotz ungünstiger Folgen ungünstige Verhaltensweisen, wie z. B. Vermeidungsverhalten, zeigen. Wer eine geringe Selbstwirksamkeitserwartung empfindet, traut sich weniger zu und wird eher Situationen aus Angst vermeiden.

		Ergebniserwartung	
		+	–
Selbstwirksamkeitserwartung	+	Sicheres, angemessenes Handeln	Sozialer Aktivismus, Protest, Beschwerde
	–	Selbstabwertung, Verzweiflung	Resignation, Apathie

Abbildung 9: Auswirkungen von Selbstwirksamkeits- und Ergebniserwartungen (Bandura, 1982)

2.4.5 Attributionstheorien und erlernte Hilflosigkeit

Attributionen sind zugeschriebene Ursachen, nicht tatsächliche Ursachen

Unter Attributionstheorien versteht man Schlussfolgerungen von Menschen, ihrem eigenen Verhalten und dem von anderen bestimmte Gründe und Ursachen zuzuschreiben (Weiner, 1985). Dabei geht es weniger um die tatsächlichen Ursachen eines Verhaltens; die Theorie beschäftigt sich mit den Hypothesen oder Mutmaßungen, die eine Person über mögliche Ursachen entwickelt. Bei dem Prozess der kausalen Attribution unterscheidet man zwischen internaler und externaler Attribution. *Internale Attribution* beschreibt die Annahme, dass das Verhalten eines Menschen von dessen Einstellung, Charakter und Persönlichkeit geprägt wird. Die Annahme, dass das Verhalten eines Menschen durch die Situation geprägt wird, und dass die meisten Menschen in einer bestimmten Situation ähnlich handeln würden, beschreibt die *externale Attribution*.

Die meisten Menschen haben die Tendenz, das Verhalten von Mitmenschen in bestimmten Situationen als intern verursacht zu sehen, das eigene Verhalten hingegen als external verursacht. Dieses Phänomen bezeichnet man als *Akteur-Beobachter-Divergenz*. Genauso schreiben die meisten Menschen ihre Erfolge persönlichen, internen Gründen zu, wohingegen im Falle eines Misserfolgs situationsbezogene, externe

Faktoren als Grund angesehen werden. Diese Art der Attribution dient dazu, den eigenen Selbstwert zu schützen. Bei der kausalen Attribution bestimmter Ereignisse sind außerdem drei Dimensionen besonders wichtig:

- der Ort der Verursachung,
- die Stabilität der Ursachen und
- die Globalität der Ursachen.

Internale, stabile und globale Attributionen von Misserfolgen erhöhen das Depressionsrisiko

Für die Klinische Psychologie ist vor allem die Zuschreibung von Ursachen für Misserfolge und Erfolge relevant. Bestimmte Attributionsstile erhöhen die Wahrscheinlichkeit, eine depressive Episode zu entwickeln. Wer negative Lebensereignisse grundsätzlich einer internalen, stabilen und globalen Ursache zuschreibt, wird sich eher niedergeschlagen und hoffnungslos fühlen.

Erlernte Hilflosigkeit beinhaltet mangelnde Wahrnehmung von persönlicher Kontrolle über negative Bedingungen

Aufgrund von Tierexperimenten formulierte Seligman (1975, dt. Ausgabe 2016) die *Theorie der erlernten Hilflosigkeit*. Diese besagt, dass Menschen an einer Depression erkranken, wenn sie durch eigene Anstrengungen ein bestimmtes Ziel nicht erreichen können und vor unlösbaren Aufgaben stehen. Häufen sich solche negativen Erfahrungen der Hilflosigkeit, werden diese auf andere Situationen generalisiert. Es kommt zu passivem Verhalten und einem Gefühl von Hoffnungslosigkeit und Niedergeschlagenheit (vgl. Abb. 10).

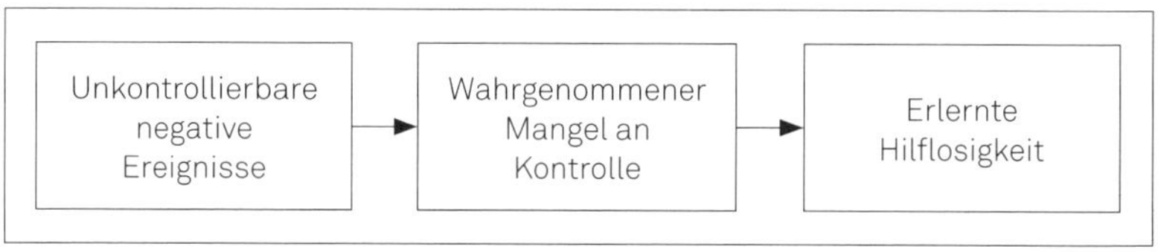

Abbildung 10: Das Modell der erlernten Hilflosigkeit

Die erste Erweiterung der Theorie zur erlernten Hilflosigkeit berücksichtigt Attributionsmuster

Da solche negativen Erfahrungen aber nicht immer eine depressive Verstimmung zur Folge haben, wurde die Theorie von Abramson, Seligman und Teasdale (1978) durch attributionstheoretische Aspekte erweitert. Dabei unterschieden die Autoren zwischen *universeller und persönlicher Hilflosigkeit*. Unter ersterem versteht man eine Aufgabe, die man als generell nicht lösbar erachtet. Hingegen entsteht persönliche Hilflosigkeit, die als Risikofaktor für Depression gilt, wenn man eine Aufgabenstellung nur für sich persönlich als unlösbar erachtet und nicht äußere Umstände für ein Scheitern verantwortlich sind.

Eine andere Weiterentwicklung der Theorie erlernter Hilflosigkeit stammt von Abramson, Metalsky und Alloy (1989). Dabei interagieren bestimmte Vulnerabilitätsfaktoren mit negativen Erfahrungen und führen zu einem Gefühl der Hilflosigkeit und Hoffnungslosigkeit. Drei kognitive Vulnerabilitätsfaktoren beeinflussen demnach, wann und ob unlösbare Aufgaben und negative Ereignisse zu einer depressiven Episode führen: (1) die Attribution des Ereignisses auf globale und stabile Ursachen, (2) generalisierte negative Erwartungen über die Folgen des Ereignisses und (3) die generalisierte negative Selbstbewertung (vgl. Abb. 11).

Die zweite Erweiterung der Theorie zur erlernten Hilflosigkeit bezieht das Gefühl der Hoffnungslosigkeit ein

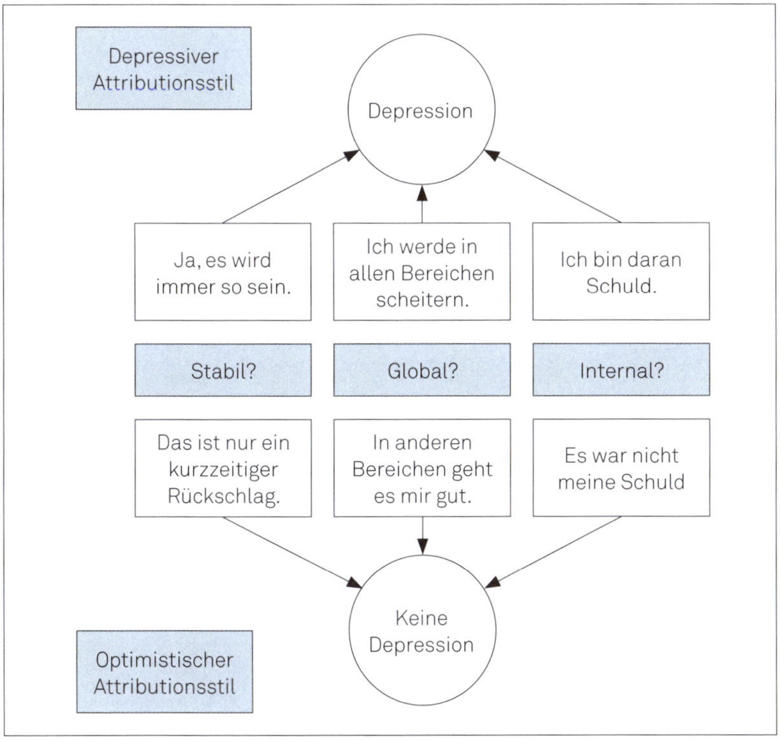

Abbildung 11: Depressiver und optimistischer Attributionsstil

2.5 Sozialer Einfluss

2.5.1 Soziale Unterstützung

Soziale Unterstützung beschreibt die Wahrnehmung, dass andere Menschen in unserer Umgebung unsere Bedürfnisse erkennen und darauf reagieren. Dieses Gefühl ist vor allem in Stresssituationen besonders wichtig und hilfreich. Menschen, die in schwierigen Lebenslagen von

Soziale Unterstützung ist ein wichtiger Schutzfaktor für körperliche und psychische Gesundheit anderen Unterstützung erfahren, können Krisen leichter bewältigen und sind weniger anfällig für physische und psychische Krankheiten (vgl. Kasten).

Laut der sogenannten *Pufferhypothese* brauchen Menschen soziale Unterstützung durch andere Personen in Stresssituationen, da diese Unterstützung vor negativen Folgen des erlebten Stresses bewahrt. Einerseits führt Beistand in schwierigen Situationen dazu, dass man ein Ereignis als weniger stressauslösend wahrnimmt, andererseits hilft soziale Unterstützung auch beim Umgang mit anstrengenden, stressigen Ereignissen.

Soziale Unterstützung, Selbstwirksamkeit und depressive Symptome

Saltzman und Holohan (2002) untersuchten in einer Studie den Zusammenhang von sozialer Unterstützung und depressiven Symptomen bei 300 College-Studenten. Über einen Zeitraum von fünf Wochen konnten sie dabei zeigen, dass soziale Unterstützung durch Eltern und Freunde zu einer Abnahme der depressiven Symptome führte. Dieser kausale Zusammenhang wurde durch Selbstwirksamkeit und Coping-Strategien beeinflusst. Soziale Unterstützung führte bei den Studenten zu einer Steigerung der Selbstwirksamkeit. Die Zunahme an Selbstwirksamkeit wiederum verstärkte die Anwendung angemessener, adaptiver Coping-Strategien und verringerte dadurch die depressive Symptomatik.

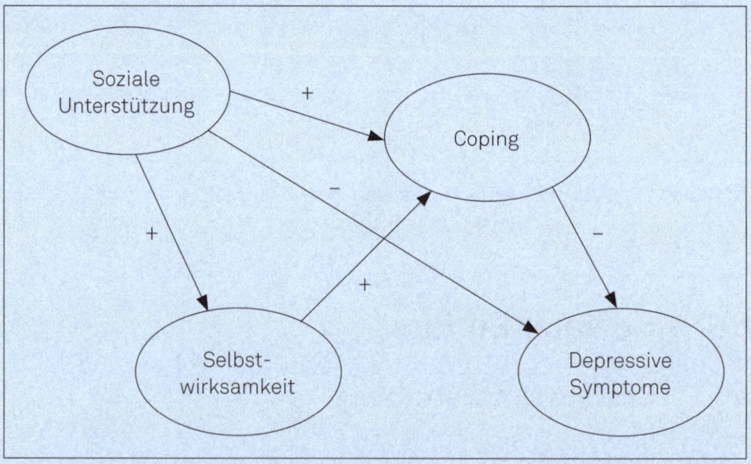

Abbildung 12: Der Zusammenhang zwischen sozialer Unterstützung, Coping, Selbstwirksamkeit und depressiven Symptomen (nach Saltzmann & Holohan, 2002, S. 317)

Neben der sozialen Unterstützung wurde in anderen Theorien der ungünstige Einfluss dysfunktionaler sozialer Beziehungen auf die Entstehung und Aufrechterhaltung psychischer Störungen untersucht. Ein Beispiel hierfür ist die Theorie der „expressed emotions“ bei Schizophrenie. Diese Theorie geht davon aus, dass die Rückfallwahrscheinlichkeit nach einer akuten Störungsphase davon beeinflusst wird, welche Emotionen die Angehörigen gegenüber der betroffenen Person ausdrücken. Mithilfe eines standardisierten Interviews wurde erfasst, wie häufig sich ein Angehöriger im Verlauf des Gesprächs kritisch, extrem besorgt oder feindselig über den Betroffenen äußert. Ein hohes Ausmaß an expressed emotions erhöhte dabei die Wahrscheinlichkeit eines Rückfalls der Betroffenen (Marom, Munitz, Jones, Weizman & Hermesh, 2005).

Der Ausdruck von kritischen oder feindseligen Emotionen erhöht die Rückfallgefahr für Schizophrenie

Mittlerweile ist der Zusammenhang zwischen einem hohen Ausmaß von expressed emotions auch für andere psychische Störungen gut belegt. Bei dem Konstrukt handelt es sich also um einen unspezifischen Vulnerabilitätsfaktor, der generell das Rückfallrisiko nach Auftreten einer psychischen Störung erhöht. So wurde zum Beispiel in verschiedenen Studien ein Zusammenhang zwischen Therapieerfolg und Rückfallwahrscheinlichkeit für Essstörungen, affektive Störungen und Angststörungen nachgewiesen.

2.5.2 Stigma und Etikettierung

Die Etikettierungstheorie geht davon aus, dass aufgrund von gesellschaftlichen Bewertungsprozessen eine Person mit einem Etikett („label“) versehen wird und ihr eine Reihe von Merkmalen zugeschrieben werden, die einem bestimmten Stereotyp (z. B. „Geisteskranker“) entsprechen (Link & Phelan, 2001). In ihrer früheren, extremen Form postulierte die Theorie, dass sich die Person als Reaktion auf die primäre Devianz und die daraus resultierenden Probleme anpasst und sich gemäß der vergebenen abweichenden Rolle verhält. Diesen Vorgang bezeichnet man als *sekundäre Devianz*. Die Etikettierungstheorie konnte allerdings in Studien nicht überzeugend belegt werden.

Die Stigmatisierungstheorie von Goffman (1963) ist eine etwas abgewandelte Form der Etikettierungstheorie. Diese Theorie geht davon aus, dass die Bezeichnung „psychisch krank“ zu sein, einen selbsterhaltenden Kreislauf in Gang setzt. Durch die Etikettierung und Ausgrenzung von Personen mit psychischen Störungen verlieren die Betroffenen ihren sozialen Status und unterliegen einer Diskriminierung („Psychisch Kranke sind gefährlich, man muss sich von ihnen fernhalten“). Goffman bezeichnet diese Selbstwahrnehmung als eine „beschädigte Identität“, die mit erheblicher Scham und psychischen Belastungen verbunden ist.

Stigmatisierung von psychischen Störungen kann zu einer Verschlechterung psychischer Störungen beitragen

Diese Belastungen tragen zur Aufrechterhaltung der ursprünglich ausgelösten Störung bei. Patienten erwarten, aufgrund ihrer Diagnose von anderen entwertet zu werden. Dies führt zu sozialem Rückzug, welcher wiederum als selbsterfüllende Prophezeiung das Risiko für ein Auftreten weiterer Symptome erhöht.

Stigmatisierung von psychisch Kranken ist auch heute noch ein weit verbreitetes Phänomen in der Gesellschaft mit vielfältigen und belastenden Konsequenzen für die Betroffenen (Sickel et al., 2014).

2.5.3 Der Einfluss der Medien

Eine weitere wichtige Fragestellung der Sozialpsychologie von hoher Relevanz für die Klinische Psychologie behandelt den Einfluss von Massenmedien auf die Entstehung psychischer Störungen. Auch wenn Schönheitsideale sich über viele Wege verbreiten, stellen die Massenmedien in der heutigen Zeit die machtvollste Verbreitungsmöglichkeit von soziokulturellen Idealen dar (Tiggemann & Slater, 2003).

In den Hochglanzmagazinen, Frauenzeitschriften, Film und Fernsehen der westlichen Welt wird ein extrem schlankes Schönheitsideal vermittelt. Inwieweit diese Rollenvorbilder als eine Ursache von Essstörungen zu sehen sind, wird noch diskutiert.

Medien verstärken die Tendenz, gegenüber dem eigenen Körper eine kritische Beobachterperspektive einzunehmen

Einige Studien zeigen einen negativen Effekt von idealisierten Darstellungen in den Medien auf die Zufriedenheit mit dem eigenen Körper. Tiggemann und Slater (2003) fanden bespielweise einen negativen kausalen Zusammenhang zwischen dem Anschauen von Musikvideos, in denen schlanke und attraktive Frauen im Vordergrund stehen, und der Zufriedenheit der Probandinnen mit ihrem Körper. Ein negatives Körperbild gilt wiederum als gesicherter Vorläufer von einer negativen Selbstwahrnehmung, negativen Emotionen und ungesundem Essverhalten.

Auch in anderen Bereichen beeinflussen Medien die vorherrschenden sozialen Normen. So ist beispielsweise Alkohol in den Medien ein fest integriertes Thema. In einem systematischen Review konnten Anderson, de Bruijn, Angus, Gordon und Hastings (2009) zeigen, dass Medienkonsum und Werbung für Alkohol die Wahrscheinlichkeit von Alkoholkonsum bei Jugendlichen deutlich erhöht und bei bereits vorherrschendem Konsum zu einer Steigerung des Trinkens führt.

Medien können nicht nur viele Menschen in ihren Motiven und ihrem Verhalten beeinflussen, sondern auch zu erheblichem Stress beitragen. So werden soziale Medien wie Facebook auch zunehmend eingesetzt, um andere Personen absichtlich und feindselig auszugrenzen. Eine für Kinder und Jugendliche spezifische und zunehmend verbreitete Variante des Mobbings ist das *Cyberbullying*, bei der die ausgrenzende Wirkung von Mobbing über digitale soziale Netzwerke in der Gleichaltrigengruppe noch mehr verstärkt werden kann und zudem die Hemmschwelle des Angreifers durch die mögliche Anonymität gesenkt wird (Peter & Petermann, 2019; Porsch & Pieschl, 2012). Aktuelle Studien zeigen, dass die Häufigkeit in westlichen Ländern steigt und ca. 10 bis 20 % aller Jugendlichen Opfer von Cyberbullying sind. Die psychischen Folgen sind bei den meisten Opfern gravierend, darunter Akute und Posttraumatische Belastungsstörungen, Depression und Suizidgedanken (Aboujaoude et al., 2015).

Der Einfluss von Medien auf das Körperbild

Monro und Huon (2005) zeigten in ihrer Studie, dass die Vorlage von idealisierten Körperbildern in Werbeanzeigen von Schönheitsprodukten Scham und Ängste bezüglich des eigenen Aussehens der Teilnehmer signifikant erhöhte. Während der Studie sollten die 39 weiblichen Probanden sowohl Werbeanzeigen mit Körperpflegeprodukten als auch nicht auf den Körper bezogene Produkte anschauen. Zusätzlich wurde erhoben, inwieweit sich die Teilnehmerinnen in Bezug auf das Persönlichkeitsmerkmal „self-objectification" unterschieden. Darunter versteht man die Tendenz, die äußere Erscheinung als wichtiger einzuschätzen im Vergleich zu Fähigkeiten oder anderen Eigenschaften eines Menschen. Teilnehmerinnen, die in diesem Merkmal hohe Werte erreichten, zeigten einen deutlicheren Anstieg von Ängsten bezüglich des eigenen Aussehens. Die Autoren folgerten aus ihren Erhebungen, dass die idealisierte Darstellung eines schlanken Körperbilds in den Medien nicht auf alle Menschen den gleichen Einfluss ausübt. Stattdessen können potenzielle Risikofaktoren, wie zum Beispiel self-objectification, den negativen Einfluss von Schönheitsidealen erhöhen und damit auch die Entstehung von gestörtem Essverhalten als Folge dieses Ideals beeinflussen.

Zusammenfassung

Lerntheorien spielen eine herausragende Rolle im Bereich der Klinischen Psychologie, sowohl für die Erklärung psychischer Probleme als auch für deren Behandlung.

Die klassische Konditionierung beschreibt eine Form des assoziativen Lernens, bei dem neutrale Reize mit biologisch gebahnten Reiz-Reaktions-Verbindungen gekoppelt werden und dadurch zum Auslöser einer Reaktion werden. Eine weitere Erklärung für menschliche Verhaltensweisen liefert das Verstärkungslernen (operante Konditionierung), nach dem die Ausformung eines Verhaltens von den erlebten Verhaltenskonsequenzen abhängig ist.

Nicht assoziative Formen des Lernens werden durch Theorien zum einsichtsbedingten Lernen aufgrund der Ausbildung kognitiver Repräsentationen sowie durch Beobachtungs- und Modelllernen beschrieben.

Sozialpsychologische Theorien erweitern das grundlegende Verständnis psychischer Störungen, deren Entstehung und Aufrechterhaltung. Dabei wirken sich sozialpsychologische Faktoren jedoch selten als Hauptursache im Sinne einer direkten Kausalität aus. Häufig hingegen stellen sie zusammen mit anderen Einflussfaktoren Moderatorvariablen dar, die zur Aufrechterhaltung von psychischen Störungen beitragen. Diese Wirkmechanismen in experimentellen Studien oder Interventionsstudien nachweisen zu können, stellt eine große Herausforderung dar. Komplexe Längsschnittstudien sind notwendig, um solche Bedingungen und Wechselwirkungen kontrolliert analysieren zu können.

Fragen

1. Welche Gemeinsamkeiten und Unterschiede lassen sich bei klassischer und operanter Konditionierung benennen?
2. Nennen Sie die vier Arten von Verhaltenskonsequenzen im Modell der operanten Konditionierung und illustrieren Sie diese anhand von Beispielen.
3. Was beschreibt der Begriff „Preparedness“?
4. Welche operanten Methoden des Verhaltensaufbaus bzw. des Verhaltensabbaus gibt es?
5. Welche Effekte kann Beobachtungslernen haben?
6. In welchen Bereichen werden Prozesse des Beobachtungslernens klinisch angewendet? Was ist dabei zu beachten?
7. Welche Vorteile weisen implizite Verfahren im Vergleich zu expliziten Messmethoden auf?
8. Welchen Einfluss hat Selbstaufmerksamkeit auf das Erleben bei psychischen Störungen?
9. Was versteht man unter dem Konzept der Selbstwirksamkeit?

10. Welche Attributionsstile erhöhen die Wahrscheinlichkeit, an einer depressiven Episode zu erkranken?
11. Was versteht man unter der sogenannten Pufferhypothese?
12. Was versteht man unter „expressed emotions"?

Lösungshinweise finden Sie unter
www.hogrefe.de/buecher/lehrbuecher/psychlehrbuchplus

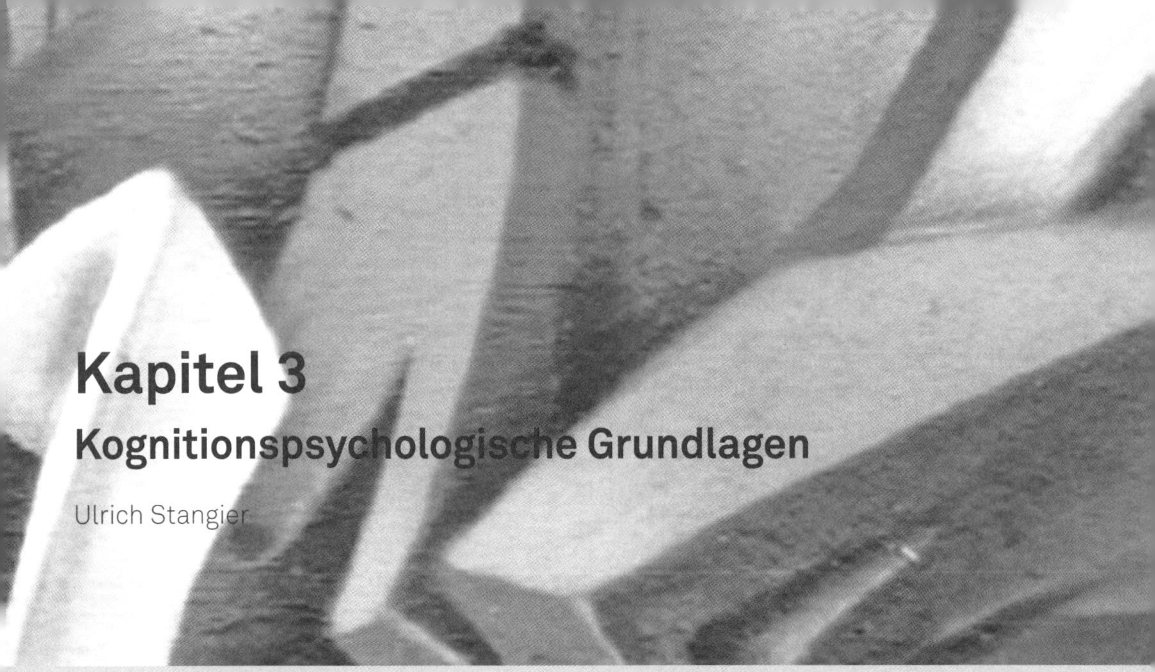

Kapitel 3
Kognitionspsychologische Grundlagen

Ulrich Stangier

Inhaltsübersicht

Die Kognitive Psychologie befasst sich mit der Wahrnehmung und Verarbeitung von Informationen und den hierbei beteiligten Prozessen des Gedächtnisses und der Sprache sowie des Denkens, Schlussfolgerns und Problemlösens. Diese Verarbeitungssysteme steuern aus kognitionspsychologischer Perspektive Emotionen und Verhalten in grundlegender Weise (Neisser, 1967).

In der Klinischen Psychologie entwickelte sich der kognitive Ansatz nach 1960 als eine Gegenreaktion auf die behavioristische Psychologie, insbesondere aufgrund der Notwendigkeit, für die Praxis anwendbare Konzepte zur Schulung und Beeinflussung von menschlichem Verhalten zu entwickeln.

Kognitive Therapie

So wurde schon sehr früh das kognitive Modell in der Klinischen Psychologie von A. T. Beck (1967) aufgegriffen, um den Denkstil und die logischen Verzerrungen von depressiven Patienten zu beschreiben und zu verändern (s. u.). Die hieraus entwickelte Kognitive Therapie trug wesentlich zur Weiterentwicklung der klinisch-psychologischen Interventionen bei. Bis heute lässt sich der Einfluss der Kognitiven Psychologie auf die Klinische Psychologie in der direkten Übernahme von neueren Forschungsergebnissen wiederfinden. In den letzten Jahren sind auch Erkenntnisse aus der Hirnforschung und den Neurowissenschaften in das Verständnis kognitiver Funktionen eingeflossen und tragen zusätzlich zur Erweiterung der Anwendungsmöglichkeiten bei.

Dieses Kapitel behandelt beispielhaft einige kognitive Theorien zu Depression und Angststörungen und stellt auch Studienergebnisse vor, die sich mit drei wichtigen kognitionspsychologischen Themen innerhalb der Klinischen Psychologie befassen: Aufmerksamkeit, Gedächtnis und Interpretation.

3.1 Kognitive Modelle der Depression

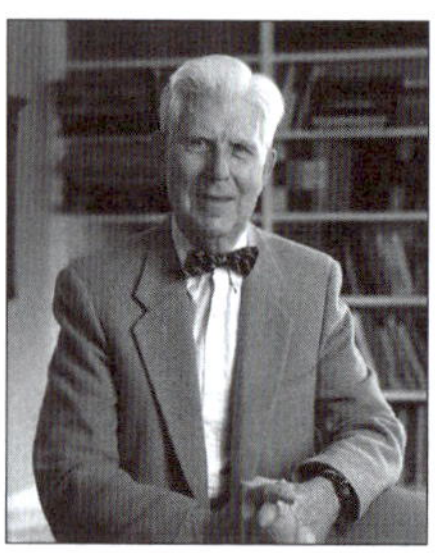

Aaron T. Beck

Die einflussreichste kognitive Theorie zur Entstehung und Aufrechterhaltung der Depression bildet die Theorie von Beck (1967). Ursprünglich war Aaron T. Beck (geb. 1921) als Psychoanalytiker tätig gewesen und hatte untersucht, ob sich in den Träumen von depressiven Patienten eine auf sich selbst gerichtete („masochistische“) Aggression feststellen lässt. Diese Hypothese konnte er nicht bestätigen; vielmehr fand er in den Träumen häufig selbstkritische, pessimistische und negative Inhalte, wie sie auch in den Gedanken im Wachzustand typisch waren. Aus seinen Beobachtungen entwickelte Beck eine kognitive Theorie der Depression, die drei wesentliche Elemente enthält: (1) verzerrte Informationsverarbeitungsprozesse (sog. Denkfehler), (2) negative Inhalte der Gedanken („negative kognitive Triade") und (3) kognitive Schemata.

Kognitive Schemata sind mentale Repräsentationen von Wissen, die die Aufnahme und Verarbeitung von Informationen aus der Umwelt organisieren und ordnen. Kognitive Schemata wirken wie Filter, die selektiv bestimmte Details einer Erfahrung hervorheben oder ausblenden, sodass ausschließlich konsistente, mit den Grundüberzeugungen vereinbare Aspekte wahrgenommen werden. Beck geht davon aus, dass das Denken von Depressiven durch negative Schemata organisiert ist: ein konsistentes Muster der Verarbeitung von Erfahrungen, das durch Pessimismus, Selbstabwertung und Hoffnungslosigkeit gekennzeichnet ist. Eine zentrale Rolle in der Entwicklung von Depression spielt dabei die „negative kognitive Triade": negative Überzeugungen bezüglich sich selbst, der Welt und der Zukunft, die zu den emotionalen und motivationalen Symptomen der Depression führen. Diese verzerrten, negativen Überzeugungen und Schemata werden durch spezifische Verzerrungen im Denken Depressiver aufrechterhalten, obwohl reale Erfahrungen oder rationale Bewertungen positivere und differenziertere Bewertungen nahelegen (vgl. Kasten).

Kognitive Schemata organisieren die Verarbeitung von Informationen aus Erfahrungen

Depression entsteht nach dem kognitiven Modell von Beck aufgrund negativer Grundüberzeugungen

Typische Denkfehler Depressiver nach der Theorie von Beck (1967)

- **Willkürliches Schlussfolgern:** Folgerungen oder Bewertungen ohne Erfahrungsgrundlage oder Evidenz (oder trotz gegenteiliger Erfahrungen).
- **Selektive Abstraktion:** Überbewertung oder Ignorieren von bestimmten Einzelfakten, unabhängig von dem Kontext.
- **Übergeneralisierung:** Übertragung von Schlussfolgerungen aus einem Ereignis auf ähnliche oder unähnliche Ereignisse.
- **Über-/Untertreibung:** Die Bedeutung eines Ereignisses wird in extremer Weise unter- oder überbewertet.
- **Personalisierung:** Äußere Ereignisse werden ohne Evidenz auf die eigene Person bezogen.
- **Absolutistisches, dichotomes Denken:** Erfahrungen werden in sich gegenseitig ausschließenden Kategorien bewertet und keine Abstufungen vorgenommen (Schwarz-Weiß-Denken, Entweder-Oder-Denken).

Automatische Gedanken sind nicht bewusste Bewertungen und Vorstellungen

Kognitive Schemata äußern sich nicht nur in den dauerhaften Grundüberzeugungen, sondern auch in spontan auftretenden oder durch Situationen ausgelösten *„automatischen Gedanken"* (vgl. auch Kasten „Automatische vs. strategische Verarbeitung", S. 71): Bewertungen und Vorstellungen, die nicht auf bewusster Überlegung basieren, eine geringe Aufmerksamkeitskapazität beanspruchen, jedoch mit intensiven Emotionen einhergehen können. Während diese automatischen Gedanken also oftmals nicht bewusst sind, können wir uns an die Emotionen gut erinnern.

Kognitive Schemata entwickeln sich nach Beck auf der Grundlage von Erfahrungen in der Kindheit und Adoleszenz. Beck griff dabei auch die Ergebnisse der Bindungstheorie auf, die etwa negative oder traumatische Erfahrungen in den Beziehungen zu den Bezugspersonen als Vulnerabilitätsfaktoren ansehen, aber auch lerntheoretische Konzepte wie Modelllernen und elterliche Erziehungsstile. Nach dem Modell von Beck können negative kognitive Schemata entstehen, die zunächst latent vorhanden sind, ohne klinische Symptome einer Depression auszulösen. Treten aber negative Lebensereignisse oder Verlusterfahrungen auf, werden diese in verstärkter Weise aktiviert und tragen zur Auslösung einer Depression bei (vgl. Abb. 13). Beck vermutet, dass insbesondere bei Depression nicht nur die charakteristischen kognitiven Schemata, sondern auch soziale Kompetenzdefizite und andere Vulnerabilitätsfaktoren das Risiko zur Entwicklung von Depression erhöhen.

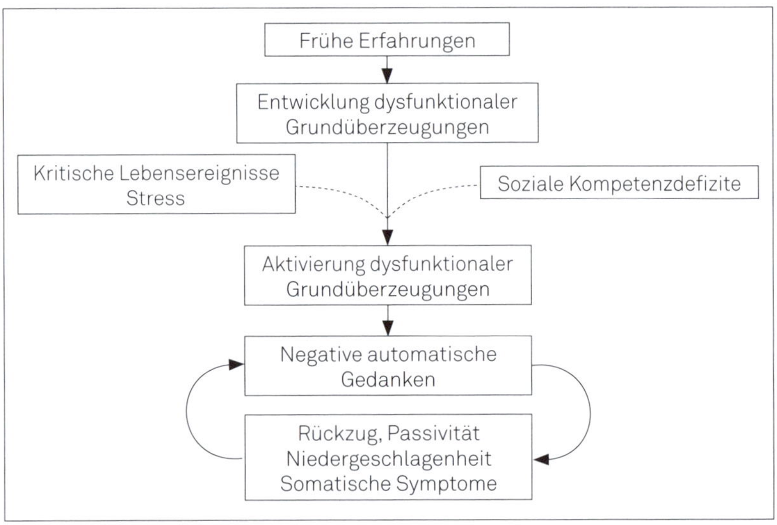

Abbildung 13: Das kognitive Modell der Depression nach Beck (1967)

Führt Stress bei Personen mit negativen Einstellungen zu Depression?

Lewinsohn, Joiner und Rohde (2001) führten eine Längsschnittstudie durch, in der sie 1.507 Jugendliche über ein Jahr beobachteten. Zu Beginn füllten die Teilnehmer Fragebögen zu dysfunktionalen Einstellungen und zu negativem Attributionsstil aus. Nach einem Jahr wurde den Teilnehmern ein Fragebogen zu negativen Lebensereignissen vorgelegt, und es wurden in einem standardisierten Interview retrospektiv Symptome einer Major Depression erfasst. Auch bei gründlicher Berücksichtigung einer Reihe von Kovariaten, u.a. Depressivität zum ersten Messzeitpunkt, ergab sich ein signifikanter Interaktionseffekt von negativen Einstellungen und Stress: Depressive Episoden traten am häufigsten bei hohem Stressniveau und negativen Einstellungen auf. Die Ergebnisse bestätigen also die Beck'sche Theorie der kognitiven Vulnerabilität von Depression. Darüber hinaus ergaben sich Anhaltspunkte für einen Schwelleneffekt: Bei mittlerer oder geringer Ausprägung ergaben sich keine Unterschiede, erst ab einem bestimmten Cut-off-Wert steigt die Häufigkeit von depressiven Episoden.

Die Theorie von Beck nutzte die ersten Ansätze der Kognitiven Psychologie insbesondere, um hieraus eine Grundlage für kognitive Interventionen abzuleiten. Gleichzeitig aber wurden die einzelnen Komponenten der Theorie in der Folgezeit auch von vielen Forschern aufgegriffen und überprüft. In einer Reihe von Längsschnittstudien mit depressiven Patienten ergaben sich jedoch inkonsistente Ergebnisse (Gotlib & Joormann, 2010). Oftmals waren die vermuteten kognitiven Abweichungen nur in depressiven Episoden festzustellen, nicht mehr jedoch nach Remission. Sind die kognitiven Schemata tatsächlich nur kognitive Symptome und somit eine Folge von Depression? Oder sind sie, wie von Beck angenommen, in depressionsfreien Phasen lediglich inaktiv, aber latent weiterhin gespeichert, bis sie aktiviert werden?

Eine gedächtnispsychologische Erklärung entwickelte Bower in seiner *Netzwerktheorie emotionaler Störungen*. Informationen über Ereignisse werden in Konzepten gespeichert, die Netzwerke darstellen und zwischen denen assoziative Verbindungen bestehen (vgl. Abb. 14). Bestimmte Hinweisreize ermöglichen den Abruf (das Erinnern) des ganzen Netzwerkes. Nach der Theorie von Bower bilden auch Emotionen solche Knotenpunkte mit Verbindungen zu anderen Ereignissen, die ebenfalls mit dieser Emotion assoziiert sind.

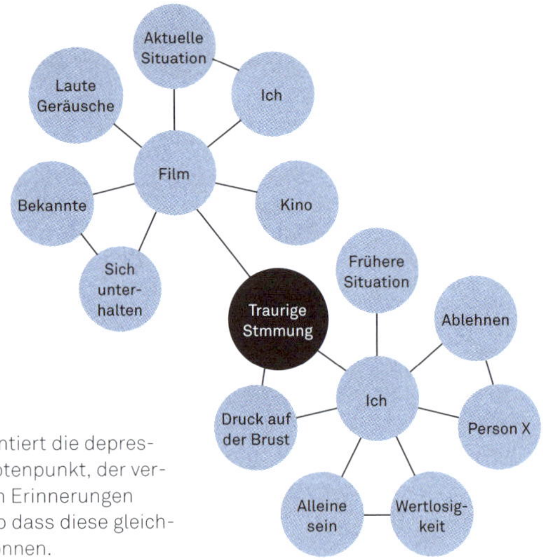

In der Abbildung repräsentiert die depressive Stimmung einen Knotenpunkt, der verschiedene Netzwerke von Erinnerungen miteinander verbindet, so dass diese gleichzeitig aktiviert werden können.

Anmerkungen: Durch Verbindungen zwischen Propositionen (kleinste gespeicherte Informationseinheiten) werden Assoziationen gebildet, die im Gedächtnis gemeinsam aktiviert werden. Bower (1981) geht davon aus, dass auch Emotionen, wie z.B. depressive Stimmung, Knotenpunkte in den Netzwerken bilden, die Verbindungen zwischen Ereignissen herstellen. Auf diese Weise kann eine „normale" niedergeschlagene Stimmung nicht nur Erinnerungen an vergangene belastende Erlebnisse hervorrufen, sondern auch die hiermit assoziierte Selbstbewertung und Verhaltensmuster. Bei einer kognitiven Vulnerabilität für Depression repräsentiert die depressive Stimmung einen Knotenpunkt, der verschiedene Netzwerke von Erinnerungen miteinander verbindet, sodass diese gleichzeitig aktiviert werden können.

Abbildung 14: Propositionale Netzwerke

Der Stimmungskongruenz-Gedächtniseffekt von Depressiven nach Bower

Wird also ein Erlebnis mit einer bestimmten Stimmung in das Gedächtnis aufgenommen, so verzerren die Emotionen die Art und Weise, wie die Verbindungen enkodiert werden, in stimmungskongruenter Richtung. So werden z. B. Verbindungsmuster, die mit Traurigkeit und Niedergeschlagenheit zu tun haben, im Falle der Depression stark elaboriert und so gefestigt. Eine Vielzahl von experimentellen Studien hat diesen Stimmungskongruenz-Gedächtniseffekt von Depressiven (sog. mood congruent memory bias) gut belegen können (Besche-Richard, 2013). Bowers Theorie bildet somit eine gute Ergänzung und Erweiterung für die Annahme Becks, dass negative Schemata latent gespeichert sein können und aufgrund belastender Ereignisse aktiviert werden können.

Automatisierung von depressiven Rückfällen durch Informationsverarbeitungsprozesse

Teasdale (1988) weitet dieses gedächtnispsychologische Konzept zur Depression aus, um die häufigen Rückfälle bei Depression zu erklären. Bei wiederkehrenden Depressionen lassen sich oftmals keine äußeren Auslöser, etwa ein negatives Lebensereignis, für die Rückfälle erkennen. Teasdale geht in seinem *Differential Activation-Modell* davon aus, dass das Auftreten einer depressiven Episode die kognitive Vulnerabilität weiter steigert: Die fehlerhaften Verarbeitungsprozesse werden noch leichter aktivierbar, da die Assoziationen zwischen niedergeschlagener Stimmung, negativer Selbstbewertung und Gedächtnis- und Wahrnehmungsprozessen intensiviert werden (vgl. Abb. 15). Hierdurch wird die Aktivierung von depressiven Erlebnismustern „automatisiert"; erscheint das Denken außerhalb depressiver Stimmung normal, so kann dieses bei alltäglichen Beeinträchtigungen der Stimmung rasch in einen depressiven Rückfall umschlagen, ohne dass die Betroffenen explizit Gründe hierfür angeben können.

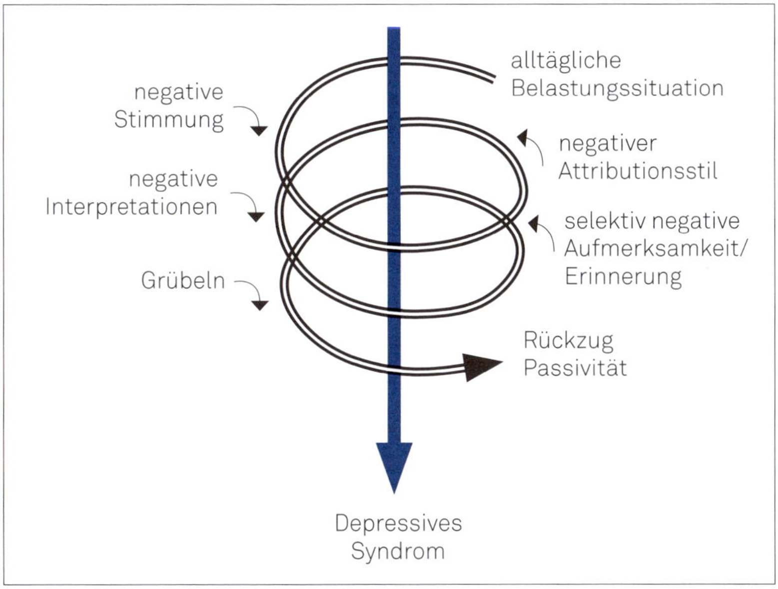

Abbildung 15: Das Differential Activation-Modell zur rezidivierenden Depression von Teasdale (1988)

Um auszuschließen, dass kognitive Abweichungen nicht die Folge von Depression sind, sondern ein Vulnerabilitätsfaktor, müsste die Abweichung auch außerhalb von depressiven Episoden nachweisbar sein. Deshalb konzentrieren sich neuere Studien auf remittierte Patienten, die Träger der Vulnerabilität sind, jedoch keine akuten depressiven Symptome aufweisen. Darüber hinaus versucht man, die affektiven Folgen von belastenden Lebensereignissen in Laborexperimenten zu simulieren, indem man Musik oder Filme verwendet, um eine traurige oder negative Stimmung zu erzeugen (Mood Priming-Paradigma). Durch die verbesserten Methoden haben sich in jüngster Zeit eine Fülle neuer Erkenntnisse ergeben, die über den Rahmen der ursprünglich von Beck formulierten Theorie weit hinausgehen (Gotlib & Joormann, 2010; vgl. auch den Kasten). Beck selbst hat in den letzten Jahren die Bedeutung von (impliziten) Prozessen der Informationsverarbeitung, insbesondere von Aufmerksamkeit und Gedächtnis, sowie der affektiven Begleitprozesse betont, die er als Schemata bezeichnet und von deren (expliziten) Inhalten, den Überzeugungen, abgegrenzt (Beck & Haigh, 2014).

Lässt sich die kognitive Vulnerabilität durch Psychotherapie verändern?

Ausgehend von der Theorie von Teasdale (1988) untersuchten Segal, Gemar und Williams (1999) zwei Fragen:

1. Unterscheidet sich die kognitive Reaktivität auf dysphorische Stimmung bei Patienten mit remittierter Depression, die mit kognitiver Verhaltenstherapie oder Antidepressiva behandelt wurden?
2. Sagt die kognitive Reaktivität auf dysphorische Stimmung die Rezidivhäufigkeit nach vier Jahren vorher?

An der Studie nahmen 30 Patienten mit remittierter Depression nach verhaltenstherapeutischer bzw. pharmakologischer Behandlung teil. Die Teilnehmer füllten den Fragebogen zu dysfunktionalen Grundüberzeugungen aus, der sich auf depressionstypische kognitive Schemata bezieht.

Zur Stimmungsinduktion wurde den Teilnehmern ein Musikstück (Einleitung von „Russia Under the Mongolian Yoke“ von Prokofiev) vorgespielt, anschließend wurde die Skala dysfunktionaler Einstellungen vorgelegt. Die Ergebnisse bestätigen die Hypothesen:

1. Patienten, die mit kognitiver Verhaltenstherapie behandelt wurden, zeigten auf die Stimmungsinduktion hin eine geringere kognitive Vulnerabilität für depressive Einstellungen als Patienten, die mit Antidepressiva behandelt wurden.
2. Die kognitive Vulnerabilität trug zudem signifikant zur Vorhersage der Häufigkeit von depressiven Rückfällen nach vier Jahren bei. Hieraus zogen die Autoren die Schlussfolgerung, dass kognitive Vulnerabilität (d.h. selektiv negative Aufmerksamkeit und Interpretationen) signifikant das Rückfallrisiko erhöht.

3.2 Kognitive Modelle der Panikstörung

Eine zentrale These kognitiver Erklärungsansätze ist, dass aufgrund früher negativer Erfahrungen ungünstige kognitive Schemata entstehen, die in der weiteren Entwicklung durch Belastungsfaktoren wie z.B. Lebensereignisse aktualisiert werden können. Diese kognitiven Schemata sind bei Angststörungen vor allem durch unrealistische Bewertungen von Bedrohungsreizen gekennzeichnet (Beck, Emery & Greenberg, 1985). Die kognitiven Schemata zeigen sich in negativen Grundüberzeugungen (bei Panikstörung beispielsweise „Das Leben ist voller Gefahren.", „Jederzeit kann mich ein Schicksalsschlag heimsuchen.") und in situationsbezogenen Gedanken (z. B. „Mein Herz klopft merkwürdig, es könnte jetzt ein gefährlicher Herzinfarkt drohen."). Beck nahm an, dass diese unrealistischen Schemata vorwiegend in einem automatisierten Modus ablaufen und deshalb nicht einer rationalen Bewertung unterliegen (vgl. Kasten). Zusätzlich bewirkt auch das Vermeidungsverhalten, dass die Betroffenen keine Informationen aufnehmen, die ihre dysfunktionalen Kognitionen korrigieren könnten.

Automatische vs. strategische Verarbeitung

Eine der Grundannahmen der Kognitiven Psychologie ist, dass die Kapazitäten zur Verarbeitung von Informationen begrenzt sind. Nach dem Modell von Shiffrin und Schneider (1977; Schneider & Shiffrin, 1977) sind zwei Arten von Verarbeitungsprozessen zu unterscheiden:

1. *Automatische Prozesse* beinhalten Operationen, die wenig Kapazität erfordern und deshalb parallel abgewickelt werden können. Der Ablauf ist unflexibel und stereotyp, nicht bewusst und in der Regel schnell. Sie sind unvermeidbar, wenn bestimmte Hinweisreize auftreten, und sind für die Durchführung von Operationen in konstanten Stimulussituationen geeignet.
2. *Kontrollierte Prozesse* beinhalten Operationen, die viel Aufmerksamkeitskapazität erfordern und deshalb nur seriell verlaufen können. Aufgrund der begrenzten Kapazität kann es bei gleichzeitigem Ablauf mehrerer Operationen zu Interferenzen kommen. Sie sind eher bewusst und stehen unter volitionaler Kontrolle. Kontrollierte Prozesse sind flexibel und deshalb in neuartigen Situationen sinnvoll.

Beck und Clark (1997) haben diese Unterscheidung in ihrem Modell der automatischen vs. kontrollierten (oder strategischen) Verarbeitungsprozesse bei emotionalen Störungen aufgegriffen. Am Beispiel von Angststörungen gehen sie von drei Phasen der Informationsverarbeitung aus, die durch kognitive Schemata gesteuert werden:

1. *Phase der initialen Wahrnehmung von bedrohungsrelevanten Reizen:* diese Prozesse sind sehr schnell und gänzlich im automatischen Modus;
2. *Phase der unmittelbaren Vorbereitung einer Bewältigungsreaktion (z. B. Flucht oder Kampf):* teilweise automatisierte und nicht rationale Reaktionsmuster, die jedoch auch durch kontrollierte Prozesse wie der Bewertung von Bedrohungsreizen gesteuert werden können;

3. *Phase der sekundären Aktivierung von stärker elaborierten, rationalen Denkprozessen:* hierzu wären die Bewertung eigener Bewältigungsmöglichkeiten, Meta-Kognitionen („Gedanken über Gedanken"), Sorgen oder auch Sicherheitsverhalten zu zählen.

Der Wert eines solchen Konzeptes liegt darin, dass hieraus auch eine therapeutische Strategie abgeleitet werden kann: Ziel der kognitiven Behandlung ist es nach Beck, die frühen automatischen Prozesse, insbesondere der zweiten Phase, zu deaktivieren und strategische Prozesse zu stärken.

Die Panikstörung entsteht durch ein Zusammenwirken von Fehlinterpretationen und Aktivierung von Körperreaktionen

Clark (1986) arbeitete die spezifischen kognitiven Prozesse weiter aus, die an der Entstehung der Panikstörung beteiligt sind und erklären könnten, warum Betroffene in kürzester Zeit einen intensiven Anstieg von Angst erleben. Sein Modell geht davon aus, dass sich Panikanfälle auf die Tendenz von Betroffenen zurückführen lassen, internale Hinweisreize wie z.B. Körperempfindungen (z.B. Herzklopfen oder Schwindel) in einer katastrophisierenden Weise fälschlicherweise als lebensbedrohliche Gefahr zu interpretieren (vgl. Kasten). Diese Fehlattributionen entstehen auf der Grundlage negativer Grundüberzeugungen (z.B. „Wenn ich meinen Körper nicht kontrollieren kann, kommt es zur Katastrophe.") und einer selektiven Aufmerksamkeit für Körperempfindungen („Interozeption"). Von zentraler Bedeutung für die Ätiologie ist zusätzlich eine positive Rückkopplung zwischen Bewertung, Angst und körperlichen Empfindungen, die im Sinne eines Teufelskreislaufs die rasche Entwicklung einer intensiven Angstattacke erklärt (vgl. Abb. 16): Werden z.B. Herzklopfen und Schwindel als Anzeichen für einen Herzinfarkt wahrgenommen (Fehlinterpretation von körperlichen Empfindungen), dann resultiert eine verstärkte Angst, die mit einer Aktivierung des sympathischen Nervensystems einhergeht. Hierdurch werden die körperlichen Empfindungen verstärkt, die wiederum als Evidenz gewertet werden, dass eine lebensgefährliche Herzattacke im Gang ist, wodurch sich wiederum die Angst verstärkt, usw. Fehlinterpretation, Angst und Körperreaktionen schaukeln sich auf diese Weise immer mehr auf.

Typische Kognitionen und Sicherheitsverhalten von Patienten mit Panikstörung

- Das Herzklopfen zeigt, dass mit meinem Herz etwas nicht in Ordnung ist und ich einen Herzinfarkt bekommen werde!
- Der Schwindel und die verschwommene Sicht sind eindeutig Symptome eines Hirntumors!

- Der Druck auf der Brust wird immer stärker, ich werde ersticken!
- Ich fühle mich so komisch losgelöst von meinem Körper, ich bin dabei verrückt zu werden!

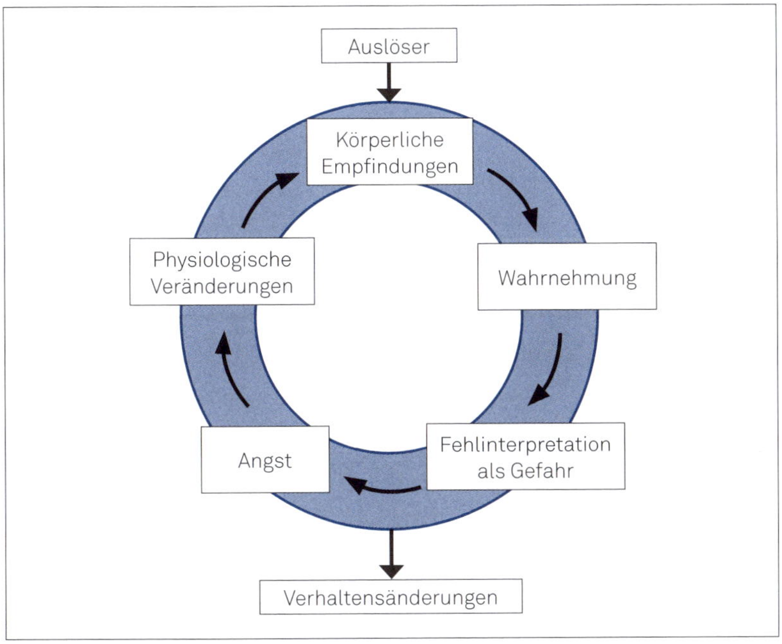

Abbildung 16: Kognitives Modell der Panikstörung nach Clark (1986)

Zusätzlich sind dysfunktionale Verhaltensstrategien an der Aufrechterhaltung der panikauslösenden Überzeugungen beteiligt, die *Sicherheitsverhalten* genannt werden. Hierbei handelt es sich um Verhalten, das darauf abzielt, in der Situation das Eintreten der Katastrophe zu verhindern oder den Folgen entgegenzuwirken. Sicherheitsverhalten finden sich bei allen Angststörungen; bei Panikpatienten besteht es z.B. in der Einnahme von Medikamenten (insbesondere Benzodiazepine), dem Mitführen eines Handys (zur Benachrichtigung eines Notarztes), Mitnahme einer Begleitperson (um im Notfall Hilfe zu leisten), sich permanent der Lage des nächsten Krankenhauses zu vergewissern oder auch Entspannungsübungen durchzuführen, um den „lebensgefährlichen Spannungszustand" zu beeinflussen. Sicherheitsverhalten ist deshalb ungünstig, weil die Patienten nach einer kritischen Situation das Nichteintreten der befürchteten Katastrophe auf ihr Sicherheitsverhalten beziehen können (z.B. „Hätte ich meine Tabletten nicht genommen, wäre ich sicher gestorben.").

Sicherheitsverhalten zielt darauf ab, einer bevorstehenden Katastrophe entgegenzuwirken

Die empirische Forschung konnte einige wichtige Vorhersagen des kognitiven Modells bestätigen (Mathews & MacLeod, 2005). Allerdings basierten viele Studien auf Selbstbeurteilungsinstrumenten, die Antworttendenzen und systematischen Verzerrungen unterliegen können. Neuere experimentelle Studien verwendeten implizite Erhebungsmethoden wie z. B. den emotionalen Stroop-Test, um die erhöhte selektive Aufmerksamkeit für bedrohungsrelevante Reize, d. h. im Fall von Panikstörung Krankheit bzw. bedrohliche körperliche Krisen, nachzuweisen (vgl. Kasten). Ein anderer Ansatz ist die sogenannte Dot-Probe-Aufgabe: Dabei werden sehr kurzzeitig (50 bis 300 ms) emotional relevante und neutrale Stimuli auf einem Computer-Bildschirm präsentiert; die Aufgabe ist es aber hier, die Lokalisierung des Stimulus anzugeben.

Der emotionale Stroop-Test bei Panikstörung

Verzerrungen der Aufmerksamkeit können im Labor am besten durch implizite Methoden erfasst werden. Eine der Methoden sind Interferenz-Experimente, bei denen eine Aufgabe gelöst werden soll und gleichzeitig emotionale Distraktoren präsentiert werden, die ignoriert werden sollen. So sollen z. B. Untersuchungsteilnehmer beim emotionalen Stroop-Test die Farbe von Stimulus-Wörtern nennen, die emotionale Bedeutung der Wörter (z. B. „Herzinfarkt“ oder „Schuld“) jedoch ignorieren. Erhöhte Reaktionszeiten für kritische Wörter oder Stimuli deuten an, dass die Aufmerksamkeit für die emotionale Bedeutung erhöht ist. Ehlers, Margraf, Davies und Roth (1988) untersuchten mithilfe des emotionalen Stroop-Tests, ob Panikpatienten auf störungsspezifische Reize eine erhöhte Aufmerksamkeitsleistung zeigen. In diesem Test besteht die Aufgabe für die Teilnehmer darin, die Farben zu nennen, in denen Wörter auf Karten bzw. auf dem Bildschirm präsentiert werden. Es werden die Reaktionszeiten auf die Wörter erfasst und miteinander verglichen. Längere Reaktionszeiten bei störungsspezifischen im Vergleich zu neutralen Wörtern zeigen eine Interferenz an, die dadurch erklärt wird, dass eine erhöhte Kapazität der Aufmerksamkeit für die Verarbeitung der Bedeutung der störungsspezifischen Wörter benötigt wird und deshalb der Lösung der eigentlichen Aufgabe (Benennung der Farbe) nicht zur Verfügung steht.

In der Studie von Ehlers und Kollegen wurden Panikpatienten und Kontrollpersonen ohne psychische Störung Karten mit bedrohlichen Wörtern in Bezug auf drei Kategorien gezeigt: (1) Physische Bedrohung (z. B. „Tod“, „Herzinfarkt“), (2) Trennung (z. B. „einsam“) und (3) soziale Bedrohung (z. B. „peinlich“).

Das Ergebnis bestätigt die Hypothese eines störungsspezifischen Aufmerksamkeitsfehlers: Die Panikpatienten hatten bei den störungsbezogenen bedrohlichen Wörtern längere Reaktionszeiten als bei den Kontrollwörtern, und darüber hinaus waren sie bei den bedrohlichen Wörtern langsamer als die Kontrollpersonen.

In einer Metaanalyse von Bar-Haim, Lamy, Pergamin et al. (2007) zeigte sich, dass über verschiedene experimentelle Ansätze hinweg signifikante Effekte für störungsspezifische Verzerrungen der Aufmerksamkeit bei Patienten mit Panikstörung, wie im Übrigen auch mit anderen Angststörungen, wie z.B. Soziale Angststörungen und Generalisierte Angststörung, bestehen. Roth, Wilhelm und Pettit (2005) weisen jedoch darauf hin, dass es sich als schwierig erwiesen hat, die kausale Rolle von katastrophisierenden kognitiven Schemata einerseits und eines Teufelskreislaufs von Fehlattribution und vegetativer Erregung andererseits nachzuweisen. Diese Problematik gilt nicht nur für kognitive Theorien, sondern auch für andere Erklärungsansätze zur Panikstörung. Dennoch hat sich insbesondere die kognitive Theorie als äußerst fruchtbar für die weitere experimentelle Forschung und die Entwicklung von kognitiven Therapieansätzen erwiesen.

3.3 Kognitive Modelle der Sozialen Angststörung

Die Soziale Angststörung ist durch die Befürchtung gekennzeichnet, dass eigene Verhaltensweisen (z.B. etwas Dummes zu sagen) oder Körpersymptome (z.B. Erröten) von anderen wahrgenommen und als peinlich oder blamabel bewertet werden. Das kognitive Modell von Beck, Emery und Greenberg (1985) sieht negative kognitive Schemata als zentrale Ursache für diese Störung an. Typische Inhalte von diesen Schemata sind vor allem die Selbstbewertung als inkompetent sowie die Furcht, das eigene Verhalten würde nicht den sozialen Rollenerwartungen angemessen sein. Dabei legen die Betroffenen selbst sehr perfektionistische Standards in der Bewertung eigenen Verhaltens an, und sie erwarten, dass andere Menschen auch sehr kritisch in ihrer Beurteilung über die betreffende Person sind. Weiterhin bewerten sie die Bedeutung gesellschaftlicher Normen und der Bewertung durch andere über. Diese Schemata haben zur Folge, dass Patienten in Situationen automatische Gedanken erleben wie zum Beispiel: „Die anderen finden mich inkompetent und langweilig“ oder „Die anderen sehen mir an, dass ich unfähig bin“.

Selbstaufmerksamkeit, verzerrte Vorstellungen und Sicherheitsverhalten erhalten Soziale Angststörungen aufrecht

Warum halten Personen mit Sozialer Angststörung diese irrationale Ansicht aufrecht, obwohl sie im Alltag immer wieder gegenläufige Erfahrungen machen? Clark und Wells (1995) gehen in ihrem kognitiven Modell davon aus, dass drei Faktoren für die hohe subjektive Evidenz der Fehlüberzeugung, blamabel zu wirken, und damit auch für die Aufrechterhaltung der Sozialen Angststörung, verantwortlich sind (vgl. Abb. 17):

1. *Exzessive Selbstaufmerksamkeit:* Diese führt zu einer verstärkten Wahrnehmung der eigenen Anspannung, Informationen über die tatsächlichen Reaktionen anderer werden weniger aufgenommen.
2. *Verzerrte Vorstellungen zum eigenen Erscheinungsbild:* Das Bild des eigenen Aussehens und der Wirkung auf andere (des „sozialen Selbst“) wird aufgrund von Erinnerungen an vergangene Blamagen und Misserfolge verzerrt.
3. *Sicherheitsverhalten:* Diese Strategien zur Abschwächung oder Abwendung der Blamage verhindern, ähnlich wie bei der Panikstörung, dass trotz Konfrontation mit der gefürchteten Situation die sozialängstlichen Überzeugungen widerlegt werden, indem sie von Betroffenen als Erklärung für das Nichteintreten der Blamage herangezo-

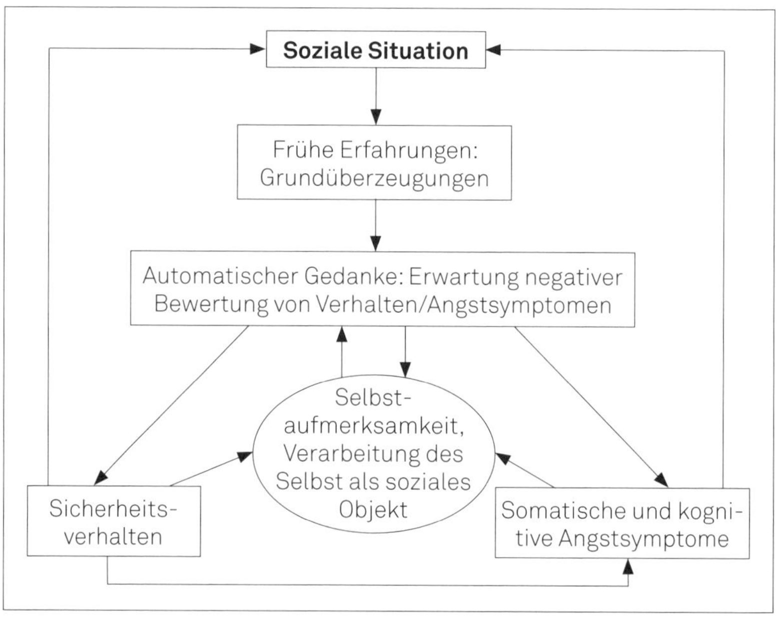

Abbildung 17: Kognitives Modell der Sozialen Phobie (Sozialen Angststörung) nach Clark und Wells (1995)

gen werden. Beispiele hierfür sind eine übermäßige Vorbereitung auf eine Situation, um eine akzeptable Leistung zu zeigen; Versuche zur Reduktion von Angst (z.B. durch Alkohol); Verbergen der befürchteten Symptome; Versuche, negativer Bewertung vorzubeugen (z.B. Schwitzen durch Hitze zu entschuldigen); Versuche, das eigene Verhalten oder die Wirkung auf andere zu kontrollieren (z.B. durch erhöhte Selbstaufmerksamkeit).

Eine Vielzahl von experimentellen Studien zu den postulierten Verarbeitungsprozessen erbrachten Ergebnisse, die das kognitive Erklärungsmodell bestätigen (Hirsch & Clark, 2004): So schätzen Patienten mit Sozialer Angststörung im Vergleich zu anderen Angstpatienten und Personen ohne psychische Störung soziale Situationen als bedrohlicher ein. Sie erwarten mit höherer Wahrscheinlichkeit einen negativen Verlauf, und die Folgen, insbesondere im Hinblick auf die negative Bewertung durch andere, werden signifikant negativer eingeschätzt. Sie interpretieren ihr Sozialverhalten deutlich kritischer als objektive Beobachter, und auch zweideutige Situationen werden von ihnen häufiger negativ bewertet als von Kontrollpersonen. Während sich keine Hinweise für Abweichungen in der expliziten Gedächtnisleistung von sozial bedrohlichen Informationen ergaben, ist die implizite Gedächtnisleistung beeinträchtigt: Sozialängstliche erinnern sich bei der akustisch eingespielten Erzählung von sozialen Situationen an Hintergrundgeräusche von kritischen Situationen (in denen z.B. Blamage eine Rolle spielt) besser als von neutralen Situationen. Hingegen ist die Erinnerung an sozial relevante Reize, z.B. Informationen über Personen, mit denen Sozialängstliche eine Unterhaltung geführt haben, deutlich schlechter. Dies spricht dafür, dass aufgrund der hohen Selbstaufmerksamkeit nur wenig Kapazität für die Aufnahme von sozial relevanten Hinweisreizen übrig bleibt oder die Wahrnehmung dieser Hinweisreize sogar vermieden wird. Zudem erkennen Sozialängstliche einen negativen Gesichtsausdruck besser als neutrale oder positive Gesichtsdarstellungen, während Kontrollpersonen diesen Unterschied nicht aufweisen. Dies spricht wiederum für eine selektive Aufmerksamkeitszuwendung für sozial bedrohliche Reize, denn negative Emotionen bei anderen Menschen sind ein Hinweisreiz für soziale Ablehnung.

Die Rolle von Vorstellungen bei Sozialer Angststörung

Hirsch, Clark, Mathews und Williams (2003) prüften die Hypothese, dass negative Bilder über das eigene Erscheinungsbild eine kausale Rolle in der Aufrechterhaltung der Sozialen Angststörung spielen. Die Patienten nahmen zweimal an einer Unterhaltung mit einer fremden Person teil.

Dabei erhielten sie verschiedene Instruktionen: Einmal sollten sie ein negatives Bild (z.B. „rot wie eine Tomate" aussehen) im Gedächtnis behalten, beim zweiten Mal ein positives Bild („ganz entspannt" aussehen); die individuellen Bilder wurden jeweils in einem Interview ermittelt. Die Reihenfolge wurde über die Teilnehmer hinweg ausbalanciert. Im Vergleich zum positiven Bild war das negative Bild mit einem höheren Angstniveau verbunden. Außerdem schätzten die Teilnehmer in dieser Bedingung die Symptome ihrer Anspannung als deutlich sichtbarer ein und beurteilten ihr Verhalten als sozial weniger angemessen. Ein gegenüber den Instruktionen „verblindeter" Beurteiler schätzte ebenfalls die Angst als deutlich stärker sichtbar und ihr Verhalten als sozial inadäquater ein, wenn die Teilnehmer zu negativen Bildern angeleitet wurden. Der Vergleich von Selbst- und Fremdeinschätzung des Sozialverhaltens zeigte darüber hinaus, dass die Teilnehmer die Inadäquatheit ihres Verhaltens im Vergleich zum objektiven Beurteiler überschätzten; ebenso überschätzten sie bei negativen Bildern, wie sichtbar die Spannungssymptome waren. Die Autoren sehen dies als eine Bestätigung der kausalen Rolle von negativen Vorstellungen bezüglich des sozialen Selbst bei Sozialer Angststörung.

3.4 Kognitive Modelle der Posttraumatischen Belastungsstörung

Traumatische Erlebnisse stellen subjektiv unerträgliche Erfahrungen dar, die den normalen Ablauf des Lebens unterbrechen und die Betroffene nur mit einem längeren Zeitabstand verarbeiten können. Personen mit Posttraumatischer Belastungsstörung (PTB) erleben hingegen auf Dauer immer wieder sich aufdrängende, extrem belastende Gedanken und Erinnerungen an das Trauma (Intrusionen), die sich darüber hinaus auch in Bildern, Alpträumen und sog. Flashbacks zeigen. Zusätzlich zeigen die Betroffenen auch eine starke Tendenz, die Auslöser für die Erinnerungen zu vermeiden und entwickeln Symptome von emotionaler Taubheit (allgemeiner Rückzug, Interesseverlust, innere Teilnahmslosigkeit).

Aus kognitiver Sicht würde man deshalb davon ausgehen, dass mit einem Trauma Informationen verbunden sind, die für gewöhnlich mit den vorhandenen kognitiven Schemata, etwa einer sicheren, kontrollierbaren und vorhersagbaren Welt, nicht vereinbar sind. Eine der ersten schemabasierten Theorien zur PTB stammt von Horowitz (1976), der annahm, dass die Symptome auf einen wellenförmigen Prozess der Annäherung und Abwehr bzw. Vermeidung der Erinnerungen zurückzuführen sind, der auf eine Verarbeitung der Erfahrungen abzielt.

Personen mit PTB erleben äußerst belastende Intrusionen (Gedanken und Erinnerungen an das Trauma), die mit intensiver Angst einhergehen, und die durch neutrale Stimuli im Alltag ausgelöst werden können. Zum Beispiel können Frauen, die Opfer einer Vergewaltigung wurden, schon durch bestimmte Geräusche, einen Geruch oder ein Licht intensivste Angst erleben. Diese Phänomene weisen darauf hin, dass mit dem Trauma Assoziationen im Gedächtnis gebildet werden, bei denen einzelne Details der traumatischen Situation mit den Emotionen verbunden werden. Anknüpfend an theoretische Ansätze zum propositionalen Netzwerk des Gedächtnisses, entwickelte Foa (Foa & Kozak, 1986) die *Theorie des Furchtgedächtnisses*. Diese Theorie geht davon aus, dass die Erinnerungen an das Trauma Informationen zu Stimuli, Reaktionen und Bedeutungen enthalten, die in dem assoziativen Netzwerk gespeichert sind (vgl. Abb. 18). Das Furchtgedächtnis enthält als Elemente auch für PTB typische physiologische Reaktionen und Verhaltensweisen, die zum Zeitpunkt des Traumas angemessen sind, wie Dissoziationen, emotionale Abstumpfung oder Schreien.

Durch ein Trauma entstehen Störungen des Gedächtnisses

Das Modell kann mit der Annahme enger und leicht aktivierbarer Assoziationen zwischen einer Vielzahl von an sich neutralen Stimuli mit Gefahr gut erklären, warum Patienten mit PTB fortlaufend eine Ge-

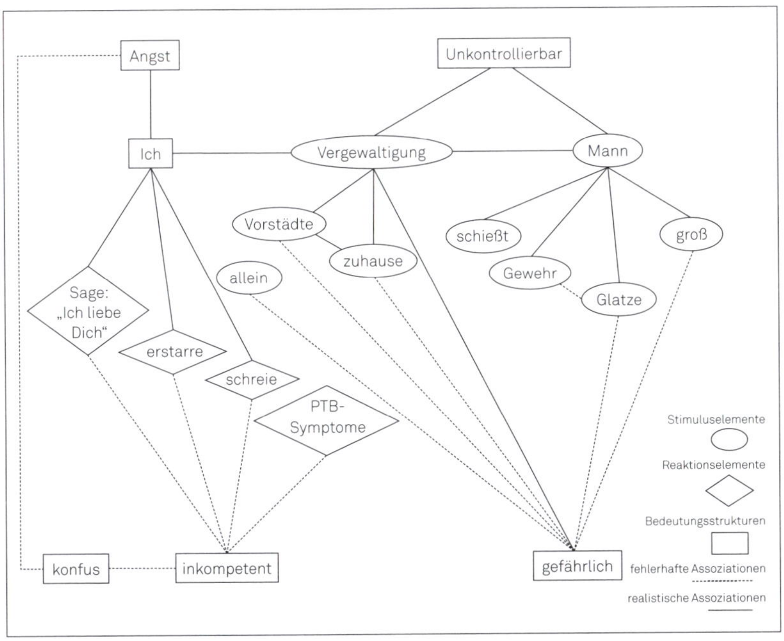

Abbildung 18: Das Furchtgedächtnis nach Foa, modifiziert für die Posttraumatische Belastungsstörung (nach Brewin, 2001)

fahr erleben, obwohl die gegenwärtige Situation ungefährlich ist. Darüber hinaus entwickelte Foa vor allem das Modell, um die Wirkung von Konfrontationsbehandlung bei PTB zu erklären: Durch die Erfahrung, sich der angstauslösenden Situation in einem sicheren Kontext anzunähern (die Erinnerung an das Trauma in der Vorstellung oder das Aufsuchen des Ortes des Traumas), werden in das Furchtgedächtnis neue Elemente eingefügt, die die Aktivierung fehlerhafter Assoziationen „auflockern" und das Furchtnetzwerk korrigieren.

Eine ungünstige Interpretation des Traumas und der Folgen führt zu Posttraumatischer Belastungsstörung

Traumatische Erfahrungen können die Grundüberzeugungen von Opfern bezüglich sich selbst, den Beziehungen zu anderen Menschen und der Welt in fundamentaler Weise erschüttern. Zwar erleben viele Personen nach einem Trauma solche belastenden Kognitionen, einhergehend mit intrusiven Erinnerungen und emotionalen Problemen, jedoch bleiben diese nur bei einem Teil der Betroffenen bestehen. Das kognitive Modell von Ehlers und Clark (2000) erklärt die Aufrechterhaltung und Chronifizierung der Störung mit dysfunktionalen Interpretationen des traumatischen Ereignisses und seiner Konsequenzen (vgl. Abb. 19). Die Grundidee des Modells geht davon aus, dass die Besonderheiten des *Traumagedächtnisses* (vgl. Kasten) in Interaktion mit dysfunktionalen Interpretationen des Traumas und seiner Konsequenzen zur Wahrnehmung einer gegenwärtigen Bedrohung („Hier-und-Jetzt"-Gefühl) führen. Beispiele für dysfunktionale Kognitionen sind etwa: „Ich werde nie mehr ein normales Leben führen können.", „Die Welt ist sehr gefährlich, dauernd kann etwas passieren.", „Es liegt an mir, dass mir so etwas passiert.", „Die Symptome zeigen, dass ich nicht darüber hinweg komme." Diese Interpretationen verhindern, dass die Betroffenen das Trauma als zeitbegrenztes Ereignis, welches nicht globale negative Implikationen für ihr Leben oder die Zukunft hat, verarbeiten können.

Das Paradoxon des „Traumagedächtnisses"

Personen mit PTB berichten einerseits häufig von sich aufdrängenden, bruchstückhaften und sehr lebendigen Erinnerungen an das Trauma (Intrusionen), die mit intensiven Emotionen einhergehen. Andererseits leiden sie oft auch unter partiellen Amnesien: Sie haben große Schwierigkeiten, das traumatische Ereignis in einem zeitlichen Kontinuum des Ablaufs vollständig zu rekonstruieren.

Dieses Paradoxon kann nach dem kognitiven Modell (Brewin, 2001) folgendermaßen erklärt werden: Durch die hohe emotionale Erregung während des traumatischen Ereignisses können die Erlebnisse nicht in das explizite autobiografische Gedächtnis integriert (d.h. enkodiert und elaboriert) werden. So kommt es, dass die Kontextbedingungen des Traumas (Ort, Zeit) nicht absichtlich erinnert und sprachlich wiedergegeben werden können. Gleichzeitig bilden sich im impliziten Gedächtnis starke Assoziationen zwischen Stimuli und emotionalen Reaktionen. Diese Assoziationen können im Sinne eines Priming-Effektes auch unterschwellig wieder abgerufen werden. Selektive Aufmerksamkeit für situative Details zum Zeitpunkt des traumatischen Ereignisses ist dafür verantwortlich, dass die intensiven Symptome des Wiedererlebens durch situative Details leicht ausgelöst werden können.

Oberflächliche und eigentlich irrelevante Ähnlichkeiten zwischen Trauma und aktuellem Kontext bezüglich bestimmter Reize können so dafür sorgen, dass die Betroffenen immer wieder eine Gefahr wie zum Zeitpunkt des Traumas erleben, obwohl es sich gegenwärtig um eine ungefährliche Situation handelt.

Betroffene versuchen, die durch die Intrusionen erzeugte Wahrnehmung einer aktuellen Bedrohung sowie die hiermit einhergehenden starken Emotionen (Angst, Ärger, Trauer, Scham) durch Vermeidung und Sicherheitsverhaltensweisen (z. B. Mitführen einer Waffe, äußerste Wachsamkeit, Unterdrückung von belastenden Gedanken) zu reduzieren. Diese Verhaltensweisen verhindern jedoch, dass das Traumagedächtnis und die verzerrten Interpretationen des Traumas und der Fol-

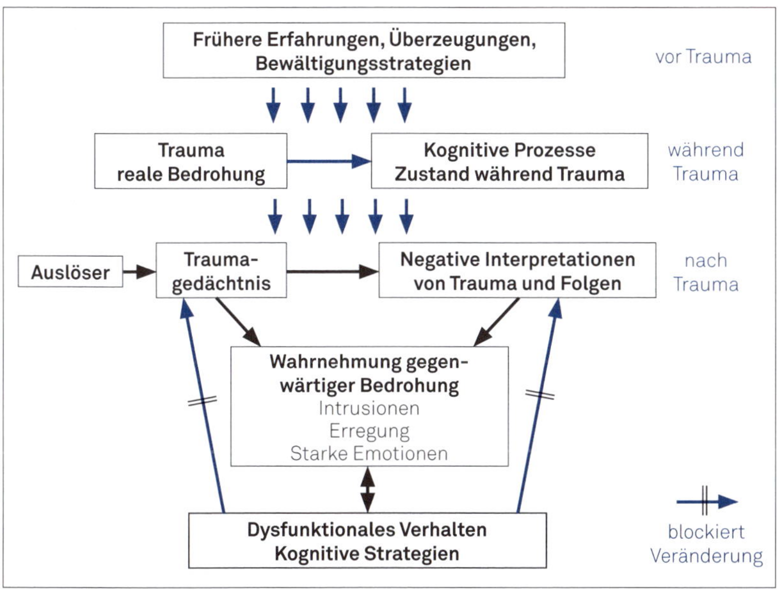

Abbildung 19: Das kognitive Modell der Posttraumatischen Belastungsstörung nach Ehlers und Clark (2000)

gen aufgelöst werden können: die Störung wird somit dysfunktionale Bewältigungsversuche aufrechterhalten.

Prospektive Studien belegen, dass die Weise, wie das Ereignis selbst und auch die Stresssymptome nach dem Trauma interpretiert werden, das Risiko für die Entwicklung von PTB ungünstig beeinflussen (Brewin & Holmes, 2003; vgl. auch den Kasten). Dabei sind besonders die Überzeugung, dass sich das Selbst zum Negativen geändert hat, dass die eigenen Lebensziele nicht mehr erreichbar sind, und der Verlust an Vertrauen in die guten Absichten anderer mit einem erhöhten Risiko für PTB verbunden. Auch bestimmte Bewältigungsstrategien, wie z.B. das Auftreten von Intrusionen zu unterdrücken oder zu vermeiden, Grübeln und der Einsatz von Sicherheitsverhalten wirken sich ungünstig aus. Weiterhin sind die Reaktionen der Bezugspersonen von großer Bedeutung: Gleichgültigkeit und Kritik sind mit einer Verstärkung der PTB-Symptome verbunden, während positive Formen der sozialen Unterstützung wie Zuneigung und Verständnis als Schutzfaktor wirken. Auch die Reaktionen des Opfers während des traumatischen Ereignisses haben Einfluss auf die Entwicklung von PTB. Besonders negativ wirkt sich die Selbstaufgabe während des Ereignisses („mental defeat“) aus: Die Personen nehmen wahr, wie sie ein Gefühl der Autonomie verlieren und nicht mehr danach streben, eine eigene Identität mit einem eigenen Willen zu bewahren.

Welche kognitiven Faktoren tragen zur Entwicklung von PTB bei?

Eine Posttraumatische Belastungsstörung ist nicht die einzige psychische Störung, die nach traumatischen Erlebnissen auftreten kann. Sehr oft entwickeln die Betroffenen auch Depression oder Angststörungen. Ehring, Ehlers und Glucksman (2008) untersuchten die Frage, ob die in den unterschiedlichen kognitiven Modellen dieser psychischen Störungen enthaltenen spezifischen Variablen auch vorhersagen können, welche Betroffenen welche Störung entwickeln. Hierzu wurden 147 Personen, die in einem Verkehrsunfall Verletzungen davontrugen, zu fünf Messzeitpunkten untersucht: am Unfalltag, nach zwei Wochen, sowie nach einem, zwei und sechs Monaten. Ausgehend von Metaanalysen und kognitiven Modellen zur Entwicklung von PTB, (Fahr-)Phobien und Depression, wurden am Unfalltag potenzielle Prädiktoren und zu den Nachbeobachtungsterminen die Diagnosen erfasst.

In multiplen Regressionsanalysen trugen die kognitiven Modell-Variablen, zusätzlich zu den initialen Symptomausprägungen, jeweils zur Vorhersage der Entwicklung der spezifischen Störungen signifikant bei: Die Entwicklung von PTB wurde am besten durch PTB-typische Verarbeitungsprozesse während des Traumas, Desorganisation des Gedächtnisses, negative Bewertung des Traumas und der Folgen, Sicherheitsverhalten, Gedankenunterdrückung, Grübeln über das Trauma und Dissoziationstendenzen vorhergesagt. Für Depression wiederum waren die besten Prädiktoren Selbstabwertung, depressives Grübeln, körperliche Probleme, belastende Lebensereignisse vor dem Unfall und geringe soziale Unterstützung. Insgesamt kann man die Resultate als guten Beleg für die störungsspezifische Vorhersagevalidität kognitiver Modelle bei PTB und Depression werten.

Auch die in kognitiven Theorien postulierten Störungen in den Gedächtnisfunktionen wurden in experimentellen Studien weitgehend bestätigt (Brewin, 2014): Ähnlich wie bei einer Depression, fand man eine selektive Erinnerung für traumabezogenes Material und Schwierigkeiten beim Abruf autobiografischer Erinnerungen spezifischer Ereignisse. Nicht immer jedoch bestätigten die Studien eine Erwartung, die aus den DSM-Kriterien für eine PTB abzuleiten wäre: In manchen Studien waren lebhafte Erinnerungen an das Trauma mit intensiveren Emotionen verbunden, in anderen wiederum eher vage und fehlerhafte Erinnerungen emotional belastender. Dabei scheint der Zeitpunkt der Erfassung von Gedächtnisfunktionen eine wichtige Rolle zu spielen, da diese sich über die Zeit hinweg verändern und oftmals die Fragmentierung von Erinnerungen zurückgeht. Ähnlich wie bei anderen Angststörungen fand man auch bei PTB-Patienten im emotionalen Stroop-Test und in Dot-Probe-Aufgaben Hinweise auf einen Aufmerksamkeitsfehler bei Präsentation von traumabezogenen Wörtern.

3.5 Depression versus Angst: Unterscheiden sich die Kognitionen?

Becks kognitive Theorie der Depression und Angst (Beck, 1967; Beck & Emery, 1985; Beck & Clark, 1997) sieht in zwei Faktoren die Ursache für die Entwicklung psychischer Störungen: zum einen in den Inhalten kognitiver Schemata und Überzeugungen; zum anderen in den Prozessen der Informationsverarbeitung (Aufmerksamkeit, Gedächtnis, Interpretationen). Gibt es aus experimentellen Studien Belege für eine Unterscheidung von Angst und Depression anhand kognitiver Faktoren?

Inhalte der Kognitionen unterscheiden sich bei Depression und Angststörungen

Beck geht davon aus, dass sich die *Inhalte der Kognitionen* bei Depression durch die Beschäftigung mit Verlust und persönlichem Versagen, die Kognitionen bei Angststörungen hingegen vor allem durch die Wahrnehmung von Bedrohung charakterisieren lassen. Eine Metaanalyse (R. Beck & Perkins, 2001) belegt, dass insbesondere mithilfe von Selbstbeurteilungsinstrumenten, die typische Gedanken von Patienten mit Depression beschreiben, eine Differenzierung möglich ist. Umgekehrt bereitet die Identifikation von Angststörungen mithilfe von angstspezifischen Erhebungsverfahren Schwierigkeiten; dies könnte vor allem damit zu tun haben, dass es sich um eine heterogene Gruppe von Störungen handelt, die sehr unterschiedliche Formen von Gefahren umfasst: Panikpatienten etwa erleben eine Bedrohung durch körperliche Krisen, Sozialängstliche durch soziale Bewertungen, und bei der PTB stehen bereits erlebte Gefahren durch Gewalt oder Naturkatastrophen im Vordergrund.

Kognitive Schemata steuern die Informationsprozesse

Nach der Theorie von Beck steuern kognitive Schemata auch die *Informationsprozesse*. Danach sieht er als Besonderheit der Angststörungen eine erhöhte Vigilanz, d.h. eine Aufmerksamkeitszuwendung für bedrohungsrelevante Reize, während Depression eher durch fehlerhafte Erinnerungen und Interpretationen gekennzeichnet ist. Bestätigt die Forschung diese Annahmen, oder gibt es mehr Gemeinsamkeiten als Unterschiede zwischen Angst und Depression?

Aufmerksamkeitsfehler

Implizite Aufmerksamkeitsfehler bei Angststörungen

Die Hypothese einer störungsspezifischen selektiven Aufmerksamkeit bei Angststörungen konnte in einer Vielzahl von Studien bestätigt werden (eine Übersicht geben Williams, Watts, MacLeod & Mathews, 1997). Dieser Effekt findet sich auch, wenn aufgrund der kurzen Darbietungszeit und Maskierung die bewusste Verarbeitung der Stimuli eingeschränkt wurde; und er ist nicht nur bei verbalen Stimuli, sondern auch bei Gesichtsstimuli mit bedrohlichem Emotionsausdruck, etwa bei Sozialer und Generalisierter Angststörung, nachweisbar. Hingegen fand sich ein solcher Effekt bei depressiven Patienten nicht; ein selektiver Aufmerksamkeitseffekt gegenüber stimmungskongruenten Stimuli (Wörter oder traurige Gesichter) war in experimentellen Studien nur feststellbar, wenn die Präsentationszeit erhöht (500 bis 1.000 ms) wurde. Umgekehrt war bei verlängerter Darbietung emotional relevanter Stimuli bei Angststörungen kein selektiver Aufmerksamkeitsbias feststellbar (Übersicht bei Mathews & MacLeod, 2005). Die selektive Aufmerksamkeitslenkung auf störungsspezifische Reize bei Angstpatienten stellt somit einen automatischen und unbewussten Verarbeitungsprozess dar; bei längerfristiger Darbietung überwiegen jedoch strategische Tendenzen, die sich bei Angstpatienten in der Vermeidung bedrohlicher Stimuli äußern. Depressive Patienten hingegen entwickeln eine selektive Aufmerksamkeit für negative Details, vor allem aufgrund von bewussteren (strategischen) Bewertungsprozessen.

Gedächtnis

Die Rolle von gestörten Gedächtnisprozessen wurde vor allem bei Depression untersucht. Depressive Patienten erinnern sich besser an depressionsrelevante Wörter, insbesondere wenn sich diese auf die eigene Person beziehen. Ein solcher störungsspezifischer Effekt ließ sich sowohl für das explizite als auch für das implizite Gedächtnis nachweisen (s. Mathews & MacLeod, 2005). Eine mögliche Erklärung hierfür ist, dass depressive Patienten durch ihr Grübeln die Elaboration von negativen Informationen in selektiver Weise verbessern.

Verzerrung von selektiven Gedächtnisprozessen bei Depression

Neben diesem, auf das semantische Gedächtnis bezogenen Befund, zeigen Depressive auch eine Besonderheit im autobiografischen Gedächtnis: auf emotionale Hinweisworte hin ist die Erinnerung an Ereignisse der Vergangenheit eher vage und unspezifisch (Williams et al., 1997). Dieser Effekt konnte in mehreren Studien nachgewiesen werden, zeigt sich aber auch bei Patienten mit anderen psychischen Störungen wie z.B. einer Posttraumatischen Belastungsstörung. Da dieser Effekt durch Instruktionen oder therapeutische Interventionen wieder verändert werden kann, geht man von einer Störung des Abrufs, nicht der Enkodierung in das Gedächtnis, aus. Auch bei Angststörungen findet sich ein verbessertes Erinnern von störungsrelevanten Reizen, allerdings vor allem bei impliziten Gedächtnisinhalten, weniger konsistent bei expliziten Gedächtnistests (Williams et al., 1997). Eine mögliche Erklärung ist, dass Angstpatienten zwar bedrohliche Reize selektiv wahrnehmen und enkodieren, jedoch deren Elaboration vermeiden und sich eine Gedächtnisverzerrung daher eher in impliziten (automatischen) Prozessen zeigt. Insofern lässt sich tendenziell Becks Annahme von einer stärkeren Verzerrung von strategischen Gedächtnisprozessen (Abruf) bei Depression und von automatischen Gedächtnisprozessen (Enkodierung) bei Angststörungen bestätigen. Insgesamt sind jedoch auch die Unterschiede zwischen den Angststörungen so groß, dass man kaum generelle Schlussfolgerungen für die Störungsgruppe ziehen kann.

Implizites vs. explizites Gedächtnis

Aufmerksamkeit und Gedächtnis hängen eng zusammen: Die Aufmerksamkeit bestimmt, welche Informationen ausgewählt werden, die in das Langzeitgedächtnis aufgenommen werden („Enkodierung"). Darüber hinaus beeinflussen Bewertungsprozesse die weitere Kodierung der Information in ihrem zeitlichen, räumlichen und semantischen Kontext („Elaboration") und der wiederholte Abruf, ob und in welchem Kontext die Information bewahrt wird („Konsolidierung"). Dabei wird zwischen dem expliziten und impliziten Gedächtnissystem unterschieden: Explizit gespeicherte Informationen, zum Beispiel die Erinnerung von Namen und Adressen, können bewusst wiedergegeben werden und umfassen episodische (auf Ereignisse bezogene) und semantische (auf Bedeutungen bezogene) Aspekte. Das implizite Gedächtnis bezieht sich auf automatisierte, nicht bewusste Inhalte (zum Beispiel Klavierspielen, Autofahren, Radfahren), die etwa durch assoziative Prozesse wie Priming (ein vorangehender Reiz aktiviert implizite Gedächtnisinhalte, die die Verarbeitung eines nachfolgenden Reizes beeinflussen) oder klassische Konditionierung gespeichert werden.

Interpretationen

Empirische Studien belegen konsistent, dass Personen mit psychischen Störungen Situationen, die ihnen etwa als Skript präsentiert werden, eher negativ interpretieren, wenn diese in Bezug auf störungsrelevante Reize zweideutig sind (Mathews & MacLeod, 2005). Sozialängstliche interpretieren also zweideutige soziale Situationen (z. B. eine anwesende Person lacht) als soziale Bedrohung (weil die Person das Verhalten peinlich findet), Panikpatienten sehen körperliche Empfindungen als Hinweis für eine katastrophale körperliche Krankheit an, und depressive Patienten bewerten eigenes Verhalten etwa in sozialen Interaktionen mit anderen im Sinne eines persönlichen Versagens. Dabei scheint vor allem eine Rolle zu spielen, dass Personen mit psychischen Störungen Schwierigkeiten haben, zu positiven Schlussfolgerungen zu kommen. So erscheint es Sozialängstlichen z. B. unwahrscheinlich, dass jemand aus einem anderen Grund lachen könnte als einer Peinlichkeit.

3.6 Umsetzung in die klinische Praxis

Insgesamt zeigen die Studien zur kognitiven Vulnerabilität psychischer Störungen, dass das von Beck in die Klinische Psychologie eingeführte, über die Jahrzehnte immer wieder revidierte und an neue Forschungsergebnisse angepasste Modell von großem heuristischen Wert für die Erklärung psychischer Störungen ist. Zwar gibt es nur wenige prospektive Langzeitstudien, die auch die kausale Rolle von kognitiven Schemata und Informationsverarbeitungsprozessen nachweisen. Insgesamt hat sich das kognitive Modell von Beck aber dennoch nicht nur als äußerst wertvolle Grundlage für psychologische Erklärungen zur Entwicklung und Aufrechterhaltung psychischer Störungen herausgestellt, sondern hat sich auch als fruchtbar für die Entwicklung von Interventionsmethoden erwiesen. Beck selbst hat vor allem den Sokratischen Dialog als Methode zur kognitiven Umstrukturierung für die Veränderung kognitiver Schemata eingeführt. Neben dieser Methode, die sich auf explizite Inhalte kognitiver Schemata bezieht, wurden in den letzten Jahren auch neue Ansätze zur Veränderung impliziter Verarbeitungsprozesse entwickelt und evaluiert. Hierzu gehören z. B. Aufmerksamkeitstrainings bei Angststörungen (vgl. Kapitel 2), das Umschreiben von belastenden Erinnerungen in der Vorstellung (imagery rescripting), Trainings zum Einüben positiver Interpretationen von Situationen mithilfe von Hörpräsentationen oder auch Ansätze zur Veränderung von Gedächtnisfehlern bei Depression. Es ist zu erwarten, dass die aus der Kenntnis von kognitiven Verarbeitungsfehlern im Labor entwickelten Interventionen zu einer ähnlichen Weiterentwicklung von kognitiven Therapieansätzen führen wird wie die vorangegangenen „Wellen“ der Veränderung (Koster, Fox & MacLeod, 2009). Ein Beispiel für diesen Prozess der Übersetzung stellt das Konzept der kognitiven Flexibilität dar, das der Akzeptanz- und Commitmenttherapie, einem Verfahren der „dritten Welle“ der Verhaltenstherapie, zugrunde liegt (vgl. Kasten).

Kognitive Flexibilität – ein neues Paradigma in der Klinischen Psychologie?

In den letzten Jahrzehnten wurden eine Reihe von psychologischen Merkmalen identifiziert, die die Vulnerabilität für Depression erhöhen, darunter Attributionsstile, Copingstrategien und interpersonelle Verhaltensmuster. Während sich jedoch die meisten Theorien auf spezifische Risikofaktoren konzentrieren, wurde in den letzten Jahren die These aufgestellt, dass die Fähigkeit, zwischen gedanklichen Perspektiven zu wechseln und sein Verhalten an die wechselnden Umgebungsbedingungen anzupassen, ein entscheidender Faktor ist, der den gefundenen Defiziten zugrunde liegen könnte (Stange et al., 2017). Was umfasst kognitive Flexibilität, und wie könnte man diese in der Behandlung von psychischen Störungen verbessern?

Auf der Grundlage von neuropsychologischen Forschungsergebnissen unterscheiden Dajani und Uddin (2015) vier Komponenten der kognitiven Flexibilität:

1. die Fähigkeit, in einem Kontext hervorgehobene Reize entdecken zu können (Salience Detection);
2. die Fähigkeit, relevante Informationen im Arbeitsgedächtnis speichern zu können (Working Memory);
3. die Fähigkeit, nicht zielführende Handlungen hemmen zu können (Inhibition);
4. die Fähigkeit, zwischen verschiedenen Aufgaben wechseln zu können (Switching).

Unklar ist allerdings noch, inwieweit die zugrundeliegenden neuronalen Prozesse mit den bereits bekannten Schaltkreisen zusammenhängen, die für die Exekutivfunktionen von Bedeutung sind.

Die Steigerung von kognitiver Flexibilität ist jedoch das Ziel von klinisch-psychologischen Interventionen, die der „dritten Welle" der Verhaltenstherapie zugeordnet werden. Einer dieser Ansätze, die Akzeptanz- und Commitmenttherapie, formuliert die verschiedenen Formen der Flexibilität folgendermaßen (Hayes et al., 2013):

- **Kognitionen:** Gedanken als fortlaufenden Prozess wahrzunehmen und nicht als objektive Realität (Decentering);
- **Emotionen:** Neugier und Offenheit gegenüber eigenen Erfahrungen, statt Vermeidung von negativen Erfahrungen (Acceptance);
- **Sprache:** sich von rigide zugewiesenen Bedeutungen lösen können, die man der Bewertung des Selbst, anderer oder der Welt zugrunde legt (Defusion);
- **Perspektive:** achtsame Wahrnehmung eines kontinuierlichen Bewusstseins für das Selbst, im Gegensatz zu einer rigiden Festlegung auf ein Selbstkonzept (Self as a Context);
- **Aufmerksamkeit:** Konzentration der Aufmerksamkeit auf das Hier und Jetzt, anstelle einer Beschäftigung mit der Vergangenheit oder der Zukunft (Being present);
- **Handeln:** aktives Verfolgen eigener Ziele in Übereinstimmung mit eigenen Werten (Committed action).

Zusammenfassung

Kognitive Modelle haben in der Klinischen Psychologie zu einer rasanten Weiterentwicklung der theoretischen Konzepte und der experimentellen Erforschung von psychischen Störungen beigetragen. Darüber hinaus hat das verbesserte Verständnis von psychischen Störungen aufgrund der kognitiven Konzepte auch zu einer enormen Erweiterung und Fortentwicklung von therapeutischen Methoden angeregt. Durch die Berücksichtigung der Forschung ist die Kognitive Therapie zu einer der effektivsten Behandlungsansätze geworden.

Kognitive Modelle psychischer Störungen gehen davon aus, dass zwei Faktoren zur Entwicklung psychischer Störungen beitragen: (1) Dysfunktionale kognitive Schemata als Verarbeitungsmuster, die zu störungsspezifischen Verzerrungen im Denken und emotionalen Symptomen beitragen, und (2) fehlerhafte Prozesse der Informationsverarbeitung, insbesondere der Aufmerksamkeit, des Gedächtnisses und der Interpretation von Erfahrungen.

Kognitive Modelle der Depression sehen in spezifischen kognitiven Schemata, die sich auf Verlust und persönliches Versagen konzentrieren und eine negative Sicht des Selbst, der Welt und der Zukunft beinhalten, die spezifische Ursache für die Entwicklung der Störung. Demgegenüber beziehen sich die kognitiven Schemata bei Angststörungen auf die Wahrnehmung von Bedrohung: z.B. körperliche Katastrophen bei Panikstörung, soziale Abwertung bei Sozialer Angststörung, die weiterhin bestehende Lebensgefahr bei Posttraumatischer Belastungsstörung.

Für Angst und Depression ergab die experimentelle Forschung teilweise kontrastierende Ergebnisse. Angstpatienten, nicht jedoch Depressive, weisen konsistent eine Aufmerksamkeitsverschiebung in Richtung auf Gefahrenreize auf der Ebene automatischer Informationsverarbeitung auf. Fehlerhafte Gedächtnisprozesse sind vor allem für depressive Patienten typisch. Für die Interpretation von zweideutigen Informationen zeigt sich über alle Angststörungen und Depression hinweg eine durchgängige Verzerrung in Richtung auf einen störungsspezifischen Fehler. Generell lassen sich die Ergebnisse zu Informationsverarbeitungsprozessen größtenteils in Einklang mit den kognitiven Modellen interpretieren.

Fragen

1. Welche drei wesentlichen Elemente enthält die kognitive Theorie der Depression von Beck?
2. Erklären Sie die Stimmungskongruenz-Theorie der Depression von Bower.
3. Durch welche Informationsverarbeitungsprozesse erklärt Teasdale die starke Rückfalltendenz bei Depressiven?
4. Welches sind die zentralen Elemente des kognitiven Erklärungsmodells der Panikstörung?

5. Welche Prozesse sind nach dem kognitiven Modell der Sozialen Angststörung wesentlich an der Aufrechterhaltung der Störung beteiligt?
6. Was versteht man unter dem Traumagedächtnis?
7. Welche Befunde zu Aufmerksamkeits- und Gedächtnisprozessen differenzieren Angststörungen von Depression?

Lösungshinweise finden Sie unter www.hogrefe.de/buecher/lehrbuecher/psychlehrbuchplus

Kapitel 4

Entwicklungspsychopathologische Grundlagen

Franz Petermann

Inhaltsübersicht

4.1 Aufgabenfelder und Methoden der Entwicklungspsychopathologie

Ursachen und Verlauf von abweichenden Verhaltensweisen

Das Gebiet der Entwicklungspsychopathologie setzt sich mit den Ursachen und dem Verlauf abweichenden Verhaltens auseinander und vergleicht diese Phänomene mit der unauffälligen Entwicklung (Sroufe & Rutter, 1984). Diese Disziplin verfolgt dabei einen umfassenden bio-psycho-sozialen Ansatz: Entwicklung wird als Resultat einer Wechselwirkung zwischen biologischen, psychischen und sozialen Faktoren verstanden. Die Entwicklungspsychopathologie betrachtet die gesamte Lebensspanne. Hierdurch ist es möglich, den Beginn und Verlauf von psychischen Störungen, alterstypischen Erscheinungsformen, ihre Vorboten (Prädiktoren) und Folgen zu identifizieren.

Gegenüberstellung pathologischer und unauffälliger Entwicklungsverläufe

Die Gegenüberstellung pathologischer und unauffälliger Entwicklungsverläufe bildet eine wesentliche Aufgabe der Entwicklungspsychopathologie (Petermann & Resch, 2013). Um abweichendes Verhalten einordnen zu können, muss zunächst bekannt sein, wie sich unauffälliges Verhalten äußert und entwickelt. Betrachtet man abweichendes Verhalten, stellt sich stets folgende Frage: Handelt es sich hierbei um eine extreme Ausprägung eines normalen Verhaltens oder um ein qualitativ von der Norm abweichendes Verhalten?

Die Entwicklungspsychopathologie zielt außerdem darauf ab, sowohl negative Einflüsse (Risikofaktoren) als auch Ressourcen und Schutzfaktoren, welche die ungünstigen Ausgangsbedingungen abmildern, zu bestimmen und zu analysieren. Neben der Identifikation von belastenden Faktoren (Risikofaktoren, Vulnerabilität) und den Ressourcen einer Person (Schutz-, Kompensationsfaktoren, Resilienz) erforscht die Entwicklungspsychopathologie darüber hinaus, auf welche Art und Weise diese Faktoren wirken. Ziel der Entwicklungspsychopathologie ist es deshalb zu klären, wie sich Risiko- und Schutzfaktoren über den Entwicklungsverlauf gegenseitig beeinflussen.

Eine weitere Aufgabe besteht darin, die Stabilität (Kontinuität) und Veränderung (Diskontinuität) im Verhalten zu vergleichen. Folgendes gilt es dabei zu klären:

- Welche Faktoren erhalten eine Störung in bestimmten Entwicklungsphasen aufrecht?
- Welche Faktoren führen zu einer kontinuierlichen Fehlanpassung?
- Welche Faktoren können eine positive Veränderung im Verhalten bewirken?

Besonders für die Planung einer entwicklungsorientierten und den Lebensbedingungen ideal angepassten Prävention und, nachdem sich eine Störung herausgebildet hat, eine entsprechende Intervention, sind die genannten Fragestellungen zentral.

Interdisziplinäre Sichtweise

Um ein vollständiges Bild der unauffälligen und abweichenden Entwicklung über die Lebensspanne nachzeichnen zu können, berücksichtigt die Entwicklungspsychopathologie Methoden und Ergebnisse unterschiedlicher Disziplinen, das heißt sie fühlt sich einer interdisziplinären Sichtweise verpflichtet. Sie versucht genetische, neurobiologische, kognitive und sozial-emotionale Einflussfaktoren auf das Verhalten gleichermaßen zu ergründen und die gewonnenen Erkenntnisse in Entwicklungsmodellen zu integrieren (Schmidt, Petermann & Schipper, 2012).

Zentrale Ideen und Aufgabenfelder der Entwicklungspsychopathologie

- Interdisziplinäre Sichtweise: die Suche nach psychischen, sozialen und biologischen Ursachen
- Vergleich von unauffälligen und auffälligen (pathologischen) Entwicklungsverläufen
- Analyse von Risiko- und Schutzfaktoren und ihrer Wirkungsweise im Entwicklungsverlauf
- Analyse von Vulnerabilität und Resilienz
- Berücksichtigung von Kontinuität und Diskontinuität im Verhalten
- Entwicklung als Veränderung über die gesamte Lebensspanne = Prozesscharakter des pathologischen Geschehens
- Klären von Vorboten (Prädiktoren) einer zukünftigen Entwicklung
- Erstellen von Entwicklungsmodellen zum Verständnis psychischer Störungen

Längsschnittstudien

Wiederholte Messung derselben Patienten zu verschiedenen Zeitpunkten

Durch die wiederholte Datenerhebung an denselben Personen können Veränderungen im individuellen Entwicklungsverlauf verfolgt werden. Längsschnittstudien ermöglichen es, Beziehungen zwischen einem Merkmal und zeitlichen Zusammenhängen zu identifizieren. Dieses Vorgehen bildet eine Grundvoraussetzung, um ursächliche Beziehungen zu erkennen. Darüber hinaus können Entwicklungsverläufe verschiedener Personen über die Zeit miteinander verglichen werden. Zusätzlich lassen sich Prädiktoren (Vorboten) für sich später entwickelnde psychische Störungen sowie Risiko- und Schutzfaktoren bestimmen.

Querschnittstudien

Verschiedene Kohorten (Altersgruppen) zu einem Zeitpunkt

Aus Kostengründen untersucht man verschiedene Kohorten (Altersgruppen) zu einem Zeitpunkt. So kann beispielsweise die Häufigkeit und die Verteilung von Störungen in unterschiedlichen Populationen ermittelt werden. Diese Methode eignet sich auch zum Generieren oder zum Überprüfen konkurrierender Hypothesen. Es lassen sich bei diesem Vorgehen keine Schlüsse über ursächliche Zusammenhänge ziehen (vgl. Bierhoff & Petermann, 2014).

Adoptions- und Zwillingsstudien

Solche Studien erlauben Aussagen über die Bedeutsamkeit von genetischen Faktoren und Umwelteinflüssen. In Adoptionsstudien können die Merkmale eines Kindes sowohl mit den Merkmalen seiner Adoptiveltern (meistens nicht genetisch verwandt) als auch mit den Merkmalen der leiblichen Eltern (falls umsetzbar) verglichen werden. In Fällen, in denen Eltern mit ihren leiblichen und ihren Adoptivkindern zusammenwohnen, können die Merkmale der Kinder gegenübergestellt werden. Auch mittels Zwillingsstudien können Erkenntnisse über den Einfluss der Umwelt und Genetik gewonnen werden (Nature-nurture-Debatte).

4.2 Die bio-psycho-soziale Sichtweise

Wechselwirkung zwischen biologischen, psychischen und sozialen Faktoren

Nach dem bio-psycho-sozialen Ansatz resultiert Entwicklung aus einer Wechselwirkung zwischen biologischen, psychischen und sozialen Faktoren. So wird die Entwicklung eines Menschen nicht nur durch seine biologischen Vorbedingungen, sondern auch durch Erfahrungen mit seiner Umwelt beeinflusst, an der er selbst aktiv mitwirkt.

Zwei Formen von bio-psycho-sozialen Ursachenmodellen lassen sich unterscheiden: die Interaktions- und die Transaktionsmodelle. Beide gehen grundlegend davon aus, dass die Person und ihre Umwelt (inter) aktiv den Entwicklungsverlauf der Person beeinflussen.

Die *Interaktionsmodelle* nehmen an, dass die Entwicklung eines Menschen aus genetischen Vorgaben und entwicklungsbedingten Erfahrungen des Menschen mit seiner Umwelt resultiert.

Transaktionsmodelle (Sameroff, 1995) fügen noch eine dynamische Komponente hinzu: alle Faktoren, die an einer Interaktion beteiligt sind, beeinflussen sich wechselseitig und werden in Folge verändert. Das Verhalten einer Person kann somit auch Veränderungen im unmittelbaren sozialen Umfeld hervorrufen. Die Entwicklung eines Menschen kann demnach nicht losgelöst von seinen individuellen Merkmalen, seinen Umweltbedingungen und der Wechselwirkung dieser Faktoren verstanden werden. Im *Transaktionsmodell der Entwicklung* (Sameroff, 1995) wird die Personen- und Umweltebene weiter ausdifferenziert. Neben dem Umweltfaktor wird zwischen dem Genotyp und dem Phänotyp einer Person unterschieden. Der Umweltfaktor umfasst die sozialen und kulturellen Gegebenheiten, die in einer Gesellschaft die Entwicklungsmöglichkeiten des Individuums bestimmen. Der Genotyp repräsentiert die Gesamtheit der Erbanlagen einer Person, während sich der Phänotyp auf das äußere Erscheinungsbild (die Morphologie), die physiologischen und psychologischen Eigenschaften bezieht. Die *Kontinuität* im Entwicklungsverlauf wird durch die Wechselwirkung und den Grad der Ausgewogenheit dieser drei Systeme (Genotyp, Phänotyp, Umweltfaktor) bestimmt. Dies bedeutet konkret: Ändert sich ein Teil des Systems, so verändert sich auch das Gesamtsystem.

Heterotypische Kontinuität

Wenn sich Verhaltensweisen über den Entwicklungsverlauf alterstypisch in unterschiedlichen Ausprägungen zeigen, spricht man von heterotypischer Kontinuität. Betrachtet man z. B. aggressives Verhalten über den Entwicklungsverlauf, zeigt sich häufig Folgendes: Während ein Vorschulkind beispielsweise eher durch Schubsen von Gleichaltrigen oder Regelverstöße auffällt, äußert sich das aggressive Verhalten bei Jugendlichen in körperlichen Auseinandersetzungen oder in kriminellen Vergehen, welches schließlich im frühen Erwachsenenalter zu gewalttätigem Verhalten übergehen kann. *Homotypische Kontinuität* beschreibt demgegenüber Merkmale und Verhaltensweisen, die über die Zeit ähnlich oder gleich sind. Das Temperament bezieht sich beispielsweise auf weitestgehend genetisch bedingte Verhaltenstendenzen eines Kindes, die sich bereits zu einem sehr frühen Zeitpunkt in der Entwicklung identifizieren lassen und die ab dem Vorschulalter als relativ stabil über die Lebensspanne angesehen werden (Roberts & DelVecchio, 2000). Trotz seiner genetischen Basis sind Temperamentsmerkmale eines Kindes jedoch im Verlauf der Entwicklung durch Reifungsprozesse und Umwelterfahrungen modifizierbar (Shiner et al., 2012). Insofern finden sich in der Literatur sowohl Hinweise für eine homotypische als auch eine heterotypische Kontinuität bestimmter Temperamentsmerkmale (z. B. Putnam et al., 2008).

Homotypische Kontinuität

4.3 Entwicklungspfade

L. Alan Sroufe (geb. 1941), einer der Gründungsväter der Entwicklungspsychopathologie, führte das Modell der Entwicklungspfade ein (1997). Ein *Entwicklungspfad* stellt die Ausgangsbedingungen und die zeitliche Abfolge von Entwicklungsschritten (vor allem von Verhaltensabweichungen) einer Störungskonstellation bis zu einem bestimmten Entwicklungsergebnis dar. Die unterschiedlichen Verläufe, die die menschliche Entwicklung nehmen kann, lassen sich nach Sroufe (1997) am besten durch das Bild eines stark verästelten Baumes veranschaulichen:

Modell der Entwicklungspfade

a) kontinuierliche Fehlanpassung zur psychischen Störung
b) kontinuierliche positive Entwicklung
c) initiale Fehlentwicklung, gefolgt von einer positiven Veränderung
d) initiale positive Entwicklung, gefolgt von einer negativen Veränderung.

Eine anfängliche Fehlanpassung muss demnach nicht zwangsläufig zu einem negativen Entwicklungsergebnis führen. Ebenso wenig führt eine anfänglich positive Anpassung unbedingt zu einem positiven Entwicklungsausgang. Das Entwicklungspfadmodell von Sroufe (1997) basiert auf den folgenden Annahmen:

- *Störungen sind Abweichungen vom normalen Entwicklungsverlauf.* Wenn alterstypische Entwicklungsaufgaben nicht bewältigt werden können oder sich eine Person an eine Situation nicht anpassen kann (Fehlanpassung), wird die betroffene Person vom unauffälligen Entwicklungspfad abgebracht.
- Entwicklungsveränderungen (in positive wie auch negative Richtungen) können zu vielen Zeitpunkten stattfinden. *Eine Störung ist also kein endgültiger Zustand,* da die Rückkehr zu einem positiven Entwicklungsverlauf möglich ist.
- *Veränderungsmöglichkeiten werden durch vorangegangene Anpassungsprozesse und die Länge des zurückgelegten Entwicklungspfades eingeschränkt.* Dies bedeutet, dass Interventionen umso schwieriger werden, je weniger Anpassungsleistungen ein Kind in der Vergangenheit gezeigt hat und je länger es einem negativen Entwicklungspfad gefolgt ist.

Das Prinzip der Äquifinalität

Weitere wichtige Konzepte der Entwicklungspsychopathologie bilden die Prinzipien der Äqui- und Multifinalität. Das Prinzip der Äquifinalität drückt aus, dass die Entwicklung verschiedener Personen trotz unterschiedlicher Voraussetzungen zum selben Entwicklungsergebnis führen kann. Die Mehrheit der psychischen Störungen lässt sich nicht auf eine einzige Ursache zurückführen, sondern kann das Resultat verschiedener Ausgangsbedingungen und Entwicklungsverläufe darstellen. Das Prinzip der *Multifinalität* besagt, dass dieselben Ausgangsbedingungen zu *unterschiedlichen Entwicklungsergebnissen* führen können. Personen mit einer ähnlichen familiären Belastung können aufgrund unterschiedlicher Entwicklungsbedingungen im weiteren Verlauf später sowohl unauffälliges als auch abweichendes Verhalten zeigen.

Das Prinzip der Multifinalität

Das Entwicklungspfadmodell von Sroufe (1997) betont damit die Vielfalt an möglichen Entwicklungsverläufen.

4.4 Grundbegriffe der Entwicklungspsychopathologie

Für die Entwicklungspsychopathologie ist es von besonderem Interesse, die Faktoren zu bestimmen, die dazu führen, dass sich Personen (trotz ähnlicher Ausgangsbedingungen) in ihrer weiteren Entwicklung erheblich unterscheiden (Multifinalität) (Petermann & Resch, 2013). Prinzipiell ist dabei zu klären:

- Welche personen- und umweltbezogenen Faktoren führen zu einer Fehlanpassung?
- Welche Faktoren ermöglichen bei Personen mit den gleichen Ausgangsbedingungen eine positive Anpassung?

Ziel der Entwicklungspsychopathologie ist es, Personen mit einem hohen Risiko zu identifizieren und sie mit Personen zu vergleichen, die trotz vergleichbarer Startbedingungen im Leben keine Störung entwickeln. Häufig soll mit einem solchen Vergleich geklärt werden, woran es liegt, dass Personen mit ungünstigen Ausgangsbedingungen dennoch gesund bleiben. Für die Klinische Psychologie und vor allem für die Klinische Kinderpsychologie bildet die Fragestellung „Was hält uns unter widrigen Umständen gesund?“ eine neue Sichtweise; die Ätiologieforschung erhält damit eine entscheidende neue Perspektive (vgl. die Argumentation von Noeker & Petermann, 2008).

Risikofaktoren

Bedingungen, die die Wahrscheinlichkeit einer Entwicklungsabweichung erhöhen und dadurch eine Störung begünstigen, werden als Risikofaktoren bezeichnet. Risikofaktoren können spezifische Merkmale (z.B. Frühgeburt, Depression der Mutter), eine besondere Erfahrung (körperliche Handicaps, soziale Deprivation, Drogenkonsum) oder

Interne und externe Risikofaktoren

einschneidende Ereignisse (Tod einer Bezugsperson, eine schwere körperliche Krankheit) darstellen. Es werden interne (personbezogene) und externe (umgebungsbezogene) Risikofaktoren unterschieden. *Interne Risikofaktoren* sind etwa: eine genetisch bedingte Anfälligkeit für Krankheiten, ein schwieriges Temperament (vgl. Kasten) oder verschiedene biologische Komplikationen, die vor, während oder nach der Geburt auftreten können.

Temperament – ein stabiles Persönlichkeitsmerkmal

Temperament bezeichnet die individuellen Besonderheiten in emotionalen und formalen Aspekten des Verhaltens (wie Emotionalität, Anpassungsfähigkeit und Aktivität), die sich bereits im ersten Lebensjahr beobachten lassen. Besonders bei Kleinkindern wird oftmals zwischen einem einfachen und einem schwierigen Temperament unterschieden. Kinder mit einem einfachen Temperament zeichnen sich durch ein gutes Anpassungsvermögen an veränderte Umgebungsbedingungen und durch eine positive soziale Orientierung aus. Kinder mit einem schwierigen Temperament sind häufig leicht irritierbar und gehemmt und fallen oftmals durch eine negative Grundstimmung auf.

Kleinkinder mit einem erhöhten Risiko für ADHS zeigen beispielweise häufiger Ärgerreaktionen, ein deutlich erhöhtes Aktivitätslevel und frühe Defizite in den inhibitorischen Kontrollfähigkeiten (Millenet et al., 2013). Demgegenüber fallen Kinder mit späterer sozialer Ängstlichkeit bereits im frühen Kindesalter durch eine sehr starke Zurückhaltung, Vorsicht oder gar Vermeidung gegenüber neuen und unbekannten Personen und/oder Situationen auf (Clauss & Blackford, 2012). Eine erhöhte negative Grundstimmung scheint des Weiteren generell prädiktiv für eine pathologische Entwicklung zu sein: In der Studie von Forbes et al. (2017) waren ein erhöhter negativer Affekt, häufige Frustration und Irritierbarkeit sowohl für die Entwicklung von ADHS und einer Störung des Sozialverhaltens als auch für die Entwicklung einer Depression und von Angststörungen im Jugendalter prädiktiv.

Diese Befunde unterstreichen den besonderen Stellenwert des Temperaments als einen der frühesten identifizierbaren Risikofaktoren für spätere psychische Störungen.

Externe Risikofaktoren beziehen sich auf psychosoziale Stressoren aus dem sozialen Umfeld eines Kindes. Darüber hinaus wird zwischen distalen und proximalen Risikofaktoren unterschieden. *Distale Risikofaktoren* können sich indirekt auf die kindliche Entwicklung auswirken. Beispiele hierfür sind: beengte Wohnverhältnisse, ein geringer Bildungsstand oder die psychische Befindlichkeit der Eltern. *Proximale Risikofaktoren* beziehen sich vor allem auf Auffälligkeiten in der El-

Distale und proximale Risikofaktoren

tern-Kind-Interaktion und im Kommunikations- und Erziehungsverhalten. Sie wirken sich in der Regel direkt auf Entwicklungsabweichungen aus. Für die Entstehung einer psychischen Störung ist die Anzahl der Risikofaktoren entscheidend, denen ein Kind ausgesetzt ist (Evans, Li & Whipple, 2013): die Summation von Risikofaktoren hat weitaus gravierendere Auswirkungen auf die Entwicklung eines Kindes als ein einzelner Hoch-Risikofaktor (vgl. Kasten).

Ein Prinzip der Entwicklungspsychopathologie: Kumulatives Risiko-Modell

Das Kumulative Risiko-Modell ist ein weitverbreitetes Prinzip innerhalb der Entwicklungspsychopathologie: Nicht die Art, sondern die Anzahl der Risikofaktoren, denen ein Kind ausgesetzt sind, erhöht die Wahrscheinlichkeit einer abweichenden Entwicklung (Zeanah & Sonuga-Barke, 2016).

Trotz der zahlreichen Befunde, die diese Annahme unterstützen, sind Erkenntnisse zu den zugrundliegenden Mechanismen bis heute unzureichend erklärt. Aktuelle Forschungsarbeiten widmen sich daher verstärkt der Frage, welche (neuro-)biologischen Systeme durch schädigende Umwelteinwirkungen beeinträchtigt werden. In diesem Zusammenhang wird häufig zwischen zwei Dimensionen früh schädigender Erfahrungen unterschieden: Eine inadäquate Entwicklungsbedingung kann entweder durch einen *fehlenden Input* im Sinne von Vernachlässigung oder Deprivation oder durch einen *bedrohlichen Input* im Sinne von Drohungen, Misshandlungen oder Gewalterfahrungen charakterisiert werden (Humphreys & Zeanah, 2015; vgl. McLaughlin et al., 2014).

Die Suche nach spezifischen (neuro-)biologischen Mechanismen in Abhängigkeit der Art der schädlichen Umwelteinwirkung kann zu einem besseren Verständnis führen, wie der Zusammenhang zwischen dem Vorliegen von Risikofaktoren und der Entstehung von psychischen Störungen erklärt werden kann (Zeanah & Sonuga-Barke, 2016).

Wirkungsweisen der Risikofaktoren

Ein Risikofaktor wirkt nicht unabhängig vom Alter und dem Entwicklungsstand einer Person. Eine vorübergehende Trennung von einer nahen Bezugsperson (z. B. der Mutter) hat keinen negativen Einfluss auf ein Kind im Säuglingsalter, während die Trennung in einer sensiblen Entwicklungsphase, in welcher eine stabile Bindung zu der Bezugsperson aufgebaut wird, beim Kind durchaus Folgen (z. B. eine Störung mit Trennungsangst) hervorrufen kann. Bei einer *sensiblen Phase* handelt es sich um einen zeitlich begrenzten Entwicklungsabschnitt, in dem ein Lebewesen über eine besondere Bereitschaft verfügt, bestimmte Kompetenzen zu erwerben oder Strukturen zu entwickeln (vgl. Kasten).

Sensible Phasen

Sensible Phasen können als biologische „Voreinstellungen" betrachtet werden, aus bestimmten Erfahrungen in besonderer Weise zu profitieren. Auf neuronaler Ebene wird der Organismus durch eine begrenzte Periode rapiden Zellwachstums in der entsprechenden Region des Nervensystems auf diese Lernprozesse vorbereitet. Für viele Anforderungen an den Menschen bestehen im Entwicklungsverlauf Zeitfenster, in denen – im Vergleich zu früheren und noch folgenden Perioden – spezifische Erfahrungen eine besondere Wirkung haben, das heißt Neues besonders schnell gelernt werden kann. Die erworbenen Fähigkeiten, die während einer sensiblen Phase erworben werden, bleiben ein Leben lang bestehen.

Die Bewertung eines Zustandes als Risiko- oder Schutzfaktor hängt auch von den aktuell zu bewältigenden Entwicklungsaufgaben einer Person ab. So fördert ein hohes Maß an Strukturierung und Überwachung der kindlichen Aktivitäten durch die Eltern das Bewusstsein und Verständnis für soziale Regeln und Normen aufseiten des Kindes. Im Jugendalter kann dasselbe elterliche Verhalten jedoch den Heranwachsenden an seinem Autonomiebestreben und der Loslösung von den Eltern hindern und so zum Risikofaktor werden.

Schutzfaktoren

Schutzfaktoren

Schutzfaktoren bestehen bereits vor der Entwicklung einer Störung und werden durch das Auftreten von Risikofaktoren aktiviert. Sie mildern die Wirkung von Risikofaktoren ab oder heben diese komplett auf. Dies bedeutet, dass Schutzfaktoren erst ihre positive Wirkung ausüben, wenn ein Entwicklungsrisiko besteht. Ein Schutzfaktor wirkt also nicht universell, sondern stellt immer einen Schutz vor einer spezifischen Abweichung oder Fehlentwicklung dar (Petermann & Resch, 2013). Ebenso wie Risikofaktoren lassen sich Schutzfaktoren in *kindbezogene (interne)* und *umgebungsbezogene (externe)* Faktoren unterteilen. Zu den internen Faktoren zählen beispielsweise ein günstiges Temperament oder eine überdurchschnittliche Intelligenz. Umgebungsbezogene Schutzfaktoren sind Merkmale und Bedingungen, welche sich auf bestimmte Kennzeichen der Familie oder auf Kennzeichen des sozialen Umfeldes beziehen.

Vulnerabilität

Vulnerabilität

Vulnerabilität bezeichnet eine besondere Empfindlichkeit gegenüber Umweltbedingungen, wobei es sich hierbei um eine genetische Disposition, eine chronische Krankheit, eine niedrige Intelligenz, aber auch um umgebungsbedingte Faktoren handeln kann. Es wird zwischen der *primären Vulnerabilität,* die ein Kind von Geburt an aufweist (genetische Dispositionen) und der *sekundären Vulnerabilität,* die ein Kind in der Auseinandersetzung mit seiner Umwelt „erwirbt" (z. B. unsicheres Bindungsverhalten), unterschieden. Wenn ein Kind besonders vulnerabel ist, können schon wenige Risikofaktoren zu einer Störung führen. Durch ihre Interaktion mit den auftretenden Entwicklungsrisiken wirken Vulnerabilitätsfaktoren demnach indirekt.

Resilienz

Resilienz

Resilienz bezeichnet die erworbene Widerstandsfähigkeit einer Person gegenüber dem negativen Einfluss von Risikofaktoren. Es handelt sich hierbei um die Fähigkeit eines Kindes, mit widrigen Umständen angemessen umzugehen und Bewältigungskompetenzen zu entwickeln (für eine kritische Reflexion zum Begriff Resilienz s. Reinelt, Schipper & Petermann, 2016). Ein positives Sozialverhalten, angemessene

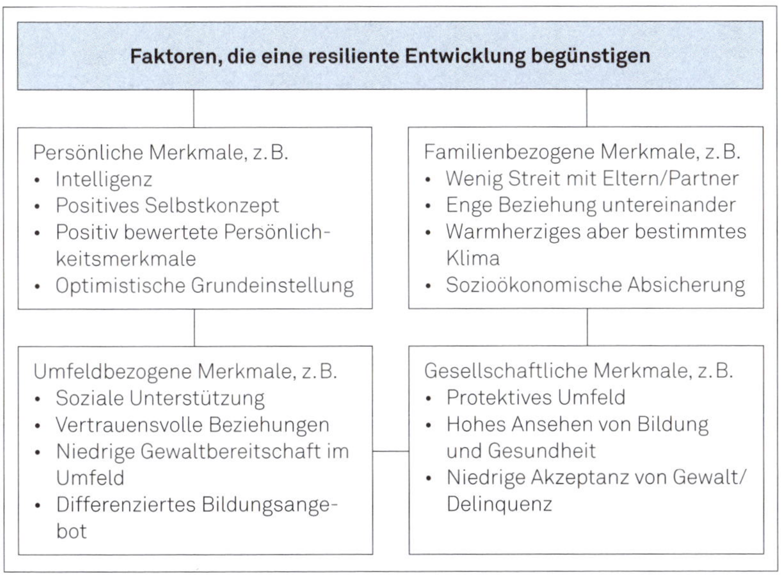

Abbildung 20: Entwicklung der Resilienz: Einige begünstigende Faktoren (modifiziert nach Noeker & Petermann, 2008, S. 258)

Selbstwirksamkeitsüberzeugungen, aktives Bewältigungsverhalten, ein realistischer Attribuierungsstil und ein hohes Selbstwertgefühl wurden als Faktoren identifiziert, die Resilienz ausmachen. Ein einfaches Temperament während der Kindheit, eine innige Beziehung mit einem Elternteil oder einer anderen nahestehenden erwachsenen Bezugsperson, die Fähigkeit auf andere zuzugehen, nach Unterstützung fragen zu können, sind weitere Faktoren, die mit Resilienz einhergehen (Noeker & Petermann, 2008, vgl. Abb. 20). Die psychische Widerstandsfähigkeit eines Kindes kann in verschiedenen Bereichen und Situationen unterschiedlich wirksam sein; man spricht daher auch von bereichsspezifischen Resilienzen (Petermann & Schmidt, 2006). Während sich ein Kind beispielsweise im Lebensbereich Familie als resilient erweist, kann es dennoch in einem anderen Bereich, wie der Schule, Schwierigkeiten entwickeln.

Zum Konzept der differentiellen Suszeptibilität

Gemäß dem *Vulnerabilitäts-Stress-Modell* weisen Kinder mit akuten oder chronischen Belastungen (z. B. harsches Erziehungsverhalten der Eltern), die zugleich eine bestimmte Vulnerabilität (z. B. bedingt durch ein schwieriges Temperament oder Vorliegen einer bestimmten Genvariante) gegenüber widrigen Umweltbedingungen besitzen, ein höheres Risiko auf, psychische Störungen zu entwickeln.

Eine Erweiterung des Vulnerabilitäts-Stress-Modells stellt das *Konzept der differentiellen Suszeptibilität* dar. Das Konzept der differentiellen Suszeptibilität bezieht sich auf interindividuelle Unterschiede in der Sensitivität gegenüber Umweltbedingungen. Demnach reagieren Menschen aufgrund ihrer biologischen Ausstattung entweder sehr stark auf positive oder auch negative Umweltbedingungen oder sehr wenig. Verschiedene Merkmale einer Person wie z. B. das Temperament oder spezifische Genvarianten können zu dieser unterschiedlichen Empfänglichkeit beitragen. Im Unterschied zum Vulnerabilitäts-Stress-Modell postuliert das Konzept der differentiellen Suszeptibilität also, dass dieselben Faktoren, die eine Vulnerabilität gegenüber widrigen Umweltbedingungen bedingen, unter unterstützenden Umweltbedingungen entwicklungsförderlich sein können (Belsky & Plues, 2009).

So zeigen Studien, dass Kinder und Jugendliche, die Träger von mindestens einem 7-r-DRD4-Allel sind, ein höheres Risiko für die Entwicklung externalisierender Verhaltensstörungen (z. B. ADHS) aufweisen, wenn sich die frühe Mutter-Kind-Interaktion durch ein wenig feinfühliges und responsives Verhalten der Mütter auszeichnete. Wenn die frühe Mutter-Kind-Interaktion jedoch durch eine hohe Feinfühligkeit und Stimulation der Mutter gekennzeichnet war, haben Träger des 7-r-DRD4-Allels die geringsten Werte im Bereich externalisierender Verhaltenssymptome im späteren Entwicklungsverlauf (z. B. Nikitopoulus et al., 2014). Bei Jugendlichen, die kein Träger des 7-r-DRD4-Allels sind, hatte das frühe Interaktionsverhalten der Mutter keinen Effekt auf die Ausprägung der externalisierenden Verhaltenssymptome.

Ressourcen

Als Ressourcen werden alle Potenziale bezeichnet, die einer Person aktuell zur Verfügung stehen und diese bei ihrer Entwicklung unterstützen. Hierbei kann es sich um *eigene Ressourcen* (individuelle Kompetenzen und Stärken eines Kindes, z. B. hohe Intelligenz, physische Gesundheit) und um *Ressourcen aus dem Umfeld* (Unterstützung der Familie, positives Gemeindeklima, sozioökonomische Merkmale) handeln.

Kompensationsfaktoren

Kompensationsfaktoren stellen die aktuell verfügbaren Mittel dar, die entweder angeboren sind oder im Rahmen psychosozialer Prozesse erworben wurden und erst *nach einem Störungsbeginn wirksam werden* (Petermann & Schmidt, 2006). Sie stellen Ressourcen eines Kindes dar, welche dazu genutzt werden, um eine Diskrepanz zwischen eigenen Fertigkeiten und Anforderungen der Umwelt und damit Fehlentwicklungen auszugleichen (vgl. Reinelt et al., 2016). Als ein Beispiel kann hier ein Kind mit einer Lese-Rechtschreibschwäche genannt werden, welches seine Schwierigkeiten beim Lesen durch das Auswendiglernen des Textes zu kompensieren versucht.

4.5 Ergebnisse der Entwicklungspsychopathologie

Entwicklungspsychopathologie über die Lebensspanne

Wie erwähnt, ist ein wesentliches Ziel der Entwicklungspsychopathologie, unauffällige und abweichende Entwicklungsverläufe über die gesamte Lebensspanne zu betrachten und entsprechende Risiko- und Schutzfaktoren zu bestimmen. Erkenntnisse hierzu bilden wiederum die Grundlage für die Formulierung von Entwicklungsmodellen psychischer Störungen. Grundsätzlich beschreiben Entwicklungsmodelle mögliche Entwicklungsabfolgen sowie vielfältige aufrechterhaltende und risikoerhöhende Bedingungen von psychischen Störungen. Sie streben an, Beziehungen zwischen entwicklungspsychologischen und psychopathologischen Merkmalen und Befunden darzulegen. Folgende Fragen bilden die Grundlage entsprechender Modelle:

- Welche Faktoren deuten in den verschiedenen Entwicklungsphasen auf die Entwicklung einer Fehlentwicklung/psychischen Störung hin (Prädiktoren)?
- Welche Risikofaktoren spielen eine Rolle in der Fehlanpassung an die Symptome, sodass sich das Störungsbild verschlechtert und/oder sich neue Störungen entwickeln?
- Treten in allen Entwicklungsphasen (Kindheit, Jugend, Erwachsenenalter) die gleichen Symptome und Beeinträchtigungen auf oder kommt es zu Veränderungen (hetero- oder homotypische Kontinuität)?
- Auf welchen Faktoren beruhen diese möglichen Veränderungen?
- Darüber hinaus stellt sich für die Entwicklungspsychopathologie die Frage, welche Schutz- und Resilienzfaktoren in spezifischen Entwicklungsphasen und Lebensumständen wirksam sind.

Am Beispiel der Aufmerksamkeitsdefizit-/Hyperaktivitätsstörung (ADHS) soll in dem nachfolgenden Abschnitt illustriert werden, wie bedeutsam entwicklungsorientierte Modelle psychischer Störungen über die gesamte Lebensspanne für die Diagnostik sowie für die Begründung und Planung von Präventions- und Interventionsmaßnahmen sind.

Aufgrund der hohen Komorbiditätsraten psychischer Störungen und der häufigen Überlappung von Symptomen richtet sich das Interesse zunehmend auch auf die Klärung der Frage, welche Bedeutung dem zeitgleichen Auftreten verschiedener Störungen zukommt. Besitzen sie dieselben Vorbedingungen bzw. Risiken oder begünstigt eine Störung die andere? Mit der Entwicklung störungsübergreifender Entwicklungsmodelle für die Erklärung und Behandlung von psychischen Störungen beschäftigen sich sogenannte *transdiagnostische Ansätze*. Am Beispiel von Depressionen und Angststörungen im Kindes- und Jugendalter werden im Abschnitt 4.5.2 aktuelle entwicklungspathologische Befunde zur Beziehung zwischen Depressionen und Angststörungen sowie zu gemeinsamen Risikofaktoren dieser beiden psychischen Störungen vorgestellt und Implikationen für die klinische Praxis dargelegt.

4.5.1 Lebensspannenmodell der ADHS

ADHS ist eine häufige klinische Diagnose im Kindesalter

Die Aufmerksamkeitsdefizit-/Hyperaktivitätsstörung (ADHS) ist neben dem oppositionellen und aggressiven Verhalten eine besonders häufig gestellte klinische Diagnose im Kindesalter (Döpfner & Banaschewski,

2013). Galt die ADHS früher als eine auf das Kindes- und Jugendalter beschränkte psychische Erkrankung, so wird die ADHS heute als ein Störungsbild über die gesamte Lebensspanne verstanden. Die Leitsymptome einer ADHS umfassen dabei: Aufmerksamkeitsstörung, Hyperaktivität und Impulsivität. Darüber hinaus leiden die Betroffenen häufig unter zahlreichen Begleit- und Folgeerscheinungen.

Leitsymptome = Aufmerksamkeitsstörung, Hyperaktivität und Impulsivität

Bereits im Vorschulalter sind die Symptome einer ADHS eindeutig feststellbar. Nach den Ergebnissen des Kinder- und Jugendgesundheitssurveys (KiGGS; Schlack et al., 2014) weisen 1,4 % aller Drei- bis Sechsjährigen eine diagnostizierte ADHS auf. Mit zunehmenden Alter ist ein deutlicher Anstieg der Diagnoseprävalenz zu verzeichnen: 6,7 % der 11- bis 17-Jährigen sind betroffen. Weltweit variieren die Prävalenzangaben für das Kindes- und Jugendalter zwischen 5,9 bis 7,1 % (Willcutt, 2012). Jungen weisen dabei ein höheres Risiko für die Entwicklung von ADHS auf, die Diagnosen werden zwei- bis dreimal häufiger gestellt als bei Mädchen. Beim Übergang ins Erwachsenenalter bleiben die Verhaltensprobleme in 40 bis 60 % der Fälle bestehen. Die Prävalenz divergiert zwischen 2,5 und 5,0 %, wobei die Geschlechtseffekte im Gegensatz zur Kindheit weniger ausgeprägt sind (Simon et al., 2009; Willcutt, 2012).

Männliches Geschlecht ist ein Risikofaktor im Kindes- und Jugendalter

Geschlechtseffekte im Erwachsenenalter weniger ausgeprägt

Schmidt und Petermann (2008) formulierten ein Entwicklungsmodell der ADHS über die Lebensspanne, aus dem sich Empfehlungen für die Prävention, den diagnostischen Prozess und die Therapieplanung sowie für weiterführende Forschungsarbeiten ableiten lassen (vgl. Abb. 21). Ausgehend von einer genetischen Prädisposition und einer neurobiologischen Dysregulation werden in diesem Entwicklungsmodell Faktoren aufgeführt:

Modell der ADHS über die Lebensspanne

- die das Risiko erhöhen, an einer ADHS zu erkranken,
- Faktoren, die bei ADHS über die Lebenszeitspanne stabil ausgeprägt bleiben,
- Faktoren, die sich über die Lebensspanne verändern, und
- Faktoren, welche nur im Erwachsenenalter wirksam sind.

Prädisponierende Faktoren

Zu jenen Faktoren, die das Risiko für die Entwicklung einer ADHS erhöhen, gehören verschiedene pränatale Einflüsse (z.B. Zigaretten- und Alkoholkonsum der Mutter während der Schwangerschaft) und belastende soziale Umweltbedingungen (z.B. geringer sozioökonomischer Status, negative Eltern-Kind-Interaktionen; Millenet et al., 2013). Darüber hinaus stellen das Vorhandensein von frühkindlichen

Regulationsstörungen und bestimmte Temperamentsmerkmale zentrale kindspezifische Entwicklungsrisiken für eine ADHS dar. So sind erste Vorläufersymptome (Prädiktoren) einer ADHS bereits im Säuglings- und Kleinkindalter beobachtbar. In dieser Entwicklungsphase fallen Kinder mit einer späteren ADHS durch eine erhöhte negative Emotionalität und ein höheres motorisches Aktivitätslevel auf (Millenet et al., 2013). Ebenso entwickeln Säuglinge, die eine oder mehrere Regulationsstörungen (z. B. Schlafstörungen, exzessives Schreien) aufweisen, mit größerer Wahrscheinlichkeit eine ADHS im Vorschul- und Grundschulalter (Vonderlin & Pauen, 2013).

Vorschulalter

Im Vorschulalter lässt sich nach Schmidt und Petermann (2008) eine erste qualitative Veränderung im Entwicklungsverlauf der ADHS feststellen: Die Symptome der ADHS sind bereits deutlich identifizierbar. Die ADHS äußert sich in dieser Altersgruppe durch folgende Symptome: Starke Ablenkbarkeit, häufig auf dem Sprung sein, Schwierigkeiten in der längerfristigen Aufrechterhaltung der Aufmerksamkeit, exzessives Klettern und Rennen, sich nicht an Instruktionen halten und Schwierigkeiten (z. B. im Unterricht/auf dem Platz) sitzen zu bleiben. Darüber hinaus besteht bereits zu diesem Zeitpunkt eine hohe Komorbidität mit anderen psychischen Störungen (z. B. dem oppositionellem Verhalten und später der Störung des Sozialverhaltens) und Folgeerscheinungen wie defizitären sozialen Kompetenzen und Beeinträchtigungen in Sozialkontakten.

Wird die ADHS nicht frühzeitig erkannt und behandelt, stellt sie ein hohes Risiko für einen weiteren ungünstigen Verlauf dar (Schmidt, Schüßler & Petermann, 2012). Dieses ist besonders durch das häufige Auftreten von Begleit- und Folgestörungen bedingt, die sich sowohl unabhängig als auch als Konsequenz der ADHS entwickeln können.

Grundschul- und Jugendalter

Störungsschwerpunkt im Schulalter

Mit dem Eintritt ins Schulalter treten besonders viele Auffälligkeiten im Entwicklungsverlauf auf; in diesem Zeitraum werden die meisten ADHS-Diagnosen vergeben. Eine Beschreibung des Entwicklungspfades verdeutlicht, dass komorbide Störungen aus dem Vorschulalter persistieren oder mit ansteigendem Alter und verändertem Umfeld variieren. Oppositionelles Verhalten tritt bei bis zu 65 % der Kinder auf. Bei 23 % werden komorbide Angststörungen gefunden. Komorbide

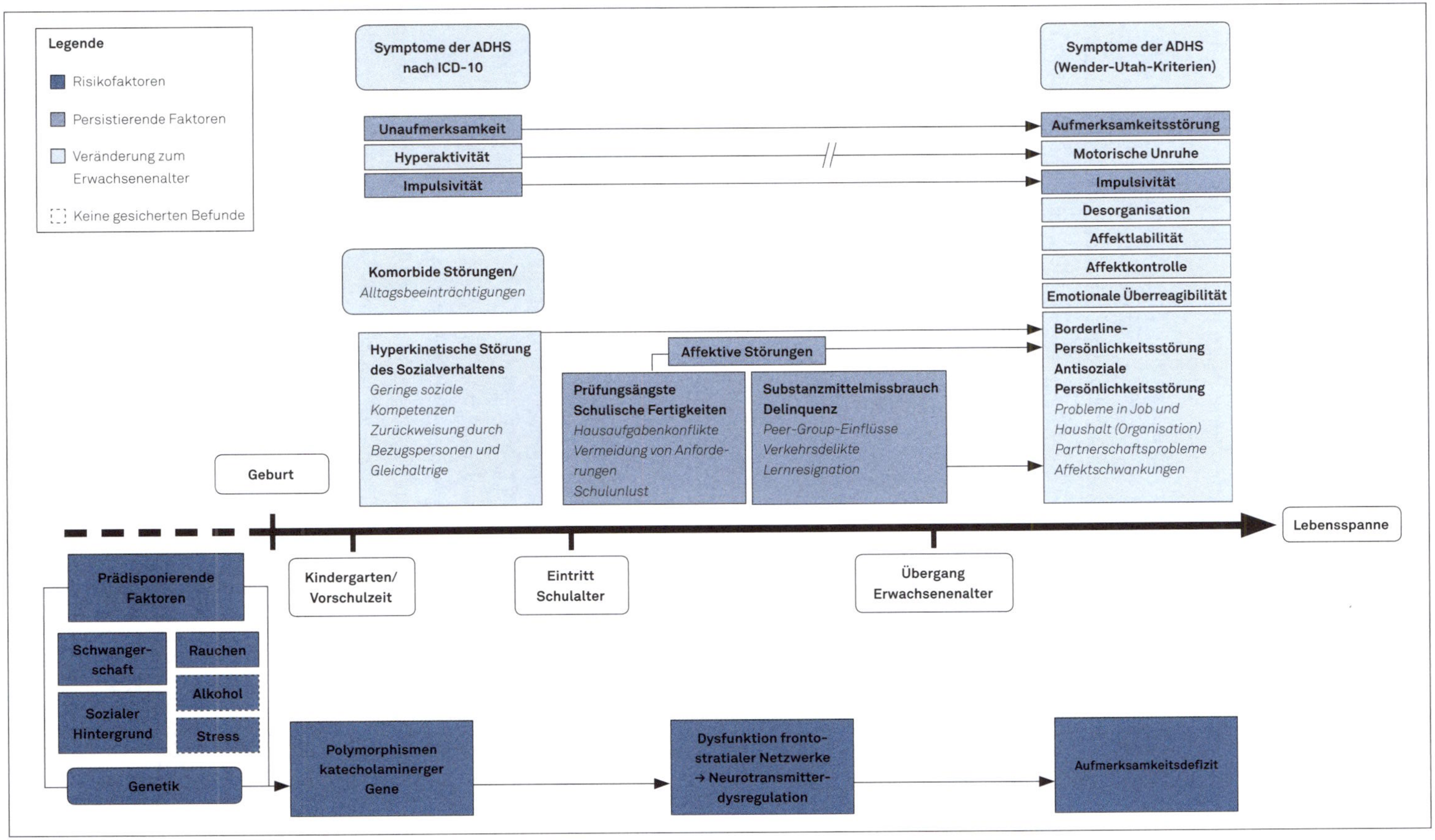

Abbildung 21: Entwicklungspsychopathologisches Modell der ADHS über die Lebensspanne

Teilleistungsstörungen, wie beispielweise die Dyskalkulie, verstärken die Schulschwierigkeiten, die häufig bereits als Folge der ADHS entstehen. Oft entwickeln sich außerdem ein vermindertes Selbstwertgefühl und Misserfolgserwartungen, welche ihrerseits wieder zu Leistungsdefiziten im Schulalltag führen können. Ein zeitgleiches Auftreten mit Tic-Störungen führt zu einem höheren Risiko für weitere komorbide externalisierende wie auch internalisierende Verhaltensauffälligkeiten.

Mit steigendem Alter nimmt die Anzahl der emotionalen Probleme zu (Wehmeier, Schacht & Barley, 2010). Diese werden meist durch verschiedene Faktoren bedingt: häufiger Ärger mit den Lehrkräften, Zurückweisung von Gleichaltrigen und das Gefühl „anders zu sein". Darüber hinaus finden Kinder und Jugendliche oft Anschluss bei Gleichaltrigen mit ähnlichen Schwierigkeiten. In vielen Fällen ist dies mit weiteren negativen Folgen verbunden, wie beispielsweise Delinquenz. Riskantes Verhalten im Straßenverkehr und eine Zunahme des Substanzmittelgebrauchs werden ebenso bei Jugendlichen mit ADHS gehäuft beobachtet.

Erwachsenenalter

Desorganisation, emotionale Überreagibilität, Affektlabilität und Affektkontrolle

Eine weitere entscheidende Entwicklungsphase stellt der Übergang ins Erwachsenenalter dar. In diesem Lebensabschnitt werden die Kernsymptome (Hyperaktivität, Impulsivität, Unaufmerksamkeit) der ADHS um die Kriterien Desorganisation, emotionale Überreagibilität, Affektlabilität und Affektkontrolle gemäß den Wender-Utah-Kriterien erweitert. Darüber hinaus lässt sich eine qualitative Veränderung in den Symptomen der ADHS feststellen, die sich eher in einer inneren Unruhe und dem Gefühl des „Getriebenseins" äußert *(heterotypische Kontinuität)*. Durch die hohe Rate an komorbiden psychischen Störungen stehen die typischen ADHS-Symptome im Erwachsenenalter jedoch häufig nicht im Vordergrund, sie bilden aber die Grundlage für Schwierigkeiten im Beruf, im häuslichen Umfeld und in sozialen Beziehungen. Ein starker Zusammenhang mit folgenden komorbiden Störungen im Erwachsenenalter wurde gefunden: (1) Substanzmittelmissbrauch, (2) affektive Störungen, (3) Angststörungen und (4) Borderline-Persönlichkeitsstörung, wobei ähnliche neurobiologische Korrelate als Gründe für die hohe Komorbidität mit diesen psychischen Störungsbildern diskutiert werden (Katzman et al., 2017).

Im Übergang zum Erwachsenenalter steigt auch die Beteiligung an Verkehrsdelikten. Diese lassen sich sowohl auf die für die ADHS typischen Beeinträchtigungen der Aufmerksamkeits- und Exekutivfunktionen zurückführen; gleichzeitig können auch ADHS-spezifische Verhaltensweisen (wie etwa eine höhere Impulsivität) bestimmt werden, die sich letztendlich auf das Fahrverhalten der Betroffenen auswirken können. Schmidt et al. (2013) verglichen beispielsweise eine Gruppe von Personen, die im Straßenverkehr aufgrund von Alkoholdelikten im Straßenverkehr aufgefallen waren und an einer verkehrspsychologischen Maßnahme teilnahmen, mit einer bevölkerungsrepräsentativen Gruppe an unauffälligen Personen. Dabei war die Wahrscheinlichkeit einer zugrundeliegenden ADHS-Symptomatik in der Gruppe der substanzmittelauffälligen Verkehrsteilnehmer im Vergleich zur unauffälligen Gruppe deutlich erhöht. Zudem konnte festgestellt werden, dass ein erhöhter Alkoholkonsum mit einem erhöhten Auftreten von ADHS-Symptomen einhergeht. Ein auffälliges Verhalten im Straßenverkehr und eine spezifische Vulnerabilität gegenüber ADHS können demnach oft gemeinsam auftreten.

Neuere Forschungsarbeiten widmen sich auch zunehmend der Frage, welche Faktoren das Bestehenbleiben der ADHS vom Kindes- zum Erwachsenenalter begünstigen. Nach den Ergebnissen von Caye und Mitarbeiter (2016) tragen unter anderem folgende Risikofaktoren zur Persistenz der ADHS im Erwachsenenalter bei: (1) eine stark ausgeprägte ADHS, (2) eine vorausgegangene therapeutische Behandlung der ADHS sowie (3) eine komorbide Störung des Sozialverhaltens und Depression. Jene Faktoren lassen sich bereits im Kindesalter identifizieren.

Schlussfolgerungen

An dem Entwicklungsmodell von Schmidt und Petermann (2008) lässt sich gut erkennen, dass die ADHS aus der komplexen Interaktion von biologischen, psychologischen und sozialen Faktoren entsteht (vgl. Abb. 21). Neurowissenschaftliche Ergebnisse der ADHS legen dabei nahe, dass über die gesamte Lebensspanne das gleiche neurobiologische Störungsmodell (Neurotransmitterdysregulation) gilt. Vermutlich werden daher die Unterschiede in der ADHS-Symptomatik im Kindes-/Jugendalter und dem Erwachsenenalter durch altersabhängige Veränderungen in der Umwelt (Umwelt- und Interaktionsfaktoren) verursacht. Unterstützende Maßnahmen sollten daher immer an die entsprechenden Entwicklungsaufgaben, die der Patient bewältigen muss, angepasst sein. Das Entwicklungsmodell der ADHS verdeutlicht beispielsweise, dass bereits im Vorschulalter präventive Maßnahmen erfolgen sollten, da die betroffenen Kinder infolge der Symptomatik und der hohen Komorbidität häufig keine angemessenen sozialen Kompetenzen entwickeln können, die wiederum die Basis für die Kontakt- und Beziehungsgestaltung mit Gleichaltrigen und Erwachsenen bilden.

Neurotransmitter-dysregulation

Des Weiteren lässt sich aus dem Modell ableiten, dass im Erwachsenenalter die diagnostische Abschätzung allein auf der Basis der Leitsymptome der ADHS nicht ausreicht, um das Störungsbild in diesem Lebensabschnitt abzubilden (Schmidt, Petermann & Waldmann, 2017). Die zusätzlich aufgeführten erwachsenenspezifischen Kriterien der AHDS (z.B. Affektlabilität oder Desorganisation) gleichen von ihrem Erscheinungsbild her den häufig komorbiden psychischen Störungen erheblich (Schmidt & Petermann, 2008). Dies erschwert eine differenzialdiagnostische Abgrenzung von ADHS und komorbiden psychischen Störungen aufgrund der häufig überlappenden Symptome erheblich (vgl. Katzman et al., 2017).

4.5.2 Komorbidität von Angststörungen und Depressionen im Kindes- und Jugendalter

Ein nicht unwesentlicher Anteil an Kindern und Jugendlichen ist von Angststörungen (Trennungsangst, spezifische Phobie, soziale Angst, generalisierte Angststörung) und/oder Depressionen betroffen. Nach den Ergebnissen der BELLA-Kohorten-Studie weisen bundesweit 11,2% der 7- bis 19-Jährigen klinisch bedeutsame Anzeichen für eine Depression und 10,6% für Angst im Elternbericht auf, im Selbstbericht fallen diese Angaben mit 16,1% für klinisch bedeutsame Symptome einer Depression und 15,1% für Angst noch wesentlich höher aus (Klasen et al., 2016). Mädchen sind dabei deutlich häufiger als Jungen von Angststörungen und Depression betroffen. Gleichzeitig ist eine deutliche Zunahme depressiver Störungen im Jugendalter zu verzeichnen, während Angststörungen im Jugendalter eher abnehmen (McLaughlin & King, 2015).

Weibliches Geschlecht als Risikofaktor für Depression und Angststörungen

Angststörungen und Depressionen zählen somit zu den häufigsten psychischen Störungen im Kindes- und Jugendalter. Sie werden der Gruppe der *internalisierenden Störungen* zugerechnet, die sich durch Beeinträchtigungen in der Stimmungs- und Gefühlslage sowie einem passiven und vermeidenden Verhalten charakterisieren lassen. Nach dem DSM-5 (American Psychiatric Association, 2013; APA/Falkai et al., 2015) dominieren bei Angststörungen unangemessene, äußerst intensive Angstzustände und Furchtreaktionen, bei der Depression stehen eine ausgeprägte und anhaltende emotionale Niedergeschlagenheit, Antriebslosigkeit und Freudlosigkeit im Vordergrund (Groen & Petermann, 2013). Beide Störungsbilder sind mit erheblichen Beeinträchtigungen im weiteren Entwicklungsverlauf verbunden, wobei die Prognose für jene Betroffene, die komorbide Angststörungen und Depression aufweisen, deutlich ungünstiger ist (Garber et al., 2016).

Angststörungen und Depressionen zählen zur Gruppe der internalisierenden Störungen

Angststörungen und Depression weisen im Kindes- und Jugendalter eine hohe gleichzeitige bzw. aufeinander folgende Komorbidität untereinander auf. Dabei verändert sich die Komorbidätsrate beider Störungsbilder im Entwicklungsverlauf: Mit zunehmendem Alter treten Angststörungen und Depression eher komorbid auf, sodass Jugendliche eher sowohl von Angststörungen als auch Depression betroffen sind (Garber & Weersing, 2010). Die zeitliche und entwicklungsbezogene Betrachtung beider Störungsbilder, die durch Entwicklungspfade dargestellt werden können, liefert daher wichtige Anhaltspunkte für die Klärung der Frage, ob eine Störung der anderen vorausgeht (z. B. Angststörung als primäre Störung und Depression als sekundäre Störung) bzw. ob und wie sie kausal miteinander verbunden sind.

Hohe Komorbidität beider Störungsbilder untereinander vor allem im Jugendalter

In den letzten beiden Jahrzehnten wurde das zeitgleiche und zeitlich aufeinanderfolgende Auftreten von Angststörungen und Depressionen im Kindes- und Jugendalter intensiv erforscht (Cummings et al., 2014; Garber & Weersing, 2010). Als ein wesentlicher Grund für die hohe Komorbidität beider Störungsbilder werden beispielsweise Symptomüberlappungen bei den Diagnosekriterien (z. B. Müdigkeit, Konzentrationsschwierigkeiten und Irritation für Major Depression und Generalisierte Angststörung) aufgeführt, wobei hinterfragt wird, ob Angst- und depressive Symptome psychopathologisch Manifestationen derselben Störung sind, die verschiedene Entwicklungsphasen widerspiegeln (Garber & Weersing, 2010).

Da Angststörungen dem Einsetzen depressiver Störungen zumeist zeitlich vorausgehen, werden insbesondere Beeinträchtigungen infolge einer vorausgegangenen Angststörung (z. B. Vermeidungsverhalten bei sozialer Ängstlichkeit) häufig als wesentliche Risikofaktoren für eine depressive Erkrankung im weiteren Entwicklungsverlauf diskutiert (Garber et al., 2016). Cummings et al. (2014) beschreiben einen weiteren Entwicklungspfad, wonach Beeinträchtigungen infolge einer depressiven Symptomatik (z. B. beeinträchtigte Beziehungen zu Gleichaltrigen, mangelnde soziale Fertigkeiten) Angststörungen (vor allem soziale Ängstlichkeit) zur Folge haben. Studien, die sich der Analyse von Entwicklungspfaden widmen, konnten bidirektionale Beziehungen zwischen einer Angst- und Depressionssymptomatik aufzeigen: Jugendliche mit einer erhöhten Angstsymptomatik zeigen vermehrt Symptome einer Depression und depressive Jugendliche weisen eine vermehrte Angstsymptomatik im weiteren Verlauf auf (z. B. McLaughlin & King, 2015). Schließlich wird vermutet, dass gemeinsame ätiologische Faktoren zur Entstehung und dem Verlauf von Angststörungen und Depressionen beitragen können, was eine transdiagnostische Sichtweise nahelegt.

Bestimmung gemeinsamer Risikofaktoren aus transdiagnostischer Perspektive

Transdiagnostische Ansätze = Entwicklung störungsübergreifender Erklärungs- und Behandlungskonzepte

Transdiagnostische Ansätze zielen allgemein auf die Bestimmung gemeinsamer Risikofaktoren und übergeordnete zugrundeliegende pathologische Mechanismen komorbid auftretender Störungen ab, mit dem Ziel störungsübergreifende Erklärungsansätze zu entwickeln sowie Präventions- und Therapiemaßnahmen bedarfsgerecht zu optimieren. Ausgangspunkt transdiagnostischer Ansätze ist die Überlegung, dass bei allen psychischen Störungen psychopathologische Beeinträchtigungen in kognitiven, emotionalen, physiologischen oder interpersonellen Bereichen bestehen (Ehrenreich-May & Chu, 2014).

Die Fokussierung auf gemeinsame ätiologische Faktoren kann zu einem besseren Verständnis psychischer Störungen beitragen. Auf diese Weise kann man zum Beispiel erklären, wodurch die hohen Komorbiditätsraten psychischer Störungen oder häufig auftretende Instabilitäten von Diagnosen zustande kommen. Transdiagnostische Ansätze spiegeln dabei das entwicklungspsychopathologische Prinzip der Multifinalität wider, wonach unterschiedliche psychische Störungen das Resultat ähnlicher Ausgangsbedingungen sein können. Verschiedene transdiagnostische Faktoren, die im Zusammenhang mit dem komorbiden Auftreten von Angststörungen und Depressionen stehen, werden postuliert. Hierzu gehören beispielsweise eine ausgeprägte negative Emotionalität bzw. Affektivität, die beiden Störungsbildern zugrunde liegt, gemeinsame genetische und familiäre Risikofaktoren, ähnliche Verzerrungen in der Informationsverarbeitung oder neurobiologischer Prozesse (Garber & Weersing, 2010). Belhadj Kouider und Petermann (2015) beispielsweise identifizierten 44 gemeinsame Risikofaktoren für die Entstehung von Angststörungen und Depression im Kindes- und Jugendalter. Von besonderer Bedeutung sind dabei:

- *biologische Risikofaktoren,* wie etwa das weibliche Geschlecht und das Einsetzen der Pubertät,
- verschiedene *psychische Faktoren,* wie etwa eine geringe Selbstwirksamkeit oder ein problematischer Umgang mit eigenen chronischen Erkrankungen,
- besondere *familiäre Faktoren,* wie ein erhöhtes Stresserleben der Mütter und ein harsches, stark kontrollierendes Erziehungsverhalten der Eltern sowie
- *soziale Faktoren,* wie zum Beispiel Ablehnung und Mobbingerfahrungen durch Gleichaltrige.

In der Forschung finden darüber hinaus zunehmend emotionale Kompetenzen von Kindern und Jugendlichen in der Entstehung und Aufrechterhaltung von Angstsymptomen und depressiven Symptomen Beachtung. Emotionale Kompetenzen umfassen eine Bandbreite unterschiedlicher Fertigkeiten wie etwa das Emotionsbewusstsein, das Emotionsverständnis bzw. Emotionswissen sowie die Emotionsregulation und Empathiefähigkeit (Petermann & Wiedebusch, 2016). Sowohl für Angststörungen als auch Depressionen finden sich vielfältige Belege für Defizite in diesen Kompetenzen (Mathews et al., 2016; Nitkowski et al., 2017). Darüber hinaus rückt die elterliche Emotions(dys)regulation und die damit einhergehenden Beeinträchtigungen im Interaktions- und Erziehungsverhalten der Eltern als ein möglicher Übertragungsmechanismus der elterlichen Psychopathologie auf die psychosoziale Anpassung des Kindes zunehmend in den Fokus entwicklungspsychopathologischer Forschung (für eine Übersicht s. Ulrich & Petermann, 2017).

Dysfunktionale Emotionsregulation als eine der Angststörung und Depression gemeinsam zugrundeliegende Fehlanpassung

Angesichts der Tatsache, dass der Emotionsregulation eine wichtige Rolle in der Entstehung psychischer Störungen zugeschrieben wird (Aldao et al., 2016), richtet sich das Interesse zunehmend auch auf die Klärung der Frage, ob störungsspezifische Unterschiede im Einsatz von Emotionsregulationsstrategien zwischen Jugendlichen mit ängstlicher und depressiver Symptomatik oder störungsübergreifende Beeinträchtigungen in der Emotionsregulation bestehen. Es finden sich vielfältige Belege dafür, dass Angst- und Depressionspatienten vor allem mit negativen Gefühlen und Erfahrungen auf eine ungünstige Art und Weise umgehen. Ein ungünstiger Bewältigungsstil hat zur Folge, dass sie negative Gefühle übermäßig lange, häufig und intensiv erleben.

Aus der Metaanalyse von Schäfer et al. (2017) kann dabei geschlossen werden, dass Jugendliche mit einer Angst- und/oder depressiven Störung seltener günstige Emotionsregulationsstrategien (z.B. kognitive Neubewertung, Problemlösung) und dafür häufiger ungünstige Emotionsregulationsstrategien (z.B. Rumination oder Unterdrückung von Emotionen) einsetzen.

Des Weiteren unterscheiden sich depressive und ängstliche Jugendliche nicht wesentlich in der Anwendung bestimmter Emotionsregulationsstrategien. Die Ergebnisse einer weiteren Metaanalyse verdeutlichen zudem, dass eine unzureichend ausgeprägte Fähigkeit, eigene emotionale Zustände wahrzunehmen und zu beschreiben, sowohl mit Angst- als auch depressiven Störungen sowie mit dem zeitgleichen Auftreten beider Störungen im Zusammenhang steht (Sendik et al., 2017).

Schlussfolgerungen

Die dargelegten Befunde zur Komorbidität von Angststörungen und Depressionen unterstreichen die Notwendigkeit, dem Auffinden gemeinsamer Risikofaktoren beider Störungsbilder eine vermehrte Beachtung zu schenken, da sie als Hinweise für eine besonders hohe Vulnerabilität für internalisierende Störungen und möglicherweise auch für einen prognostisch ungünstigeren Verlauf gewertet werden können (Belhadj Kouider & Petermann, 2015).

Jugendalter als besondere vulnerable Phase für die Entwicklung internalisierender Störungen

Vor allem Jugendliche sind besonders gefährdet, Angst- und/oder depressive Störungen zu entwickeln. In diesem Entwicklungsabschnitt werden besondere Anforderungen an die eigenständige Emotionsregulationsfähigkeit gestellt, da sich vielfältige körperliche, kognitive und sozial-emotionale Veränderungen vollziehen, die nicht selten mit einem häufigen und intensiven Erleben von negativen Gefühlen einhergehen (Schäfer et al., 2017). Insofern ist es für die Planung von Prävention und Intervention sinnvoll, Maßnahmen zur Stärkung und Optimierung emotionaler Kompetenzen nicht nur im Vorschulalter, sondern auch im Jugendalter stärker zu berücksichtigen (vgl. Nitkowski et al., 2017).

4.6 Nutzen entwicklungspsychopathologischer Modelle für die klinische Praxis

Die Entwicklungspsychopathologie liefert wichtige Erkenntnisse über individuelle Muster in der Abfolge von Entwicklungsschritten. Damit stellt die Entwicklungspsychopathologie als eigenständige Disziplin den klinischen Anwendungsgebieten fundierte und entwicklungsorientierte Konzepte zur Verfügung.

Entwicklungsorientierte Interventionsplanung

Das Wissen über Vorboten und Vorläuferstörungen ermöglicht es, Zeitpunkte zu bestimmen, in denen Maßnahmen besonders wirksam eingesetzt werden können (entwicklungsorientierte Interventionsplanung). Wenn darüber hinaus bekannt ist, wie vielfältig sich einzelne psychische Störungen ausdifferenzieren, können wirkungsvolle Therapien entwickelt bzw. hinsichtlich relevanter Wirkfaktoren optimiert werden.

Aus den empirischen Erkenntnissen lassen sich Empfehlungen ableiten,

- in welchem Entwicklungsabschnitt präventive Maßnahmen am effektivsten eingesetzt werden können,

- in welchem Entwicklungsabschnitt Interventionserfolge am effektivsten und nachhaltigsten erzielt werden können,
- wie die einzelnen Interventionsschritte aufgebaut werden sollten, wobei komorbide Störungen, welche im Entwicklungsmodell aufgezeigt werden, in der Therapieplanung berücksichtigt werden sollten,
- wer an der Intervention teilnehmen sollte,
- ob und in welchen Entwicklungsabschnitten Interventionseffekte zu einem früheren Entwicklungszeitpunkt durch Interventionseffekte zu einem späteren Entwicklungszeitpunkt ergänzt werden sollten, sodass positive Interventionseffekte möglichst lange wirksam sind.

Insbesondere die enormen Fortschritte der Neurobiologie und Humangenetik veränderten nicht nur den Blickwinkel entwicklungspsychopathologischer Forschung, sondern eröffnen auch neue Perspektiven für die Prävention und Intervention psychischer Störungen (Schmidt et al., 2012).

Zusammenfassung

Bei der Entwicklungspsychopathologie handelt es sich um ein interdisziplinäres Gebiet, das einen Beitrag zum Verständnis von Entstehung, Ursachen und Verlauf psychischer Störungen leistet. Der Vergleich und die Gegenüberstellung von unauffälligen und abweichenden Entwicklungsverläufen über die gesamte Lebensspanne sind hierbei zentral. Die Entwicklungspsychopathologie liefert wichtige Erkenntnisse über Entwicklungspfade, Risiko- und Schutzfaktoren, Resilienz und Vulnerabilität einer Person. Verschiedene grundlegende Begriffe der Entwicklungspsychopathologie (Entwicklungspfade, Multi- und Äquifinalität, Kompensationsfaktoren, Ressourcen) werden in diesem Kapitel erläutert. Einige Konzepte der Entwicklungspsychopathologie werden mithilfe eines Entwicklungsmodells der ADHS nach Schmidt und Petermann (2008) und am Bespiel der Komorbidität von Angststörungen und Depression verdeutlicht.

Besondere Beachtung findet in der Entwicklungspsychopathologie der bisherige Verlauf von Anpassung und Fehlanpassung gegenüber altersspezifischen Anforderungen. Die Identifikation von Vorboten einer Fehlanpassung und die Kenntnisse in der Entwicklungspsychopathologie auf dem Weg zu einer psychischen Störung ermöglichen den rechtzeitigen Einsatz von präventiven Maßnahmen. Aus den empirischen und theoretischen Erkenntnissen der Entwicklungspsychopathologie lassen sich Empfehlungen ableiten, wann ein Interventionserfolg am effektivsten und nachhaltigsten erzielt werden kann, wie die Intervention aufgebaut werden sollte, wer an der Intervention teilnehmen sollte (z. B. kindzentrierte vs. familienbasierte Interventionen) und unter welchen Umständen eine Maßnahme wiederholt werden sollte.

Fragen

1. Beschreiben Sie die zentralen Ideen der Entwicklungspsychopathologie.
2. Worin unterscheiden sich Längsschnitt- und Querschnittstudien?
3. Auf welchen Annahmen basiert das Modell der Entwicklungspfade von Sroufe?
4. Worin unterscheiden sich Äqui- und Multifinalität?
5. Was versteht man unter Risiko- und Schutzfaktoren?
6. Welche altersspezifischen Leitsymptome der ADHS sind Ihnen bekannt?
7. Welche komorbiden Störungen treten in welchen Entwicklungsphasen bei der ADHS häufig auf?
8. Was versteht man unter transdiagnostischen Ansätzen?
9. Welche transdiagnostischen Risikofaktoren sind Ihnen im Zusammenhang mit Depression und Angststörungen bekannt?
10. Welche Vorteile bringen entwicklungspsychopathologische Modelle für die Interventionsplanung?

Lösungshinweise finden Sie unter
www.hogrefe.de/buecher/lehrbuecher/psychlehrbuchplus

Kapitel 5

Vom Symptom zur Diagnose: Allgemeine Grundlagen und Beispiele

Andreas Maercker

Inhaltsübersicht

5.1 Der diagnostische Prozess

Fallbeispiel

Anton Z., ein 24-jähriger Student, stellt sich bei einem Psychotherapeuten vor. Er sagt von sich, dass er sein Leben und sein Studium nicht mehr in den Griff bekommen würde. Morgens komme er seit einigen Monaten nicht mehr rechtzeitig aus dem Bett – stets würde er übermäßig lange im Bett liegen bleiben und seinen Fantasien nachhängen. Diese Fantasien allerdings seien von Angst dominiert. Er stelle sich dann bisweilen vor, wie es wäre, wenn er Krebs hätte und sein Körper von innen aufgefressen wäre. Habe er es dann einmal ins Bad geschafft, brauche er jeweils ungefähr eine Stunde, bis dort alles so erledigt sei, wie es einigermaßen ausreiche. Schon beim Duschen brauche er eine halbe Stunde, danach müsse er die Dusche bis zu einer Viertelstunde wieder sauber machen, desgleichen alle anderen Dinge, welche er angefasst habe, so z. B. seine Zahnbürste. Überhaupt sei er reinlich, jedenfalls was Bad und Küche anbelangt, die anderen Räume wären eher chaotisch. Der Tagesverlauf sei einigermaßen zufriedenstellend. Ihn belaste allerdings sehr, dass er in letzter Zeit bei seiner Freundin sexuell versagt habe. Er nehme kein Verlangen mehr wahr – auch wenn er sich zwinge, dann sei keine Sexualität mehr möglich. Seit einem Monat betrinke er sich beinahe jeden Abend, und zwar bei sich zu Hause, weil er nicht mehr unter Leute gehen wolle. Wenn er keine therapeutische Hilfe in der nächsten Zeit bekäme, befürchte er, auf illegale Drogen umzusteigen.

Nachfragen des Therapeuten zur Anamnese (d. h. Störungsgeschichte, vgl. ausführlichere Erläuterungen in Kapitel 8) beantwortet der Patient folgendermaßen: Er sei Einzelkind und habe lange „eingenässt", weswegen er später auf einen besonders hygienisch einwandfreien Körper und saubere sanitäre Verhältnisse geachtet habe. Psychologische Hilfe habe er noch nie aufgesucht.

Eine hypothetische Zuordnung von Symptomen, Syndromen und Diagnosen zu diesem Fallbeispiel finden Sie in Abbildung 23 auf S. 125.

In der Klinischen Psychologie umfasst das diagnostische Vorgehen die Beschreibung und Erfassung von psychischen bzw. zwischenmenschlichen Problemen, Symptomen und psychischen Störungen. Dabei ist das Ziel zu eruieren, ob eine Störung vorliegt und gegebenenfalls welche Störung *(kategoriale Klassifikation)*. Gleichzeitig soll erfasst werden, in welchem Ausmaß einzelne Symptome ausgeprägt sind und zu welchen Beeinträchtigungen diese führen (*dimensionale Diagnostik,* vgl. Abschnitt 5.3). Das System der kategorialen Klassifikation wird für Kinder und Jugendliche in Kapitel 6 und für Erwachsene in Kapitel 7 dargestellt. Kapitel 8 zeigt die praktischen Hilfsmittel der klinischen Diagnostik auf.

Symptome und Verlaufskriterien

Anlass für einen diagnostischen Prozess sind die subjektiv empfundenen Beschwerden und Beeinträchtigungen von Personen, welche deren psychisches, körperliches oder zwischenmenschliches Wohlbefinden reduzieren. Entsprechende Beschwerden und Beeinträchtigungen können nur vorübergehend sein (und werden in diesem Fall als „normal" beurteilt) oder aber auf *Symptome* einer psychischen Störung hinweisen.

Symptome

Begriffsklärung: Symptome

Symptome sind beobachtbare Einzelmerkmale einer Störung und werden definiert als kleinste beschreibbare Untersuchungseinheiten in der Klinischen Psychologie bzw. Medizin.

Beispiel für das *Symptom „Zwangsgedanken":* Zwangsgedanken sind automatische Gedanken und Gefühle, welche sich gegen den Willen des Betroffenen immer wieder aufdrängen. Sowohl durch ihre Unkontrollierbarkeit als auch durch ihre Inhalte sind Zwangsgedanken für den Betroffenen quälend und können dessen Alltagsleben stark beeinträchtigen.

Selbst- versus Fremdbeurteilung

Der Teil der Symptome, welcher selbst erlebbar ist, kann durch *Selbstbeurteilungen* der betreffenden Personen gewonnen werden. So kann ein Patient etwa über das Symptom „Zwangsgedanken" direkt Auskunft geben. Andere Symptome müssen von außen, in der Regel durch den Diagnostiker, festgestellt werden *(Fremdbeurteilungen),* da im Allgemeinen keine Einsicht in deren Abnormität vorliegt.

Beispiele für Fremdbeurteilungen

Ein Patient berichtet, dass er Stimmen höre. Da sich objektiv keine entsprechenden Sinnesreizungen nachweisen lassen, liegt in diesem Fall das Symptom „Stimmenhören" vor. Ein anderer Patient berichtet im Verlaufe der Anamnese lachend, er sei in der vergangenen Woche von der Mafia verfolgt worden. In diesem Beispiel stimmen Gefühlsausdruck und berichteter Erlebnisinhalt nicht überein, indessen ein Hinweis für das Symptom „Parathymie", welches sich nur durch Fremdbeobachtung beurteilen lässt.

Verlaufskriterien: Neben der inhaltlichen Bestimmung eines Symptoms ist auch die Erfassung des Verlaufs wichtig

Zusätzlich zur inhaltlichen Bestimmung von Symptomen ist es wichtig, deren Verläufe zu erfassen. Kurzzeitige psychische Beeinträchtigungen, wie Niedergeschlagenheit nach Misserfolgen oder Ängste in Herausforderungssituationen, werden nicht als Symptome bzw. Störungskriterien betrachtet. Wenn aber z. B. massive Ängste regelmäßig scheinbar spontan und sehr schnell innerhalb von wenigen Minuten entstehen, in Kombination mit plötzlicher Atemnot, Übelkeit und Schwindel, so gilt dies als Panikattacke.

Diagnostik als Hypothesentestung

Der diagnostische Prozess in der Klinischen Psychologie lässt sich als ein wechselseitiger Prozess zwischen Hypothesengenerierung durch Beobachten und Informationsammeln einerseits und der Hypothesenprüfung andererseits bezeichnen (vgl. Abb. 22). Während des Beobachtens oder Informationssammelns werden bei der Diagnostik Hypothesen gebildet, welche im weiteren Verlauf der Diagnostik geprüft und entweder bestätigt oder verworfen werden.

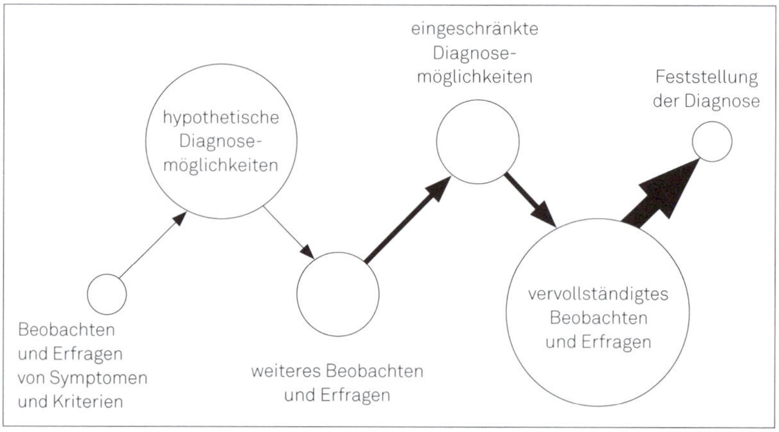

Abbildung 22: Diagnostischer Prozess als Wechselbeziehung zwischen Informationssammlung (Beobachten, Erfragen) und Hypothesenbildung (Diagnosestellung; stark vereinfacht z.B. unter Weglassen der Differenzialdiagnostik)

Fallbeispiel (Fortsetzung)

Der eingangs beschriebene Patient berichtet am Anfang von „Antriebslosigkeit am Morgen". Eine erste Hypothese wäre: „Dieser Patient scheint eine depressive Störung zu haben", denn sogenannte Morgentiefs treten bei vielen Depressiven auf. Wenn der Patient dann schildert, dass er „ängstliche Fantasien noch im Bett habe ... und er sich vorstelle ... Krebs hätte seinen Körper von innen aufgefressen", kann der Diagnostiker daran denken: „Es könnte auch eine hypochondrische Störung sein."

Erst nach vielen zusätzlichen Informationen des Patienten, die vom Diagnostiker in der Regel aktiv nachgefragt werden, kann der Diagnostiker letzten Endes zu folgendem Schluss kommen: „Der Patient schildert zeitraubende Zwangshandlungen, es scheint sich eher um eine Zwangsstörung (und keine Depression oder Hypochondrie) zu handeln."

Diagnosen als Schlussfolgerungen über Symptome und Verlaufskriterien

Diagnosen ergeben sich damit letztlich aus Schlussfolgerungen über Symptome und Verlaufskriterien. Methodologisch werden sie als hypothetische Konstrukte verstanden, welche in einem wiederholten *(iterativen)* Prozess bestätigt *(validiert)* oder verworfen *(falsifiziert)* werden. Wenn Diagnosen vorschnell aufgrund einer nicht allumfassenden Symptomerfassung oder einer unzureichenden Anamnese vergeben werden, handelt es sich um einen „Kunstfehler", welcher zu vielen negativen Konsequenzen führen kann.

Fehler des diagnostischen Prozesses: Zu schnelles Diagnostizieren anhand einzelner Merkmale

Das Rosenhan-Experiment

Zwölf Probanden meldeten sich in psychiatrischen Kliniken an, nachdem sie ihr äußeres Erscheinungsbild in den Tagen davor planmäßig willentlich hatten verwahrlosen lassen. Bei der Aufnahme gaben sie an, dass sie Stimmen gehört hätten, welche zu ihnen „leer", „hohl", „plopp" und „herzerschütternd" gesagt hätten. Ansonsten verhielten sie sich vollumfänglich normal und gaben keinerlei weitere Beschwerden oder Symptome an. Die Probanden hatten vor der Anmeldung in den psychiatrischen Kliniken verabredet, dass sie nach einer eventuellen stationären Aufnahme nicht weiter von den Stimmen berichten würden, sondern nur, dass sie diese in den Tagen zuvor gehört hätten.

Rosenhan (1973) berichtete, dass alle zwölf „Pseudopatienten" trotz dieser minimalen und nicht mehr aktuell vorhandenen Symptomatik stationär aufgenommen wurden. Dabei bekamen elf die Diagnose einer Schizophrenie und einer die Diagnose einer manisch-depressiven Psychose. Alle erhielten Medikamente verordnet. (Einer der Pseudopatienten des Selbstversuchs war übrigens Martin E. Seligman, welcher in Kapitel 1 und Kapitel 2 vorgestellt wurde.) Die Studie erlangte allergrößtes Aufsehen.

Der Filmklassiker „Einer flog über das Kuckucksnest" (1975) schildert eine ähnliche Situation: Um einer Gefängnisstrafe zu entgehen, lässt sich die Hauptfigur (Jack Nicholson) in die Psychiatrie einliefern und wird nach und nach durch Nebenwirkungen der medizinischen Zwangstherapien real geschädigt; zum Schluss ist er ein hilfloser Patient.

Die Rosenhan-Studie und der erwähnte Filmklassiker wiesen eindrucksvoll darauf hin, dass psychiatrische Diagnosen zu schnell und zu unreliabel gestellt werden können. So reichten etwa ein Symptom (Stimmenhören) und ein Kriterium (Verwahrlosung) aus, um eine weitreichende Diagnose zu vergeben und mit (unvollkommenen) Therapiemaßnahmen zu beginnen.

5.2 Symptom, Syndrom und Diagnose

Zur Vermeidung von diagnostischen Irrtümern sind, wie beschrieben, ausgeprägte Kenntnisse möglicher Symptome im Bereich psychischer Störungen und präzises Wissen über die Vergabe von Diagnosen psychischer Störungen erforderlich.

Es lassen sich drei Arten von Symptomen unterscheiden

Drei Arten von Symptomen

- **Leit- oder Kernsymptome:** Typische Symptome, welche mit großer Wahrscheinlichkeit auf eine spezifische Störung hinweisen, werden Leitsymptome genannt. So z. B. Entzugserscheinungen bei Abhängigkeitsstörungen oder Stimmenhören bei schizophrenen Psychosen.
- **Fakultative oder akzessorische Symptome:** Das sind ebenfalls typische Symptome, welche allerdings wahlweise bzw. alternativ bei einer Störung auftreten können. Beispielsweise Appetitverlust oder -steigerung bei Depressionen; Vernichtungsangst oder Angst verrückt zu werden bei Panikstörungen.
- **Unspezifische Symptome:** Diese meist genauso schwerwiegenden Symptome treten gleichzeitig bei vielen psychischen Störungen vollständig unterschiedlicher Art auf. Zum Beispiel Konzentrationsschwierigkeiten, Ein- und Durchschlafstörungen, Verwirrtheit *(deliranter Zustand)* oder Grübeln.

Am Beispiel des Rosenhan-Experiments (vgl. Kasten oben) wurde demonstriert, dass das Vorliegen eines Leitsymptoms („Stimmenhören“) den diagnostischen Prozess nicht abkürzen kann. Denn auch Leitsymptome sind nur dann kennzeichnend für eine psychische Störung, wenn sie mit einer bestimmten Schwere, Häufigkeit und Dauer sowie in Verbindung mit anderen typischen Symptomen auftreten.

Syndrom

Syndrom

Als Zwischenschritt inmitten von Symptombeschreibung und Diagnosefestlegung wurde in der traditionellen Klinischen Psychologie und Psychiatrie von *Syndromen* und ihrer Erfassung gesprochen.

Begriffsklärung: Syndrom

Unter einem Syndrom versteht man das überzufällige bzw. gehäufte Zusammentreffen von typischen Symptomen.

Beim depressiven Syndrom sind dies z. B. niedergeschlagene Stimmung, deutlicher Libidoverlust, Interessenverlust oder Verlust der Freude an normalerweise angenehmen Aktivitäten und weitere (fakultative) Symptome wie etwa Konzentrationsstörungen, Appetitverlust oder Morgentief.

Verwendungen des Syndrombegriffs

Im Bereich der psychischen Störungen wurde der Syndrombegriff früher häufiger verwendet, meist um spezifische Untertypen verbreiteter Störungsbilder voneinander abzugrenzen (bei der Schizophrenie z. B. die paranoiden, hebephrenen und katatonen Syndrome).

Heute wird der Syndrombegriff oft für vorläufige Diagnosen verwendet, welche in den gültigen Störungsklassifikationsverzeichnissen (vgl. Abschnitt 5.4) noch nicht als offizielle Diagnosen anerkannt werden (z. B. suizidales Syndrom, Burnout-Syndrom, Battered-child-Syndrom). In der Medizin werden bestimmte Krankheiten, welche typischerweise auf verschiedene Organsysteme übergreifen, als Syndrome bezeichnet (z. B. AIDS: Acquired Immune Deficiency Syndrome); solche Syndrome können mit bestimmten Infektionen, Tumoren und psychischen Veränderungen im Spätstadium aufgrund eines Immundefekts verbunden sein.

Diagnose

Der Begriff leitet sich vom griechischen Begriff διάγνωση (Entscheidung, Urteil) ab und ist die Schlussfolgerung aus der Symptomkonstellation des Patienten bezüglich der Zuordnung zu einer definierten Störungskategorie. Diagnosen sind vom Gesundheitswesen und den Krankenversicherungen anerkannte (sog. krankheitswertige) Gesundheitsstörungen. Sie sind in der Regel der Ausgangspunkt für weitere Entscheidungen, z. B. für Beratung, Therapie, Rehabilitation bzw. Berentung.

5.3 Kategoriale versus dimensionale Diagnostik

Diagnostischer Prozess

Der diagnostische Prozess in der Klinischen Psychologie hat die Ermittlung einer oder mehrerer Diagnosen zum Ziel, d. h. die Einordnung der eruierten Information in eine oder mehrere Kategorien *(kategoriale Diagnostik)*. Damit unterscheidet sich die Methodik der Klinischen

Psychologie vom weit verbreiteten diagnostischen Vorgehen in der Psychologie, welches auf Kategorienzuordnungen verzichtet und dafür ausschließlich das Ausmaß von Eigenschaften oder Merkmalen untersucht (sog. *dimensionale Diagnostik*). Eine dimensionale Diagnostik wird z. B. in der Persönlichkeitspsychologie vorgenommen, wenn untersucht wird, wie hoch die Intelligenz oder die Eigenschaft „Gewissenhaftigkeit" ausgeprägt sind.

Diagnostische Kategorien: Etikette oder Schubladen?

Die bedeutsamste Kritik am kategorialen diagnostischen Vorgehen lautet, dass Menschen auf diese Weise ein Etikett bekommen oder in Schubladen eingeordnet werden. Schlimmstenfalls kann das dazu führen, dass die Wahrnehmung einer Person auf die Wahrnehmung ihrer Störung reduziert wird, was sich dann auch im Sprachgebrauch äußert, indem z. B. von „dem Schizophrenen" gesprochen wird anstatt von dem Menschen bzw. dem Patienten „mit einer schizophrenen Störung".

Die „Etikettierung" und eine damit einhergehende Stigmatisierung (vgl. Abschnitt 1.2.1 und 2.5.2) von Menschen mit einer psychischen Störung kann dazu führen, dass andere Personen aus der Umwelt übermäßige und für die Betroffenen negative Schlussfolgerungen ziehen. Beispielsweise, dass man mit einem „Schizophrenen" keine Kinder bekommen sollte, weil „die Gene schlecht sind" oder dass das Mieten einer Wohnung unmöglich gemacht wird, weil „man so jemanden nicht im Haus haben" will.

Klassifikatorische Diagnostik

Nutzen der klassifikatorischen Diagnostik

Die in der Klinischen Psychologie übliche Form der kategorialen Diagnostik ist die klassifikatorische Diagnostik. Die dazu genutzten Diagnosekategorien entstammen einem etablierten System von Beschreibungen psychischer Störungen (heute vor allem: ICD und DSM, vgl. Abschnitt 5.4). Trotz des Etikettierungsproblems durch Diagnosen gibt es wichtige Vorteile, sofern die klassifikatorische Diagnostik verantwortlich angewandt wird, z. B.:

- Eine sinnvolle Zuordnung von präventiven und therapeutischen Maßnahmen einschließlich der Beachtung eindeutiger Kontraindikationen.
- Die wissenschaftliche Erforschung psychischer Störungen von der Grundlagenforschung bis zur Versorgungsforschung.
- Versicherungsrechtliche, juristische begutachtungs- und sozialverwaltungsbezogene Regelungen mit diagnosebezogenen Fallgruppen (*diagnosis-related groups:* DRG) als Steuereinheiten.

Fallbeispiel vom Anfang des Kapitels	Symptome	Syndrome (wenn mehrere zugehörige Symptome vorhanden)
Anton Z., ein 24-jähriger Student, stellt sich bei einem Psychotherapeuten vor. Er sagt von sich, dass er sein Leben und sein Studium nicht mehr in den Griff bekommen würde. Morgens komme er seit einigen Monaten nicht mehr rechtzeitig aus dem Bett – stets würde er übermäßig lange im Bett liegen bleiben und seinen Fantasien nachhängen.	Antriebslosigkeit	depr. Syndrom
Diese Fantasien allerdings seien von Angst dominiert. Er stelle sich dann bisweilen vor, wie es wäre, wenn er Krebs hätte und sein Körper von innen aufgefressen wäre.	Hypochondrische Angst	depr. Syndrom
Habe er es dann einmal ins Bad geschafft, brauche er jeweils ungefähr eine Stunde, bis dort alles so erledigt sei, wie es einigermaßen ausreiche. Schon beim Duschen brauche er eine halbe Stunde, danach müsse er die Dusche bis zu einer Viertelstunde wieder sauber machen,	Reinigungszwang	Zwangshandlungen; depr. Syndrom
desgleichen alle anderen Dinge, welche er angefasst habe, so z.B. seine Zahnbürste. Überhaupt sei er reinlich, jedenfalls was Bad und Küche anbelangt, die anderen Räume wären eher chaotisch. Der Tagesverlauf sei einigermaßen zufriedenstellend.	Reinigungsrituale	Zwangshandlungen; depr. Syndrom
Ihn belaste allerdings sehr, dass er in letzter Zeit bei seiner Freundin sexuell versagt habe. Er nehme kein Verlangen mehr wahr – auch wenn er sich zwinge, dann sei keine Sexualität mehr möglich.	Funktionelles Versagen der Genitalfunktion	depr. Syndrom
Seit einem Monat betrinke er sich beinahe jeden Abend, und zwar bei sich zu Hause, weil er nicht mehr unter Leute gehen wolle.	Gesteigerter Substanzkonsum	depr. Syndrom
Wenn er keine therapeutische Hilfe in der nächsten Zeit bekäme, befürchte er, auf illegale Drogen umzusteigen.	Ängstliches Grübeln	depr. Syndrom
Nachfragen des Therapeuten zur Anamnese (d.h. Störungsgeschichte) beantwortet der Patient folgendermaßen: Er sei Einzelkind und habe lange „eingenässt", weswegen er später auf einen besonders hygienisch einwandfreien Körper und saubere sanitäre Verhältnisse geachtet habe. Psychologische Hilfe habe er noch nie aufgesucht.	Enuresis	

Daraus ergeben sich als *wahrscheinliche Diagnosen*:

- Zwangsstörung: Aufgrund von Reinigungszwang und Reinigungsritualen.
- Major Depression oder Dysthymie (Differenzialdiagnose zwischen beiden noch offen): Aufgrund der Antriebslosigkeit, verschiedener ängstlicher, z.T. hypochondrischer Befürchtungen (insg. Depressives Syndrom); hierher passt mit Einschränkung auch das (zeitweise) funktionelle Versagen der Genitalfunktion. Differenzialdiagnosen sind möglich: Generalisierte Angststörung, Hypochondrische Störung.
- Substanzmissbrauch, beginnend (Zeitkriterium noch nicht erfüllt).

Anmerkung: Die spezifischen Hinweise auf Symptome sind blau gesetzt. Die inhaltlichen Grundlagen zu Symptom- und Syndromzuordnungen sowie zu Diagnoseeinteilungen sind im Kapitel 7 dargestellt. Bitte beachten: Die klassifikatorischen Diagnosezuordnungen sind aufgrund der geringen Informationen des dargestellten Fallbeispiels mit Vorsicht zu handhaben.

Abbildung 23: Fallbeispiel (vgl. S. 118, 120f.) mit den Symptom-, Syndrom- und Diagnosezuordnungen

Subsyndromale Diagnose

Der Begriff „subsyndromale Diagnose", welcher sich in Forschungspublikationen und bei Begutachtungen finden lässt, bezieht sich auf die Tatsache, dass in manchen Fällen Symptom(-muster) und Verlaufskriterien für eine Diagnose nicht vollständig vorhanden sind. Dennoch kann es aus klinischen oder wissenschaftlichen Gründen sinnvoll sein, eine subsyndromale Diagnose zu vergeben.

Beispiel: Subsyndromale Posttraumatische Belastungsstörung, auch wenn zeitweise keine anhaltenden Übererregungssymptome (Hyperarousal) vorhanden sind.

Dimensionale Diagnostik

Bei der dimensionalen Diagnostik wird davon ausgegangen, dass die beobachteten Phänomene auf einem Kontinuum angeordnet werden können, welches durch bestimmte Dimensionen gekennzeichnet ist. Feststellbare Unterschiede sind demnach qualitativer Natur (z. B. „geringe", „moderate", „hohe Ausprägung"). Die dimensionale Diagnostik hat in der Klinischen Psychologie ebenfalls ihren Stellenwert, insbesondere

- beim Einsatz von Fragebögen oder Fremdbeurteilungsskalen für Depressivität, Ängstlichkeit, Impulsivität oder die generelle psychische Belastung (vgl. Kapitel 8),
- bei der Einschätzung von weiteren Dimensionen der klassifikatorischen Diagnostik, etwa für die sogenannten Achsen IV und V des DSM (vgl. Abschnitt 5.4): „Schwere der psychosozialen Belastungsfaktoren" und „Niveau der sozialen Anpassung im letzten Jahr".

5.4 Diagnose- bzw. Klassifikationssysteme

ICD-11 und DSM-5 als aktuelle Klassifikationssysteme

Die beiden wichtigsten Diagnosesysteme, auf denen die klassifikatorische Diagnostik beruht, sind derzeit die *International Statistical Classification of Diseases, Injuries and Causes of Death* (ICD) der Weltgesundheitsorganisation (WHO), welche seit 2018 in der 11. Fassung als *ICD-11* vorliegt, und das *Diagnostic and Statistical Manual of Mental Disorders* der American Psychiatric Association (APA), dessen 5. Auflage *DSM-5* zur Zeit gültig ist.

Zur Entstehung und Weiterentwicklung beider Systeme haben folgende Gründe geführt:

- das Bedürfnis nach einheitlichen Diagnosedefinitionen und -kriterien,
- die Ermöglichung einer eindeutigen Kommunikation zwischen Behandlern, Patienten, Angehörigen, Forschern und internationalen Gremien,
- die Möglichkeit, einer von den sogenannten Psychotherapieschulen wie Psychoanalyse und Verhaltenstherapie unabhängigen Diagnosestellung,
- die Absicht, dem heute noch lückenhaften Wissensstand bzgl. ätiologischer Faktoren keine entscheidende Wichtigkeit zuzubilligen (wie z. B. bei den körperlichen Krankheiten Krebs und Infektionen),
- die wissenschaftliche Weiterentwicklung von Symptomen, Syndromen und Diagnosen einschließlich ihrer Präzisierung, Differenzierung und Validierung.

Die beiden Klassifikationssysteme stimmen in ihren Grundzügen und Details weitgehend überein. Wichtige Unterschiede ergeben sich hauptsächlich dadurch, dass im ICD-System neben den psychischen Störungen, welche im Kapitel der „Psychischen und Verhaltensstörungen“ aufgeführt sind, auch alle medizinisch-körperlichen Erkrankungen und Bedingungen enthalten sind (sowie Zusatzkapitel, z. B. über Gründe für Inanspruchnahme des Gesundheitswesens oder Bezeichnungen der traditionellen Medizin). Dagegen ist das DSM-System auf psychische Störungen beschränkt.

War das DSM seit seiner 3. Fassung von 1980 durch genaue Operationalisierungen der Störungskonstrukte gekennzeichnet, was die modernen Forschungsaktivitäten stimulierte, so konnte die ICD erst in seiner 11. Fassung neben seinem Praxisbezug stärker forschungsbezogen formuliert werden.

Grundzüge der ICD-11

Ursprünglich entstammt dieses Klassifikationssystem einem internationalen Todesursachenverzeichnis, welches später für alle Krankheitsformen abgewandelt wurde. Heute listet das Kapitel 6 die psychischen, Verhaltens- und neuronalen sowie mentalen Entwicklungsstörungen in 20 Unterklassen auf. Als Notation wird jeder ICD-Klasse ein vierstelliger Code zugeordnet.

Die ICD beinhaltet in mehreren Zusatzkapiteln weitere Faktoren im Zusammenhang mit Krankheiten und/oder psychischen Störungen, welche zur genaueren Differenzierung des Zustands eines Patienten hinzugezogen werden können:

- Schlüsselnummern für besondere Zwecke (z. B. vorläufige Zuordnungen für Krankheiten mit unklarer Ätiologie),
- äußere Ursachen von Morbidität und Mortalität (z. B. Stürze, tätlicher Angriff, Kriegshandlungen),
- Faktoren, welche den Gesundheitszustand beeinflussen und zur Inanspruchnahme des Gesundheitswesens führen (z. B. aufgrund sozioökonomischer oder psychosozialer Umstände).

In den deutschsprachigen Ländern ist die Codierung mittels ICD offiziell für alle Medizinalstatistiken und Krankenversicherungsleistungen erforderlich. Die datentechnische bzw. maschinelle Verarbeitung ermöglicht dabei schnelle Auswertungs- und Abrechnungsprozesse. In diesem Zusammenhang wird allerdings kritisiert, dass die entsprechenden Daten in unzulässigem Maße transparent und kontrollierbar gemacht werden (vgl. Diskussion zu den elektronischen Patientendaten und „Gesundheitskarten", z. B. Manzeschke, 2005).

Grundzüge des DSM-5

Ausführlicher Störungshintergrund und -kontext

Die historischen Vorzüge der differenzierteren Klassifikation, Operationalisierung und Beschreibung im DSM-System wurden bereits erwähnt. Im DSM-Handbuch gibt es zusätzlich zu den diagnostischen Kriterien für die Diagnosen ausführliche Beschreibungen der diagnostischen Merkmale, Angaben zur Prävalenz (Häufigkeit), der Entwicklung und des Verlaufs, der Risiko- und prognostischen Faktoren (z. B. unterteilt in genetische, physiologische, Temperaments- und Umweltfaktoren), zu geschlechtsspezifischen Besonderheiten, funktionellen Folgen (z. B. Arbeits-, Erziehungsunfähigkeit, sozialer Teilhabeverlust), kulturellen Besonderheiten, Differenzialdiagnosen und Komorbiditäten (vgl. Kasten). Diese Erläuterungen machen das Handbuch zu einem Überblick über den aktuellen Stand des Wissens aller psychischen Störungen.

Kulturelle Formulierungen

Das DSM-5 bietet zusätzlich ein Kapitel über kulturell gebundene Ausdrucksformen („Cultural Formulation"). Dieses hat zum Ziel, für die diagnostische Beurteilung und Entscheidungsfindung den kulturellen Kontext einer Erkrankungserfahrung besser zu verstehen. Dabei werden folgende Gesichtspunkte spezifiziert:

- die kulturelle Identität einer Person: z. B. Herkunft aus einer anderen Kultur bzw. Status als Migrant,
- kulturell gebundene Leidenskonzepte: diese können von den international definierten Störungskonzepten stark abweichen, z. B. wenn

übermäßige Erschöpfung dominiert bei einem Zustand, der international als depressive Störung klassifiziert würde,
- kulturelle Eigenschaften der Beziehung zwischen dem Betroffenen und dem Behandler: hier geht es u. a. um Differenzen in der Kultur, Sprache und dem sozialen Status zwischen Betroffenen und dem Behandler, die Schwierigkeiten in der Kommunikation verursachen.

Dieses Kapitel bietet insgesamt eine Fülle wichtiger Informationen und konkreter Handlungshilfen für die Einschätzung und Behandlung von psychischen Problemen bei Betroffenen, die dem Mentalitätssystem ihrer Herkunftskulturen verbunden bleiben und die die üblichen Versorgungs- und Therapieangebote nicht spontan nutzen können.

Begriffsklärung

Komorbidität: Die Mehrfachcodierung von Diagnosen bei einer Person wird Komorbidität genannt. Dabei ist es möglich, je nach klinischer Wichtigkeit, Haupt- und Nebendiagnosen zu unterscheiden (z. B. Hauptdiagnose: Zwangsstörung, Nebendiagnose: Alkoholmissbrauch). Auch nebeneinander bestehende Achse-I- und Achse-II-Störungen gelten als Komorbiditäten (z. B. Borderline-Persönlichkeitsstörung und Depression).

Multimorbidität: Es hat sich eingebürgert, diesen Begriff für das gleichzeitige Bestehen von mehreren körperlichen Krankheiten bzw. einer körperlichen Krankheit und einer psychischen Störung zu benutzen (z. B. neurologische Erkrankung und Borderline-Persönlichkeitsstörung).

Differenzialdiagnose: Jede Diagnosestellung ist durch die zu diagnostizierende Störung von anderen Störungen abzugrenzen; im DSM dienen die explizit genannten Ausschlusskriterien und Entscheidungsschritte der Differenzialdiagnostik. So lautet z. B. ein Ausschlusskriterium zu paranoider Schizophrenie: „Das psychotische Erleben geht nicht auf die direkte körperliche Wirkung einer Substanz (Droge, Medikament etc.) zurück" (sog. substanzinduzierte psychotische Störung).

Auch das DSM-System wird kritisch diskutiert: So wurde etwa geäußert, dass es zu viele Störungen differenziert mit z. T. sehr geringen Unterscheidungen, wodurch es beinahe unübersichtlich geworden ist (Hyman, 2010). Weiterhin ist kritisch angemerkt worden, dass die detailliert aufgelisteten Operationalisierungen eine Pseudo-Genauigkeit vorspiegeln, welche darüber hinwegtäuscht, dass viele Symptome weiterhin sehr schwer zu erfassen und voneinander abzugrenzen sind (so z. B. Fremdbeurteilung erfordernde Symptome wie etwa Beziehungswahn oder zwanghafte Rituale; Andreasen, 2007). Das Aufrechnen einer benötigten Symptomanzahl innerhalb eines diagnostischen Algorithmus kann zu Fehlbeurteilungen führen, wenn z. B. in einem eher untypischen Fall die erforderliche Symptomanzahl nicht erfüllt ist. Diagnostizierende geraten in die Gefahr des zu mechanistischen Diagnostizierens oder aber „sehen den Wald vor lauter Bäumen nicht mehr".

Reifizierungsproblem

Der wichtigste Kritikpunkt am DSM-System betrifft das *Reifizierungsproblem* (Hyman, 2010). Reifizierung (Vergegenständlichung, von lat.: re = Sache, facere = machen) ist das vorschnelle Anerkennen eines Konstrukts als bewiesene Realität. Das Reifizierungsproblem ist damit eine Sonderform des Validierungsproblems (s. Lehrbücher der psychologischen Forschungsmethoden).

Das „Steinlaus-Problem"

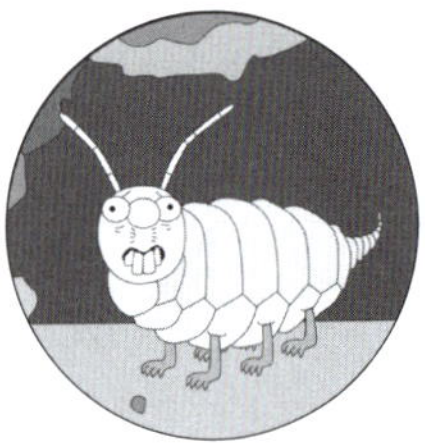

Steinlaus
aus Loriot: Möpse und Menschen © 2003 Diogenes Verlag AG Zürich

Reifizierung

„Es besteht seit jeher eine starke Tendenz daran zu glauben, dass alles, was einen Namen erhalten hat, eine Einheit oder ein Wesen darstellen muss, welche über eine unabhängige eigene Existenz verfügt."
John Stuart Mill (Philosoph)

Zur Verdeutlichung des Reifizierungsphänomens soll auf das medizinische Phänomen der Steinlaus verwiesen werden. Die Steinlaus wird seit 1983 erforscht und hat seither im renommierten Medizinlexikon „Pschyrembel" (de Gruyter Verlag) einen Eintrag: *lat. Petrophaga lorioti; kleinstes einheimisches Nagetier (Größe 0,3–3 mm) [...] Nachweis: histologisch äußerst schwierig; evtl. molekulargenetisch nach Polymerase-Kettenreaktion [...].*

Die Steinlaus ist in diesem Medizinlexikon ein bewusst lancierter Scherz zu einem Phänomen, welches gar nicht existiert. Es soll vom Leser als Schwindel entdeckt werden und dabei die anregende Wirkung entfalten, auch Sachverhalte kritisch zu betrachten, welche mit der Fachautorität eines berühmten Lexikons präsentiert werden.

Als Beispiele für möglicherweise reifizierte Störungsbezeichnungen werden folgende Diagnosen diskutiert: Aufmerksamkeitsdefizit-/Hyperaktivitätssyndrom (ADHS) im Erwachsenenalter, akute Belastungsreaktion, schizoaffektive Störungen sowie die sogenannte Burnout-Störung (sie ist keine offizielle ICD- oder DSM-Diagnose, wird aber von vielen Therapieanbietern wie eine offizielle Diagnose behandelt). Die endgültige Feststellung der Validität dieser Störungskonstrukte bleibt intensiver Forschung überlassen. Dabei muss beachtet werden, dass es Interessengruppen außerhalb der Wissenschaft geben kann, welche sehr stark versuchen, eine Störung offiziell anerkennen zu lassen (z. B. die pharmazeutische Industrie oder Gesundheitsservice-Anbieter).

5.5 Klassifikationssysteme positiver Eigenschaften und Ressourcen

In der Klinischen Psychologie werden zwar weiterhin psychische Störungen im Vordergrund stehen, um der bestmöglichen Intervention (z. B. Beratung, Therapie, Rehabilitation) zugeführt zu werden. Dennoch ist es sinnvoll, neben diesen viel genutzten Beschreibungssystemen auch auf positive Eigenschaften und Ressourcen zu setzen. Im Kapitel 1 wurde bereits das System der psychischen Stärken nach Peterson und Seligman (2004) vorgestellt.

Die ICF ist ressourcenorientiert und dient der Beschreibung des funktionalen Gesundheitszustandes und der relevanten Umgebungsfaktoren einer Person

Die WHO hat neben dem ICD-System für Störungen und Krankheiten 2001 auch die *Internationale Klassifikation der Funktionsfähigkeit, Behinderung und Gesundheit (ICF)* herausgegeben. Die ICF dient als länder- und fachübergreifende einheitliche Sprache zur Beschreibung des funktionalen Gesundheitszustandes und der relevanten Umgebungsfaktoren einer Person, ergänzt durch Behinderungen sowie soziale Beeinträchtigungen. Mit ihrem ressourcenorientierten bio-psycho-sozialen Ansatz veränderte die ICF die bisher vorherrschende medizinische Krankheitsorientierung. Die ICF ist in vielen Ländern eine verbindliche Grundlage für Rehabilitationsleistungen. Seit 2015 wird an einer zweiten Fassung (ICF-2) gearbeitet.

Vier Bereiche der ICF-Klassifikation

Die ICF-Klassifikation umfasst vier Bereiche

- **Fähigkeiten und Körperfunktionen:** z. B. im Kapitel Mentale Funktionen konkrete Einschätzungen für die „Funktionen von Temperament und Persönlichkeit".
- **Körperstrukturen:** z. B. im Kapitel Augen, Ohren und damit verbundene Strukturen; Strukturen, die mit Stimme und Sprechen assoziiert sind.
- **Aktivitäten und Partizipation (Teilhabe):** z. B. im Kapitel Kommunikation die Fähigkeit „Kommunizieren mittels non-verbaler Mitteilungen".
- **Umweltfaktoren:** z. B. im Kapitel Unterstützung und Beziehungen das Vorhandensein von „domestizierten Tieren".

Seit gut zehn Jahren liegt mit der ICF-CY auch eine Kinder- und Jugendlichenversion des ICF-Systems vor. Die damit verbundene Vereinheitlichung und Operationalisierbarkeit wird z. B. ermöglichen, bisher eher ideologisch geführte Diskussionen um Integration, Teilhabe und Chancenfairness im Schulsystem durch systematische Wirksamkeitsuntersuchungen voranzubringen.

Damit rücken Diagnosen wie „Autismus" oder „ADHS" (vgl. Kapitel 6) in den Kontext zusätzlicher Fragen zur Funktionsfähigkeit, d.h. die individuellen Fähigkeiten, körperlichen Voraussetzungen und sozialen Aktivitäten der Betroffenen müssen stärker beachtet werden. Diese Erweiterung auf die weitere Lebenssituation kann nur mithilfe interdisziplinärer Zusammenarbeit verschiedener Gesundheitsberufe ausgeführt werden, z.B. der Einbeziehung von Heilpädagogen und Physiotherapeuten.

Die ICF ist somit sowohl für Patienten als auch für Gesundheitsberufe von Nutzen. Die Beschreibung der Patienten wird nicht auf ihre Diagnosen beschränkt. Die Darlegung ihrer Fähigkeiten, Teilhabemöglichkeiten sowie von Umweltfaktoren ermöglicht z.B. Rehabilitationsteams die detaillierte Planung von auf das Individuum zugeschnittenen Maßnahmen und von notwendigen Veränderungen in der Umwelt des Betroffenen (z.B. bauliche Veränderungen für das Wohnen). Interventionen in einem Bereich (Fähigkeiten) können im günstigen Fall zu Veränderungen im darauf aufbauenden Bereich (Partizipation) führen. So kann beispielsweise das Lernen manueller Signale bei einem autistischen Kind zu einer verbesserten Interaktion und Teilhabe in seiner Familie führen. Oder ein Erwachsener mit einer chronifizierten schizophrenen Psychose kann durch seine ausgeprägte künstlerische Begabung viele Ressourcen in den Bereichen Aktivität und Teilhabe besitzen.

Zusammenfassung

Der diagnostische Prozess in der Klinischen Psychologie ist ein wechselseitiger Schlussfolgerungsprozess zwischen Hypothesengenerierung durch Beobachten und Informationssammeln einerseits und Hypothesenprüfung durch Vergleich mit den existierenden Symptom-, Syndrom- bzw. Diagnosedefinitionen andererseits.

Im klassischen Rosenhan-Experiment mit Probanden, die sich in psychiatrischen Kliniken nur mit Einzelsymptomen vorstellten, wurde gezeigt, dass ein vorschnelles Schlussfolgern zu falschen (unreliablen) Diagnosen und negativen Konsequenzen für die Betroffenen führt.

Die kategoriale Diagnostik, deren wichtigste Vertreterin die klassifikatorische Diagnostik ist, ermöglicht eine einheitliche Fachsprache für klinische, wissenschaftliche und versicherungsrechtliche Zwecke. Die dimensionale Diagnostik umfasst das Ausmaß von Eigenschaften und Merkmalen.

Die beiden verbreiteten Störungsklassifikationssysteme, namentlich die ICD der Weltgesundheitsorganisation (WHO) und das DSM der American Psychiatric Association (APA), haben neben überwiegenden Gemeinsamkeiten einige kennzeichnende Unterschiede.

Die Ressourcendiagnostik erfolgt durch die Internationale Klassifikation der Funktionsfähigkeit, Behinderung und Gesundheit (ICF) der WHO.

Fragen

1. Bei welchen Symptomen ist es erforderlich, dass eine diagnostische Fremdbeurteilung vorgenommen wird und nennen Sie ein Beispiel dafür.
2. Was war die hauptsächliche Schlussfolgerung aus dem klassischen Rosenhan-Experiment?
3. Kennzeichnen Sie die kategoriale und die dimensionale Diagnostik und nennen Sie für beide jeweils ein Anwendungsbeispiel.
4. Welche Vorteile bietet die klassifikatorische Diagnostik?
5. Nennen Sie einige der im Kapitel diskutierten prinzipiellen Unterschiede zwischen dem ICD- und dem DSM-System.
6. Erläutern Sie das Reifizierungsproblem und nennen Sie als Beispiel eine Diagnose, die in diesem Zusammenhang diskutiert wird.
7. Was beinhaltet das ICF (dt. Internationale Klassifikation der Funktionsfähigkeit, Behinderung und Gesundheit)?

Lösungshinweise finden Sie unter
www.hogrefe.de/buecher/lehrbuecher/psychlehrbuchplus

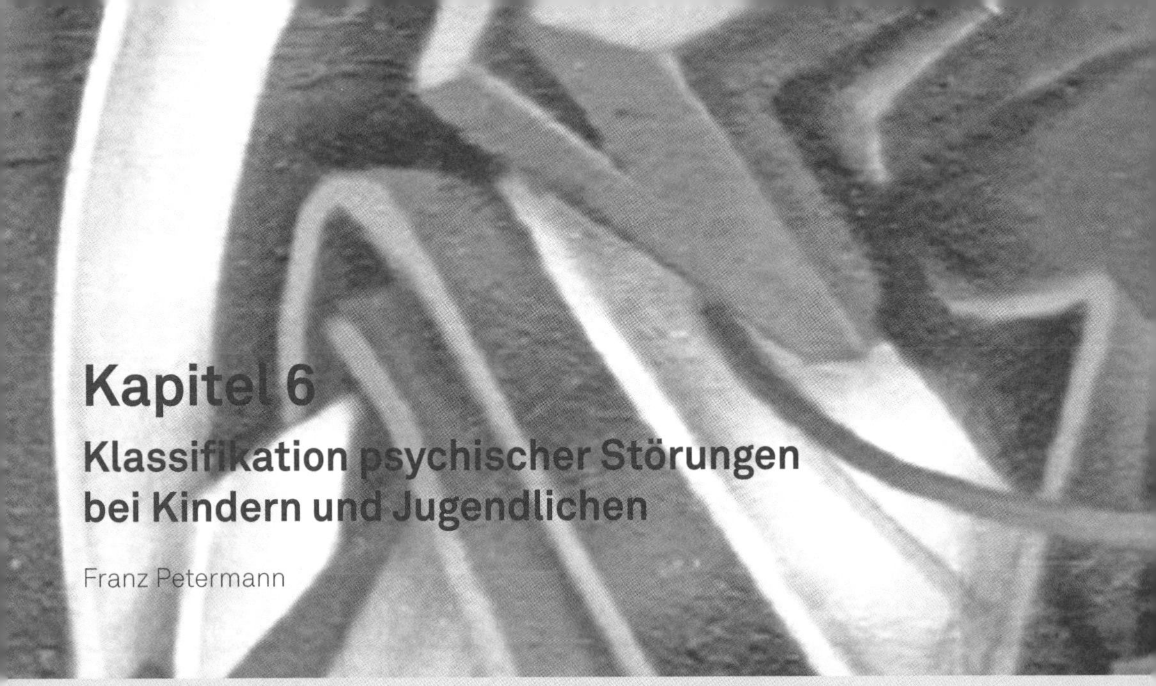

Kapitel 6

Klassifikation psychischer Störungen bei Kindern und Jugendlichen

Franz Petermann

Inhaltsübersicht

6.1 Psychische Auffälligkeiten im Kindes- und Jugendalter

6.1.1 Definition

Remschmidt (1988, S. 146) definiert psychische Auffälligkeiten im Kindes- und Jugendalter als „einen Zustand willkürlich gestörter Lebensfunktionen, der durch Beginn, Verlauf und ggf. auch Ende eine zeitliche Dimension aufweist und ein Kind oder einen Jugendlichen entscheidend daran hindert, an den alltagstypischen Lebensvollzügen aktiv teilzunehmen und diese zu bewältigen."

Normkonzepte

Psychisch auffälliges und unauffälliges Verhalten lässt sich anhand verschiedener Normkonzepte voneinander unterscheiden (vgl. dazu auch Kapitel 1; Döpfner & Petermann, 2012):

- nach der *idealen* Norm (es gelten solche Personen als normal, die ohne Beschwerden leben),
- nach der *sozialen* Norm (es gelten solche Personen als normal, die so leben, wie es die Gesellschaft von ihnen erwartet),
- nach der *statistischen* Norm (es gelten solche Personen als normal, die der Mehrheit aller Personen angehören) und
- nach der *funktionellen* Norm (es gelten solche Personen als normal, die ihre Aufgaben erfüllen).

6.1.2 Vorstellungen zum Störungskonzept

Bisher uneinheitlicher Störungsbegriff

In der Klinischen Kinderpsychologie liegen bislang keine einheitlichen Krankheits- oder Störungsbegriffe vor, sondern es existieren unterschiedliche Vorstellungen darüber, ab wann ein Kind bzw. Jugendlicher als psychisch „gestört" gilt. Die Unterschiedlichkeit der Konzepte ist auf die zu vermutenden Ursachen zurückzuführen. Die Grundannahmen des *medizinischen Krankheitsmodells* (vgl. Kapitel 1) haben die heutige Vorstellung psychischer Störungen maßgeblich beeinflusst. Dieses geht davon aus, dass psychische Störungen mit aufzeigbaren biologischen Ursachen verknüpft sind, die eindeutig voneinander abgegrenzt werden können. Geprägt wurde diese Position von Emil Kraepelin, der den Grundstein für erste Systeme zur Klassifikation psychischer Störungen legte. Nach dem medizinischen Krankheitsmodell werden psychische Störungen insbesondere durch körperliche Fehlfunktionen oder Läsionen verursacht (Döpfner, 2013).

Bisher können weder biologische noch psychosoziale oder biopsychologische Modelle hinreichend zur Erklärung der Ursachen psychischer Störungen beitragen. Aktuell ist davon auszugehen, dass die Entstehung von psychischen Erkrankungen im Kindes- und Jugendalter auf verschiedene Faktoren (biologisch-medizinische, psychische und soziale Dimensionen) bzw. deren Wechselwirkungen zurückzuführen ist (Barkmann & Schulte-Markwort, 2007).

Wechselwirkungen unterschiedlicher Faktoren

Die gängigen Klassifikationssysteme greifen diese Vorstellung auf. Um einzuschätzen, ob ein Kind an einer psychischen Störung leidet, sind nicht nur die psychischen Symptome von Bedeutung. Vielmehr sind zusätzlich

- die Stärke der Symptome,
- die klinische Bedeutsamkeit,
- die mit den Symptomen einhergehenden psychosozialen Beeinträchtigungen,
- die Leistungsbeeinträchtigungen, die auch durch mögliche Ausgleichsprozesse nicht mehr verhindert werden können,
- Ausschlusskriterien (also Aspekte, die nicht erfüllt sein dürfen),
- gegebenenfalls ätiologische Faktoren sowie
- teilweise der Beginn, Verlauf und die Dauer der Symptomatik und der Beeinträchtigungen zu berücksichtigen (Döpfner, 2013).

6.2 Klassifikation psychischer Störungen bei Kindern und Jugendlichen

Klassifikation beinhaltet eine Zuordnung von Kindern und Jugendlichen zu alternativen Merkmalsklassen. In der Klinischen Psychologie verwendet man den Begriff der Klassifikation, um psychische Störungen zu kennzeichnen (Petermann & Daseking, 2015). Psychiatrische Klassifikationssysteme bilden seit den 70er Jahren einen essenziellen Bestandteil der Klinischen Kinderpsychologie. Sie haben nicht nur zu einer verbesserten Verständigung unterschiedlicher Berufsgruppen beigetragen, sondern stellen ein wichtiges Schulungsinstrument in der Ausbildung von Kinder- und Jugendpsychiatern bzw. Kinder- und Jugendlichenpsychotherapeuten dar. Unterschiedliche Störungsbilder (z. B. Lese-Rechtschreib- und Rechenstörungen) werden dabei je nach Ähnlichkeit der Symptomatik in übergeordnete Störungsgruppen zusammengefasst (z. B. umschriebene Entwicklungsstörungen schulischer Fertigkeiten).

Kategoriale vs. dimensionale Klassifikation

Aktuell ist zwischen einer *kategorialen* und *dimensionalen* Klassifikation zu unterscheiden. Während kategoriale Klassifikationssysteme psychische Störungen als diskrete Störungs- oder Krankheitseinheiten beschreiben, die klar voneinander abgrenzbar sind, ist die Grundidee der dimensionalen Klassifikation, dass sich psychische Störungen als kontinuierlich verteilte Merkmale darstellen (vgl. Kapitel 5).

6.2.1 Kategoriale Klassifikationssysteme psychischer Störungen des Kindes- und Jugendalters

Kategoriale Klassifikationssysteme leiten sich aus klinischen Ansätzen ab und binden Expertenurteile ein. Anhand von spezifischen Merkmalen sowie Beginn und Dauer von Symptomen ist es möglich, bestimmte Störungen zu diagnostizieren oder auszuschließen. Aktuell können verschiedene kategoriale Klassifikationssysteme psychischer Störungen des Kindes- und Jugendalters vorgestellt werden (Übersicht: vgl. Tab. 3).

Tabelle 3: Klassifikationssysteme psychischer Störungen für das Kindes- und Jugendalter

Klassifikationssystem	Herausgeber
Internationale Klassifikation psychischer Störungen – ICD-11	Weltgesundheitsorganisation *(WHO, 2018, deutsche Version; in Vorb.)*
Diagnostisches und Statistisches Manual Psychischer Störungen – DSM-5	American Psychiatric Association *(APA/Falkai et al., 2015)*
Diagnostische Klassifikation: DC: 0–5. Seelische Gesundheit und entwicklungsbedingte Störungen bei Säuglingen und Kleinkindern	Zero to Three (2017)
Multiaxiales Klassifikationsschema psychischer Störungen des Kindes- und Jugendalters nach ICD-10	Weltgesundheitsorganisation *(Remschmidt, Schmidt & Poustka, 2017)*
Operationalisierte Psychodynamische Diagnostik im Kindes- und Jugendalter	Arbeitskreis OPD-KJ-2 *(Arbeitskreis OPD-KJ-2, 2016)*

ICD-11 und DSM-5

Die *Internationale Klassifikation psychischer Störungen* (ICD-11) der Weltgesundheitsorganisation sowie das *Diagnostische und Statistische Manual Psychischer Störungen* (DSM-5) der American Psychiatric Association stellen die wichtigsten Klassifikationssysteme dar.

6.2.2 Dimensionale Klassifikationssysteme psychischer Störungen des Kindes- und Jugendalters

Die dimensionalen Klassifikationssysteme sind empirisch abgeleitet und basieren auf den methodischen Grundlagen der Psychometrie. Psychische Auffälligkeiten werden anhand empirisch gewonnener Dimensionen beschrieben und mithilfe von multivariaten Verfahren (z. B. Faktorenanalysen) werden viele Merkmale auf wenige Dimensionen reduziert. Die meisten dimensionalen Klassifikationssysteme verwenden Fragebogenverfahren, um psychische Störungen abzubilden. Eines der international verbreitetesten dimensionalen Messverfahren ist das *Achenbach System of Empirically Based Assessment* von Achenbach (ASEBA; Achenbach & Rescorla, 2001). Dieses umfasst verschiedene Beurteilungsbögen, mit denen auffälliges Verhalten von Kindern und Jugendlichen durch Selbst- und/oder Fremdurteile erfasst wird. Insgesamt lassen sich die in Abbildung 24 dargestellten acht Dimensionen mit dem „Achenbach-System“ abbilden.

ASEBA

- *Sozialer Rückzug* (z. B. lieber allein, starrt ins Leere)
- *Körperliche Beschwerden* (z. B. schwindelig, müde)
- *Ängstlich/depressiv* (z. B. einsam, weint)

} **internalisierende Auffälligkeiten**

- *Dissoziales Verhalten* (z. B. lügt, Feuer legen)
- *Aggressives Verhalten* (z. B. streitet viel, gemein zu anderen)

} **externalisierende Auffälligkeiten**

- *Soziale Probleme* (z. B. klammert, ist nicht beliebt)
- *Schizoid/zwanghaft* (z. B. Zwangsgedanken, sieht Dinge, die nicht vorhanden sind)
- *Aufmerksamkeitsprobleme* (z. B. unruhig, Tagträume)

} **gemischte Auffälligkeiten**

Abbildung 24: Die acht Dimensionen des Achenbach-Systems

6.2.3 Klassifikation psychischer Störungen des Kindes- und Jugendalters nach ICD-11 und DSM-5

Bisherige Einordnung: Entwicklungs- und Verhaltensstörungen

Psychische Störungen des Kindes- und Jugendalters wurden in der Vergangenheit (insbesondere durch das ICD-10 geprägt) global in zwei Kategorien unterschieden: nämlich in *Entwicklungs-* und *Verhaltensstörungen* (vgl. zur Übersicht Petermann, 2013).

Die umfassend revidierten Klassifikationssysteme ICD-11 und DSM-5 ordnen sich neu und führen gleichermaßen ein übergeordnetes Kapitel zu *Störungen der neuronalen und mentalen Entwicklung* ein. Beide Klassifikationssysteme integrieren hier neben den bisher klassischen *Entwicklungsstörungen* wie Sprach- und Sprechstörungen, motorische Störungen und Lernstörungen

- die Autismus-Spektrum-Störung (ehemals als tiefgreifende Entwicklungsstörungen bezeichnet),
- intellektuelle Entwicklungsstörungen

sowie als wesentlichste Neuerung

- die Aufmerksamkeitsdefizit-/Hyperaktivitätsstörung (ADHS) und
- Tic-Störungen.

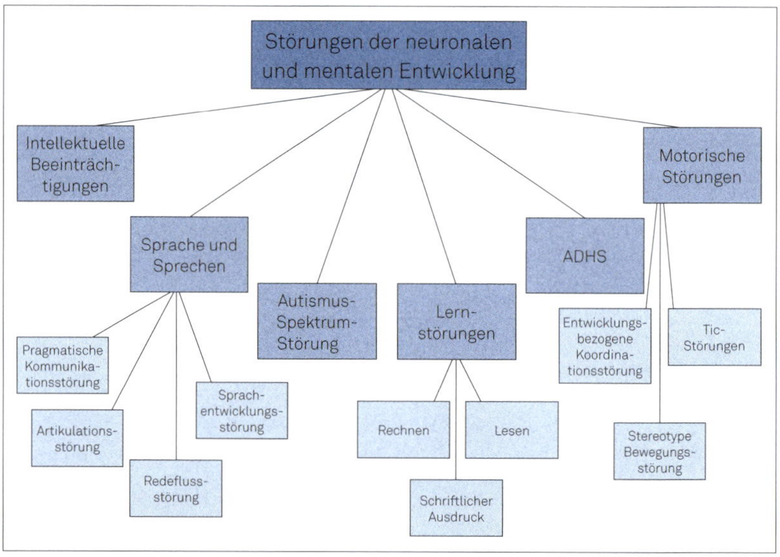

Anmerkung: Die kindlichen Ausscheidungsstörungen Enuresis und Enkopresis ebenso wie Ess- und Fütterstörungen werden nun jeweils in einem gesonderten Kapitel beschrieben.

Abbildung 25: Übersicht der Störungen zur neuronalen und mentalen Entwicklung nach DSM-5

Eine Übersicht über die Störungen der neuronalen und mentalen Entwicklung liefert Abbildung 25. Beide Klassifikationssysteme verzichten gleichermaßen auf ein eigenes Kapitel zur Klassifikation von kindlichen Verhaltensstörungen, sondern integrieren Störungsbilder wie beispielsweise die Störung mit oppositionellem Trotzverhalten oder die Störung mit Trennungsangst in thematisch passende Kapitel des Erwachsenenalters.

Störungen der neuronalen und mentalen Entwicklung

6.3 Klassifikation von Störungen der neuronalen und mentalen Entwicklung

Die Gruppe der Störungen der neuronalen und mentalen Entwicklung kennzeichnet sich nach DSM-5 durch eine enge Verknüpfung mit umschriebenen Entwicklungsphasen. Solche Störungen entstehen in der Regel früh, zumeist können Störungsanzeichen bereits vor dem Eintritt in die Schule festgestellt werden. Betroffene Kinder weisen üblicherweise Entwicklungsdefizite auf, die zu Einschränkungen im persönlichen, sozialen oder schulischen Funktionsniveau führen. Dabei können einerseits sehr spezifische entwicklungsbezogene Defizite wie beispielsweise im Lernen oder der Kontrolle von exekutiven Funktionen vorliegen, zum anderen sind auch umfassende Beeinträchtigungen der sozialen Fertigkeiten oder der Intelligenz möglich. Zusätzlich ist häufig ein gemeinsames Auftreten verschiedener Störungen der neuronalen und mentalen Entwicklung beobachtbar: Dies gilt beispielsweise für die Kombination der Autismus-Spektrum-Störung mit intellektuellen Beeinträchtigungen sowie für die Aufmerksamkeitsdefizit-/Hyperaktivitätsstörungen und das gleichzeitige Auftreten von spezifischen Lernstörungen.

Merkmale von Störungen der neuronalen und mentalen Entwicklung

Die ICD-11 beschreibt die neuronalen und mentalen Entwicklungsstörungen als verhaltensbezogene und kognitive Störungen, die in der frühen Entwicklungsphase auftreten und zu bedeutsamen Schwierigkeiten beim Erwerb und der Ausführung von intellektuellen, motorischen oder sozialen Funktionen beitragen. Auch wenn kognitive und Verhaltensdefizite im Rahmen anderer mentaler oder Verhaltensstörungen auftreten (z. B. Schizophrenie oder bipolare Störungen), werden innerhalb dieses Kapitels nur solche Störungen aufgegriffen, die in engem Zusammenhang zur Reifung des zentralen Nervensystems stehen. Die Ätiologie dieser Störungen ist zumeist äußerst komplex und in der Einzelfallbetrachtung vielfach unklar.

Beide Klassifikationssysteme weisen gemeinsam als wesentliches diagnostisches Merkmal darauf hin, dass die jeweilige spezifische Störungssymptomatik erheblich von der für das (a) jeweilige Alter (Diskrepanzannahme) und (b) den intellektuellen Entwicklungsstand (Normalitätsannahme) eines Kindes erwarteten Variationsbreite abweicht.

Diskrepanzannahme

Normalitätsannahme

6.3.1 Intellektuelle Beeinträchtigungen

Einleitend wird sowohl in der ICD-11 als auch im DSM-5 zu Beginn des Kapitels *Störungen der neuronalen und mentalen Entwicklung* die intellektuelle Beeinträchtigung definiert. Diese kennzeichnet sich nach DSM-5 (F70–F73) durch die im Kasten dargestellten diagnostischen Kriterien.

Intellektuelle und adaptive Funktionsdefizite

Diagnostische Kriterien der intellektuellen Beeinträchtigung

Eine intellektuelle Beeinträchtigung (Intellektuelle Entwicklungsstörung) ist eine Störung, die während der frühen Entwicklungsphase beginnt und die sowohl intellektuelle als auch adaptive Funktionsdefizite in konzeptuellen, sozialen und alltagspraktischen Bereichen umfasst. Die folgenden drei Kriterien müssen erfüllt sein:

A. Defizite in intellektuellen Funktionen, wie Schlussfolgern, Problemlösen, Planen, abstraktem Denken, Urteilen, schulischem Lernen und Lernen aus Erfahrung, die durch eine klinische Beurteilung und durch individualisierte, standardisierte Intelligenzdiagnostik bestätigt werden.
B. Defizite in der Anpassungsfähigkeit, wodurch entwicklungsbezogene und soziokulturelle Standards von Selbstständigkeit und sozialer Kompetenz nicht erreicht werden. Ohne eine kontinuierliche Unterstützung schränken diese adaptiven Beeinträchtigungen das Funktionsniveau in einer oder mehreren Aktivitäten des täglichen Lebens ein, beispielsweise in der Kommunikation, in der sozialen Teilhabe und in einem unabhängigen Leben. Diese Einschränkungen erstrecken sich über mehrere Lebensbereiche, wie die Familie, Schule, Arbeit und das soziale Umfeld.
C. Beginn der intellektuellen und adaptiven Funktionsdefizite in der frühen Entwicklungsphase.

Eine intellektuelle Beeinträchtigung liegt dann vor, wenn eine Person einen IQ-Wert erzielt, der mindestens zwei Standardabweichungen vom Mittelwert des Testverfahrens abweicht. Zusätzlich ist der Schweregrad der intellektuellen Beeinträchtigung zu benennen. Dieser erstreckt sich nach DSM-5 über ein Kontinuum von leicht (F70), über mittel (F71) und schwer (F72) bis hin zu extrem (F73).

Die ICD-11 beschreibt unter der Diagnosekennziffer 6A00 analog zum DSM-5 die *intellektuelle Entwicklungsstörung*. Diese Diagnosekategorie umfasst eine Gruppe von Störungen unterschiedlicher Ätiologie, die sich bereits in der frühen Entwicklungsphase manifestieren und sich durch erhebliche Beeinträchtigungen der intellektuellen Funktionen sowie im adaptiven Verhalten auszeichnen. Die Leistungen in einem individuell durchgeführten Intelligenztest weichen, wie im DSM-5 beschrieben, mindestens zwei Standardabweichungen von der Norm ab. Eine spezifischere Beschreibung des Schweregrads kann optional anhand folgender Kategorien vorgenommen werden:

Unterschiedliche Schweregrade

- leichte Intelligenzminderung (6A00.0) (IQ-Wert weicht ca. zwei bis drei Standardabweichungen von der Norm ab),
- mittelgradige Intelligenzminderung (6A00.1) (IQ-Wert weicht ca. drei bis vier Standardabweichungen von der Norm ab),
- schwere Intelligenzminderung (6A00.2) (IQ-Wert weicht mehr als vier Standardabweichungen von der Norm ab),
- schwerste Intelligenzminderung (6A00.3) (IQ-Wert weicht mehr als vier Standardabweichungen von der Norm ab),
- vorläufige Intelligenzminderung (6A00.4) (Es besteht der Verdacht auf eine intellektuelle Beeinträchtigung, die aber aufgrund des jungen Alters des Kindes unter vier Jahren oder aufgrund physischer Einschränkungen, wie Blindheit oder Taubheit, mit gängigen Testverfahren nicht eindeutig feststellbar ist.).

Schwere und *schwerste Intelligenzminderungen* lassen sich lediglich auf Basis von Beobachtungen zum adaptiven Verhalten differenzieren, da die bestehenden Intelligenztestverfahren in diesen Bereichen intellektueller Beeinträchtigungen keine reliablen und validen Testergebnisse liefern.

6.3.2 Entwicklungsbezogene Störungen der Sprache und des Sprechens

Sprach- und Sprechstörungen zählen zu den häufigsten Entwicklungsdefiziten des Kindesalters. Der Spracherwerb betroffener Kinder ist in der Regel schon in frühester Kindheit verzögert bzw. beeinträchtigt (Petermann, Melzer & Rißling, 2016).

Sprache, Sprechen und Kommunikation

Die ICD-11 beschreibt Sprech- und Sprachstörungen als während der Entwicklungsphase auftretende und für das jeweilige Alter und Intelligenzniveau unangemessene Schwierigkeiten in der Sprache, im Sprechen sowie der Kommunikation. Wie bei der intellektuellen Entwicklungsstörung weist die ICD-11 auf eine komplexe und im Einzelfall häufig unbekannte Ätiologie hin. Nach Abschnitt 6A01 der ICD-11 können die *Entwicklungsbezogenen Störungen des Sprechens und der Sprache* in Artikulations-, Redeflussstörung und Sprachentwicklungsstörungen unterschieden werden.

Die analoge DSM-5-Kategorie der *Kommunikationsstörungen* bezieht sich ebenfalls auf die Kategorien Sprache, Sprechen und Kommunikation. Sprache beinhaltet die Form, Funktion und Verwendung eines konventionellen Symbolsystems, welches regelgeleitet in der zwischenmenschlichen Kommunikation angewendet wird. Sprechen bezieht sich auf die expressive Lautbildung und umfasst den Redefluss, die Stimme und die Resonanzqualität. Unter Kommunikation versteht man jegliche Art von verbalem oder nonverbalem Verhalten, welches einen Einfluss auf das Verhalten, die Meinungen oder Einstellungen von anderen Personen ausübt. Neben der Artikulations-, Sprach- und Redeflussstörung (Stottern) zählt auch die soziale (pragmatische) Kommunikationsstörung zur diagnostischen Kategorie der Kommunikationsstörungen nach DSM-5.

Nicht auf soziale und kulturelle Faktoren zurückführbar

Beide Klassifikationssysteme weisen darauf hin, dass die beobachtbaren Probleme in der Sprache und im Sprechen nicht auf soziale oder kulturelle Faktoren (z. B. regionale Dialekte) zurückführbar sein dürfen und nicht vollständig durch anatomische oder neurologische Auffälligkeiten erklärbar sind. Des Weiteren treten die Auffälligkeiten während der frühen Entwicklungsperiode auf, wobei die Beeinträchtigungen nicht als eine für das Alter und das intellektuelle Entwicklungsniveau angemessene Normvariante angesehen werden können. Das DSM-5 fordert innerhalb seiner diagnostischen Kriterien aufgrund der sprachlichen Defizite darüber hinaus Beeinträchtigungen in der schulischen oder beruflichen Leistungsfähigkeit betroffener Personen.

Artikulationsstörung

Charakteristisches Merkmal der Artikulationsstörungen nach ICD-11 (6A01.0) und DSM-5 (F80.0) sind Schwierigkeiten beim Erwerb, der Produktion sowie der Wahrnehmung gesprochener Sprache, die zu einer fehlerhaften Aussprache führen. Die Anzahl oder Typen der Aussprachefehler bzw. die allgemeine Qualität der Sprachproduktion unterscheiden sich erheblich von der für das Alter und den intellektuellen Entwicklungsstand eines Kindes zu erwartenden Lautproduktion und führen zu einer verminderten Verständlichkeit, die wiederum die

Kommunikation erheblich negativ beeinflusst. Die Aussprachefehler treten bereits frühzeitig in der kindlichen Entwicklung auf und sind nicht auf soziale, kulturelle und umweltbezogene Faktoren (z.B. Dialekte) zurückführbar. Hörbeeinträchtigungen, strukturelle Veränderungen (z.B. Gaumenspalte) oder neurologische Auffälligkeiten sind nicht ursächlich für die abweichende Entwicklung. Besonders häufig fallen Kinder mit Artikulationsstörungen durch Auslassungen, Ersetzungen und/oder die fehlerhafte Bildung der Laute *s, sch, ch* und *r* auf.

Redeflussstörung

Die Redeflussstörung kennzeichnet sich nach ICD-11 (6A01.1) durch eine beständige und erhebliche Unterbrechung des rhythmischen Redeflusses. Wie bei der Artikulationsstörung resultiert auch aus der Redeflussstörung eine verminderte Verständlichkeit, die den verbalen Austausch mit anderen Personen einschränkt. Symptomatisch äußert sich die Störung durch die Wiederholung einzelner Laute, Silben oder Wörter, Dehnungen, Wortunterbrechungen sowie Blockaden.

Das DSM-5, welches einen defizitären Redefluss als *Redeflussstörung mit Beginn in der Kindheit* anführt (F80.81), zählt zusätzlich folgende Schwierigkeiten auf: Umschreibungen schwieriger Worte, unter starker Anspannung herausgepresste Worte und Wiederholungen ganzer einsilbiger Wörter.

Sprachentwicklungsstörung

Probleme im Spracherwerb, -verständnis und -produktion

Sprachentwicklungsstörungen zeichnen sich laut ICD-11 (6A01.2) und DSM-5 (F80.2) durch persistierende Schwierigkeiten im Erwerb, Verständnis, der Produktion sowie der Anwendung von gesprochener oder geschriebener Sprache aus. Das DSM-5 verweist zusätzlich darauf, dass die sprachlichen Auffälligkeiten sich im Besonderen auf einen eingeschränkten Wortschatz, Begrenzungen im Satzbau sowie eine defizitäre Gesprächsführung beziehen.

Die Probleme zeigen sich in der Regel schon in frühester Kindheit und verursachen erhebliche Einschränkungen in der Kommunikationsfähigkeit. Die sprachlichen Auffälligkeiten treten nicht im Rahmen anderer neuronaler oder mentaler Entwicklungsstörungen auf und sind weder auf sensorische Defizite oder neurologische Ursachen (einschließlich Hirnverletzungen oder Infektionen) zurückführbar. Die sprachliche Entwicklungsstörung lässt sich laut ICD-11 zusätzlich in vier Subkategorien spezifizieren:

- Sprachentwicklungsstörung mit Beeinträchtigungen der rezeptiven und expressiven Sprache (6A01.20),
- Sprachentwicklungsstörung mit vorwiegender Beeinträchtigung der expressiven Sprache (6A01.21),
- Sprachentwicklungsstörung mit vorwiegender Beeinträchtigung der pragmatischen Sprache (6A01.22),
- Sprachentwicklungsstörung mit anderen spezifischen Sprachbeeinträchtigungen (6A01.23).

Sprachentwicklungsstörungen mit Beeinträchtigungen der rezeptiven und expressiven Sprache sind im Wesentlichen geprägt durch ein deutlich eingeschränktes Sprachverständnis bei gleichzeitig defizitärer Sprachproduktion. Treten nahezu ausschließlich Einschränkungen in der Produktion von geschriebener und gesprochener Sprache auf, ist die Diagnose der *Sprachentwicklungsstörung mit vorwiegender Beeinträchtigung der expressiven Sprache* zutreffender. *Sprachentwicklungsstörungen mit vorwiegender Beeinträchtigung der pragmatischen Sprache* zeichnen sich durch ein mangelndes Verständnis sowie eine unangemessene Verwendung von Sprache in sozialen Kontexten aus. Dies betrifft insbesondere die Fähigkeit logische Schlussfolgerungen zu ziehen, im Verständnis von Humor und Botschaften mit mehrdeutigem Sinninhalt. Sind erhebliche Schwierigkeiten in der sprachlichen Entwicklung ersichtlich, die jedoch keiner der bisherigen Kategorien deutlich zugewiesen werden können, ist die Diagnose einer *Sprachentwicklungsstörung mit anderen spezifischen Sprachbeeinträchtigungen* zu stellen.

Soziale (pragmatische) Kommunikationsstörung

Während die ICD-11 die pragmatische Sprachstörung als Unterkategorie der Sprachentwicklungsstörungen definiert (s.o.), weist das DSM-5 die soziale Kommunikationsstörung als eigene Diagnosekategorie aus.

Sozialer Sprachgebrauch eingeschränkt

Die anhaltenden Schwierigkeiten der Betroffenen im sozialen Gebrauch von verbaler und nonverbaler Kommunikation sind erkennbar durch:

- Probleme in der Verwendung von Sprache für soziale Zwecke (beim Grüßen, Austauschen von Informationen etc.),
- Schwierigkeiten damit, den eigenen Kommunikationsstil an den Kontext bzw. die Bedürfnisse des Zuhörenden anzupassen (z. B. unterschiedlicher Redestil mit Kindern oder Erwachsenen, kein übermäßig formaler Sprachgebrauch),
- Probleme, allgemeine Regeln der Gesprächsführung einzuhalten (z. B. andere ausreden bzw. zu Wort kommen zu lassen, Missverständnisse durch alternative Formulierungen auszuräumen) sowie

- ein eingeschränktes Verständnis nicht expliziter Botschaften (z. B. Schlussfolgerungen zu ziehen, Redewendungen, Metaphern oder mehrdeutige Begrifflichkeiten richtig zu deuten).

6.3.3 Autismus-Spektrum-Störung

Eine wesentliche Neuerung in ICD-11 und DSM-5 ist die Abschaffung der Begrifflichkeit der tiefgreifenden Entwicklungsstörungen, unter der eine Gruppe von Störungen mit schweren qualitativen Abweichungen vom normalen Entwicklungsverlauf zusammengefasst wurde. Dazu zählten insbesondere der *frühkindliche* und *atypische Autismus* (ehemals F84.0 bzw. F84.1), das *Asperger-* und *Rett-Syndrom* (ehemals F84.2 und F84.5), *die desintegrative Störung des Kindesalters* sowie die *Hyperkinetische Störung mit Intelligenzminderung und Bewegungsstereotypien* (ehemals F84.3 bzw. F84.4).

Die revidierten Klassifikationssysteme führen den Begriff der *Autismus-Spektrum-Störung* ein, um deutlich hervorzuheben, dass die Erscheinungsformen der Störung erheblich abhängig sind vom Schweregrad der autistischen Störung, dem chronologischen Alter sowie dem Stand der Entwicklung.

Kernmerkmale Autismus-Spektrum-Störung

Die Störung zeichnet sich nach ICD-11 und DSM-5 im Wesentlichen durch folgende Hauptmerkmale aus:

- qualitative Beeinträchtigungen in der sozialen Kommunikation und Interaktion über verschiedene Kontexte hinweg,
- eingeschränkte, repetitive Verhaltensmuster, Interessen oder Aktivitäten,
- Auftreten der Symptomatik seit frühester Kindheit sowie
- ein eingeschränktes bzw. beeinträchtigtes alltägliches Funktionsniveau.

Die qualitativen Beeinträchtigungen in der sozialen Kommunikation und Interaktion sind häufig durch die mangelnde Fähigkeit der Betroffenen, Mimik und Gestik in sozialen Interaktionen zu verwenden, die Unfähigkeit, Beziehungen zu Gleichaltrigen zu knüpfen oder den Mangel, Interessen und Tätigkeiten mit anderen Menschen zu teilen, gekennzeichnet.

Unter eingeschränkten, repetitiven Verhaltensmustern versteht man stereotype oder repetitive Bewegungsabläufe, wie z. B. motorische Stereotypien, einen repetitiven Gebrauch von Gegenständen (z. B. Aneinanderreihen von Objekten) oder der Sprache (idiosynkratischer

Sprachgebrauch, Echolalie). Betroffene halten übermäßig stark an Routinen fest und reagieren auf Veränderungen unflexibel und mit großem Unbehagen (z. B. tägliches Gehen der gleichen Wege oder Einnahme des gleichen Essens). Ihre Interessen sind äußerst eng begrenzt und sind hinsichtlich ihres Inhalts oder ihrer Intensität sehr auffällig. Zudem reagieren sie übermäßig stark oder extrem schwach auf sensorische Reize (z. B. Schmerz oder Temperatur) oder zeigen ein ungewöhnliches Interesse an Reizen der Umgebung (ausgeprägtes Riechen an oder Anfassen von Gegenständen, visuelle Faszination für Licht).

Auch wenn ICD-11 und DSM-5 sich in ihren diagnostischen Kernmerkmalen ähneln, sind dennoch Unterschiede in der Klassifikation vorhanden. Die ICD-11 spezifiziert die Autismus-Spektrum-Störung (6A02) in einer zweiten Ebene in

- Autismus-Spektrum-Störung ohne Störung der mentalen Entwicklung und mit leichten bzw. keinen Beeinträchtigungen der funktionalen Sprache (6A02.0),
- Autismus-Spektrum-Störung mit einer Störung der mentalen Entwicklung und mit leichten bzw. keinen Beeinträchtigungen der funktionalen Sprache (6A02.1),
- Autismus-Spektrum-Störung ohne Störung der mentalen Entwicklung und mit Beeinträchtigungen der funktionalen Sprache (6A02.2),
- Autismus-Spektrum-Störung mit Störung der mentalen Entwicklung und mit Beeinträchtigungen der funktionalen Sprache (6A02.3),
- Autismus-Spektrum-Störung ohne Störung der mentalen Entwicklung und Nichtvorhandensein der funktionalen Sprache (6A02.4),
- Autismus-Spektrum-Störung mit Störung der mentalen Entwicklung und Nichtvorhandensein der funktionalen Sprache (6A02.5).

Das DSM-5 codiert die Autismus-Spektrum-Störung unter dem Diagnosecode F84.0 und empfiehlt, unterschiedliche Zusatzcodierungen zu verwenden. Tritt die Autismus-Spektrum-Störung gemeinsam mit einer weiteren diagnostizierten körperlichen Erkrankung, psychischen oder Verhaltensstörung, in Kombination mit bekannten genetischen Risiken oder einer weiteren mentalen oder neuronalen Entwicklungsstörung auf, sollte dies als Zusatzbezeichnung mit codiert werden (z. B. Autismus-Spektrum-Störung mit Rett-Syndrom). Weiterhin sollte der Schweregrad der Störung unter Berücksichtigung des Bedarfs an Unterstützung in den Bereichen soziale Kommunikation und restriktive, repetitive Verhaltensweisen bestimmt werden. Abschließend sollte eine Beurteilung und ein Vermerk möglicher sprachlicher und intellektueller Einschränkungen erfolgen

(z. B. Autismus-Spektrum-Störung mit begleitender sprachlicher Beeinträchtigung – unverständliche Sprache; Autismus-Spektrum-Störung mit begleitender intellektueller Beeinträchtigung).

6.3.4 Lernstörungen

Biologischer Ursprung

Bei der Entwicklungsstörung des Lernens (ICD-11) bzw. der spezifischen Lernstörung (DSM-5) handelt es sich um eine Entwicklungsstörung biologischen Ursprungs. Diese biologische Komponente, welche sich aus genetischen, epigenetischen und Umweltfaktoren zusammensetzt, führt zu einer beeinträchtigten Wahrnehmung und Verarbeitung sprachlicher und nichtsprachlicher Reize. Kinder, die an einer Lernstörung leiden, zeigen im Vergleich mit ihren Schulkameraden erhebliche Probleme beim Erlernen grundlegender schulischer Fertigkeiten. Dies kann das Lesen, Schreiben oder Rechnen betreffen (Petermann & Daseking, 2015). Eine Kombination von Lese- und Rechtschreibproblemen ist mit einer Prävalenz von etwa 5 % die häufigste Lernstörung (Warnke & Baier, 2013); von Rechenstörungen sind hingegen nur ca. 2 % aller Schulkinder betroffen (Jacobs & Petermann, 2012).

Die individuellen Leistungen in der betroffenen schulischen Fertigkeit weichen deutlich von den für das chronologische Alter und das vorliegende Intelligenzniveau erwarteten Fähigkeiten ab, wodurch die schulischen oder beruflichen Leistungen erheblich beeinträchtigt werden. Die Lernprobleme zeigen sich im schulischen Alltag anhand einer Vielzahl von beobachtbaren Verhaltensweisen und Symptomen (vgl. Kasten). Zusätzlich wird im diagnostischen Prozess eine psychologische Beurteilung in Form von Schulleistungs- und Intelligenztests notwendig sowie eine Einsicht in bisherige Schulzeugnisse. Die Lernstörungen manifestieren sich zu Beginn der Schulzeit, sind überdauernd und nicht auf eine gestörte mentale Entwicklung, sensorische Beeinträchtigungen (Sehen und Hören), neurologische oder motorische Störungen, mangelnde Lernerfahrungsmöglichkeiten, kulturell bedingte mangelnde Kenntnisse in der jeweiligen Unterrichtssprache oder abweichende psychosoziale Umstände zurückführbar.

Eine Lernstörung kann auf einen spezifischen Lernbereich begrenzt sein. Die ICD-11 bietet deshalb differenzierte diagnostische Kategorien an, die einen unmittelbaren Hinweis auf den betroffenen Lernbereich aufweisen. Dazu zählen:

Lesen, Schreiben oder Rechnen betroffen

- Entwicklungsstörung des Lernens mit Beeinträchtigungen im Lesen (6A03.0),
- Entwicklungsstörung des Lernens mit Beeinträchtigungen im schriftlichen Ausdruck (6A03.1),
- Entwicklungsstörung des Lernens mit Beeinträchtigungen beim Rechnen (6A03.2),
- Entwicklungsstörung des Lernens mit anderen spezifischen Beeinträchtigungen im Lernen (6A03.3).

Das DSM-5 fordert analog ebenfalls eine Bestimmung der betroffenen Lernbereiche und orientiert sich hinsichtlich der Codierung an der ICD-10. *Beeinträchtigte Leseleistungen* werden demnach mit dem Diagnosecode F81.0, *Beeinträchtigungen beim schriftlichen Ausdruck* mit F81.1 und *Beeinträchtigungen beim Rechnen* mit F81.2 versehen. Zusätzlich ist nach DSM-5 eine Beurteilung des Schweregrades der Störung in *leicht, mittel* oder *schwer* vorzunehmen.

Kernmerkmale Lernstörungen

Symptome spezifischer Lernstörungen nach DSM-5 (APA/Falkai et al., 2015)

Beeinträchtigungen beim Lesen (F81.0)

- Wörter werden langsam, mühsam oder ungenau gelesen bzw. vorgelesen, Wörter werden oftmals geraten.
- Probleme im Leseverständnis: ein Text wird zwar fehlerfrei vorgelesen, der Inhalt des Gelesenen kann jedoch nicht erschlossen werden.

Beeinträchtigungen beim schriftlichen Ausdruck (F81.1)

- Auffälligkeiten in der Rechtschreibung: Vokale oder Konsonanten werden fälschlicherweise hinzugefügt, weggelassen oder inkorrekt ersetzt (vgl. Abb. 26).
- Probleme mit dem schriftlichen Ausdruck: innerhalb eines Satzes sind mehrere Fehler in der Grammatik oder Interpunktion ersichtlich. Zusätzlich bestehen Schwierigkeiten, Texte inhaltlich logisch zu strukturieren.

Beeinträchtigungen beim Rechnen (F81.2)

- Defizitäres Verständnis für Zahlen, deren Größe und Beziehungen zueinander.
- Probleme beim Erlernen arithmetischer Fakten sowie beim Rechnen: Zahlen werden häufig mithilfe der Finger abgezählt, Rechenschritte erfolgen unlogisch und werden häufig verändert.
- Probleme beim mathematischen Schlussfolgern: die Anwendung von mathematischen Konzepten, arithmetischen Fakten und Rechenvorschriften ist beeinträchtigt.

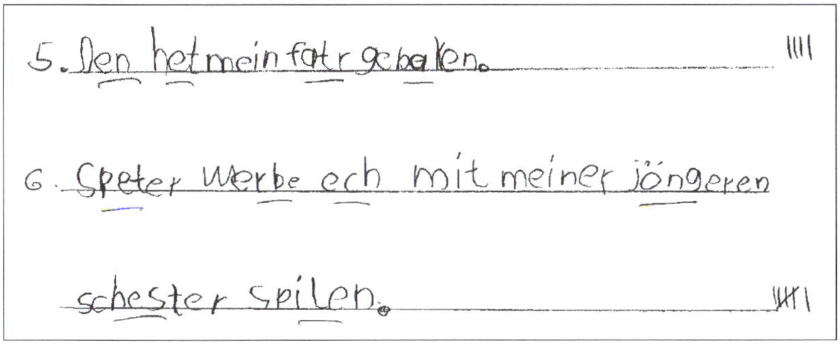

Abbildung 26: Auszug aus einem Rechtschreibtest eines 9-jährigen Jungen mit Beeinträchtigung beim schriftlichen Ausdruck (F81.1)

6.3.5 Motorische Störungen

Während das DSM-IV dem Begriff *Störung der motorischen Fertigkeiten* lediglich die entwicklungsbezogene Koordinationsstörung zuordnete, werden im revidierten DSM-5 im Abschnitt der *motorischen Störungen* auch die stereotype Bewegungsstörung sowie Tic-Störungen hinzugefügt. Diese Einteilung weicht wesentlich von der ICD-11 ab, welche keine Zusammenfassung der benannten Störungen vorsieht, sondern diese Störungen zwar gleichermaßen dem Kapitel der *Störungen der neuronalen und mentalen Entwicklung* zuordnet, jedoch nicht zu einem gemeinsamen Abschnitt *motorischer Störungen* zusammenfasst.

Entwicklungsbezogene Koordinationsstörung

Defizite in Fein-, Grob- und Graphomotorik

Nach ICD-11 (6A04) und DSM-5 (F82) besteht die Kernsymptomatik der entwicklungsbezogenen Koordinationsstörung in einem eingeschränkten Erwerb grob- und feinmotorischer Fertigkeiten bzw. einer verminderten Ausführung von koordinierten motorischen Bewegungsabläufen. Diese Auffälligkeiten werden ersichtlich in Form von erheblicher motorischer Ungeschicklichkeit sowie einer verlangsamten und/oder unpräzisen Ausführung motorischer Handlungen (z. B. beim Fangen eines Balles, beim Essen mit Messer und Gabel, Fahrrad fahren, Schwimmen, unleserliche Handschrift; vgl. Abb. 27).

Die koordinativen Leistungen weichen erheblich von anderen Kindern des gleichen Alters ab und liegen deutlich unterhalb der aufgrund des Intelligenzniveaus zu erwartenden Leistungen. Die Beeinträchtigun-

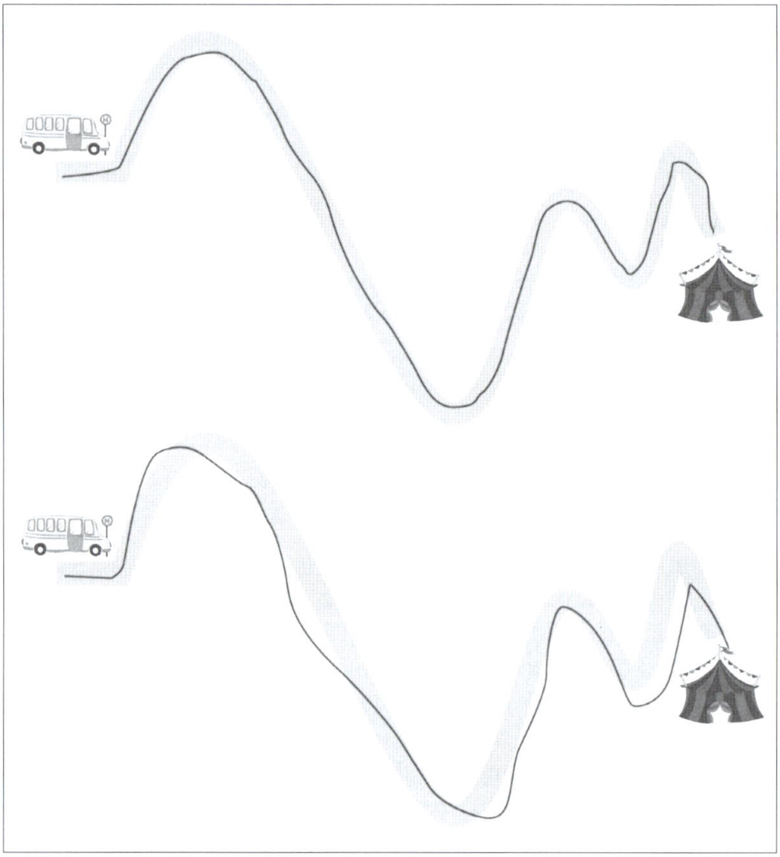

Abbildung 27: Auszug aus dem Untertest „Straße entlang zeichnen" des Motoriktests LoMo 3–6 (Jaščenoka & Petermann, 2018). Vergleich zwischen zwei 6-jährigen Jungen ohne (oberes Bild) und mit entwicklungsbezogener Koordinationsstörung (F82) (unteres Bild)

gen der koordinativen Leistungen erschweren das Ausführen alltäglicher Handlungen und wirken sich zudem negativ auf die Schulleistungen der Betroffenen aus (Kastner & Petermann, 2009). Häufig werden motorische Auffälligkeiten bereits in frühester Kindheit deutlich, weil spezifische motorische Entwicklungsmeilensteine, wie freies Sitzen und Laufen, verspätet erreicht werden.

Obwohl beide Klassifikationssysteme den Ausschluss neurologischer Störungen fordern, zeigen sich bei einer umfassenden medizinischen Untersuchung dennoch häufig entwicklungsneurologische Unreifezeichen (z. B. Spiegelbewegungen oder choreoforme Bewegungen freigehaltener Glieder; Kastner & Petermann, 2009).

Die Existenz zweier Klassifikationssysteme und somit teilweise abweichender diagnostischer Kriterien verwirrt insbesondere in der klinischen Praxis. Welche diagnostischen Kriterien sollen Kinder- und Jugendärzte, Psychologen und Therapeuten berücksichtigen? Die AWMF-Versorgungsleitlinie definiert aus diesem Grunde insbesondere auf der Basis aktueller Forschung und praktischer Erfahrung die im Kasten dargestellten diagnostischen Kriterien für die Umschriebene Entwicklungsstörung motorischer Funktionen (UEMF).

AWMF-Diagnosekriterien für eine UEMF (Blank, Smits-Engelsman, Polatajko & Wilson, 2012)

- **Kriterium I:** Motorische Fähigkeiten, die erheblich unterhalb des Niveaus liegen, das aufgrund des Alters des Kindes und angemessenen Möglichkeiten zum Erwerb der Fähigkeiten zu erwarten wäre.
- **Kriterium II:** Die Störung in Kriterium I beeinträchtigt Aktivitäten des täglichen Lebens oder schulische Leistungen beträchtlich.
- **Kriterium III:** Eine Beeinträchtigung der motorischen Fähigkeiten, die nicht allein durch mentale Retardierung erklärbar ist. Die Störung kann nicht durch wie auch immer geartete spezifische angeborene oder erworbene neurologische Störungen oder irgendeine schwerwiegende psychosoziale Auffälligkeit erklärt werden.

Stereotype Bewegungsstörung

Die stereotype Bewegungsstörung (ICD-11: 6A07; DSM-5: F98.4) ist gekennzeichnet durch spontane, repetitive und stereotype Bewegungen, die keinem offensichtlichen Zweck dienen. Die Störung zeigt sich bereits in einer frühen Entwicklungsphase und beeinträchtigt soziale, schulische und andere Aktivitäten und kann zu Selbstverletzungen führen. Die stereotypen Verhaltensweisen sind nicht auf neurologische Erkrankungen oder auf die Einnahme von Substanzen oder Medikamenten zurückzuführen und sind nicht besser durch andere psychische Störungen (z. B. Zwangsstörungen oder Trichotillomanie) bzw. Störungen der neuronalen und mentalen Entwicklung erklärbar. Die ICD-11 unterscheidet dabei die *stereotype Bewegungsstörung ohne selbstverletzendes Verhalten* (6A07.0) von der *stereotypen Bewegungsstörung mit selbstverletzendem Verhalten* (6A07.1). Zu den häufigsten stereotypen Verhaltensweisen ohne Selbstverletzung zählen

- Hin- und Herwiegen des Körpers oder Kopfes,
- flatternde oder rotierende Handbewegungen und
- schnalzende oder vor dem Gesicht wedelnde Finger.

Die Diagnose der stereotypen Bewegungsstörung mit selbstverletzendem Verhalten sollte dann vergeben werden, wenn die stereotypen Verhaltensweisen zu körperlichen Verletzungen führen, die aufgrund ihres Ausmaßes eine medizinische Behandlung bzw. das Ergreifen von Schutzmaßnahmen (z.B. Tragen eines Helmes, zur Vorbeugung von Kopfverletzungen) erfordern. Dazu zählen beispielweise das Anschlagen des Kopfes, sich in das eigene Gesicht schlagen, Finger in die eigenen Augen bohren sowie das Beißen in Hände, Lippen oder andere Körperteile (Petermann & Nitkowski, 2015).

Das DSM-5, welches ebenfalls eine Spezifizierung in *stereotype Bewegungsstörung mit und ohne selbstverletzendes Verhalten* verlangt – ohne dafür allerdings getrennte Codierungen zu verwenden –, fordert zusätzlich eine Bestimmung des Schweregrads der Störung (leicht, mittel oder schwer). Tritt die stereotype Bewegungsstörung im Kontext anderer bekannter medizinischer oder neuronaler und mentaler Entwicklungsstörungen auf, ist dies durch eine zusätzliche Codierung kenntlich zu machen (z.B. stereotype Bewegungsstörung in Verbindung mit einer intrauterinen Alkoholexposition).

Tic-Störungen

Plötzliche, schnelle, wiederholte, nicht rhythmische motorische Bewegungen

Entsprechend ihrer Bezeichnung ist das Hauptmerkmal dieser Syndrome das Auftreten verschiedener Tics. Das DSM-5 beschreibt Tics als plötzliche, schnelle, wiederholte, nicht rhythmische motorische Bewegungen (gewöhnlich umschriebener Muskelgruppen) oder eine Lautproduktion, die plötzlich einsetzt und keinem offensichtlichen Zweck dient. Motorische und vokale Tics können in unterschiedlicher Art, Häufigkeit, Intensität und Komplexität auftreten (Döpfner & Rothenberger, 2013).

Einfache *motorische Tics* äußern sich typischerweise durch Blinzeln, Kopfwerfen, Schulterzucken oder Grimassieren, während Hüpfen, Springen oder Sich-selbst-Schlagen als komplexe motorische Tics bezeichnet werden. Bei den vokalen Tics reicht die Variationsbreite von Räuspern, Schnüffeln, Zischen und Bellen *(einfache vokale Tics)* bis hin zur Äußerung sozial unangebrachter und obszöner Wörter *(komplexe vokale Tics)*.

Obwohl Tics in der Regel als nicht willkürlich beeinflussbar erlebt werden, gelingt es vielen Betroffenen dennoch, diese für einen begrenzten Zeitraum zu unterdrücken. Ist eine Person verstärkten Belastungen ausgesetzt, ist eine Zunahme der Symptomatik zu beobachten; im Schlaf treten jedoch keine Tics auf.

Die zentralen Merkmale des DSM-5 beziehen sich auf den Chronifizierungsgrad sowie das isolierte oder gemeinsame Auftreten motorischer und vokaler Tics. Es werden folgende diagnostische Kategorien unterschieden:

- im DSM-5: vorläufige Tic-Störung (F95.0),
- im DSM-5: persistierende (chronische) motorische oder vokale Tic-Störung (F95.1)
- im DSM-5: Tourette-Störung (F95.2)

Die Bezeichnung Tourette-Störung für eine kombinierte vokale und multiple Tic-Störung geht auf ihren Entdecker Georges Gilles de la Tourette zurück.

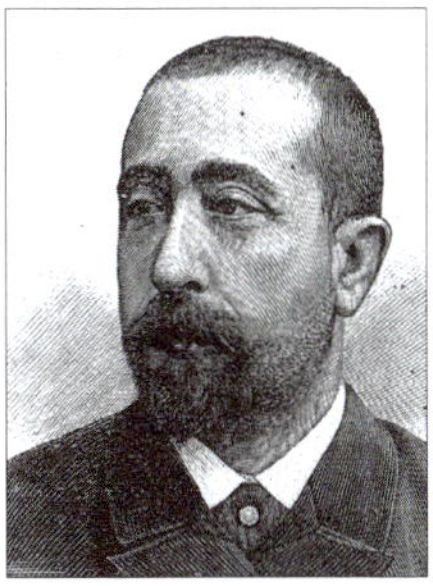

Georges Gilles de la Tourette
(1857–1904)

Die ICD-11 führt den Begriff der *chronischen entwicklungsbezogenen Tic-Störungen* ein. Diese sind charakterisiert durch das Auftreten chronischer motorischer oder vokaler Tics, die während der frühen Entwicklungsphase auftreten und seit mindestens einem Jahr beobachtbar sind. Die bisher dem Kapitel F9 der ICD-10 *Verhaltensstörungen* zugeordnete chronische motorische oder vokale Tic-Störung sowie das Tourette-Syndrom werden in der revidierten ICD-11 dem Kapitel *Störungen der neuronalen und mentalen Entwicklung* (Tourette-Syndrom: 6A05.0; chronische motorische Tic-Störung: 6A05.1; chronische vokale Tic-Störung: 6A05.2; vorübergehende motorische Tics: 6A05.3) zugeordnet.

6.3.6 Aufmerksamkeitsdefizit-/Hyperaktivitätsstörung (ADHS)

Die Aufmerksamkeitsdefizit-/Hyperaktivitätsstörungen (ADHS) zählen neben den aggressiven Verhaltensauffälligkeiten zu den häufigsten Vorstellungsanlässen bei Psychotherapeuten, in Erziehungsberatungsstellen, schulpsychologischen Diensten und kinderpsychiatrischen Einrichtungen. Kernsymptome der ADHS sind Aufmerksamkeitsstörungen, Impulsivität und Hyperaktivität (Döpfner & Banaschewski, 2013). Während die ICD-10 das Störungsbild in der Vergangenheit unter der Bezeichnung *Hyperkinetische Störung* dem Kapitel der Verhaltensstörungen zuordnete, wird es in der ICD-11 und im DSM-5 gleichermaßen als Aufmerksamkeitsdefizit-/Hyperaktivitätsstörung im Kapitel der *Störungen der neuronalen und mentalen Entwicklung* beschrieben.

Drei Kernsymptome der ADHS

Das Störungsbild zeichnet sich durch eine ausgeprägte und andauernde Unaufmerksamkeit und/oder kombinierte Hyperaktivität und Impulsivität aus. Die Symptome manifestieren sich typischerweise in der frühen bis mittleren Kindheit und beeinträchtigen den schulischen bzw. beruflichen Alltag sowie das soziale Funktionsniveau beträchtlich.

Störungen der *Aufmerksamkeit* äußern sich in
- einer mangelnden Ausdauer (insbesondere bei Tätigkeiten, die einen kognitiven Einsatz verlangen) und
- der Tendenz, schnell zwischen verschiedenen Tätigkeiten hin und her zu wechseln, ohne diese jedoch tatsächlich zu beenden.

Eine mangelnde *Impulskontrolle* ist gekennzeichnet durch
- plötzliches Handeln, ohne vorher darüber nachzudenken und
- die mangelnde Fähigkeit, Bedürfnisse aufzuschieben oder abzuwarten, bis man an der Reihe ist.

Unter *Hyperaktivität* versteht man
- eine desorganisierte, überschießende und unzureichend regulierte motorische Aktivität sowie
- eine erhebliche Ruhelosigkeit, die insbesondere dann auftritt, wenn Ruhe und Konzentration verlangt werden.

Die Diagnose einer ADHS setzt voraus, dass die Symptome in mehreren Lebensbereichen für einen Zeitraum von mindestens sechs Monaten und vor dem Alter von zwölf Jahren beobachtbar sind (z. B. häusliches *und* schulisches Umfeld). Des Weiteren variieren Symptome in ihrer Art bzw. ihrem Ausprägungsgrad in Abhängigkeit vom Alter einer Person bzw. vom Kontext, in dem sich die Person gerade befindet.

Die ICD-11 ermöglicht im Gegensatz zur ICD-10 eine Unterscheidung in verschiedene Subtypen der ADHS. Dazu zählen
- Aufmerksamkeitsdefizit-/Hyperaktivitätsstörung, vorwiegend unaufmerksames Erscheinungsbild (6A06.0)
- Aufmerksamkeitsdefizit-/Hyperaktivitätsstörung, vorwiegend hyperaktiv-impulsives Erscheinungsbild (6A06.1)
- Aufmerksamkeitsdefizit-/Hyperaktivitätsstörung, kombiniertes Erscheinungsbild (6A06.2).

Auch das DSM-5 erfordert eine Unterteilung in die drei oben benannten Subtypen. Zusätzlich ist eine Beurteilung des Schweregrads vorgesehen (leicht, mittel oder schwer). Sind die Kriterien zu einem früheren Zeitpunkt vollständig, in den letzten sechs Monaten aber nicht mehr alle erforderlichen diagnostischen Kriterien erfüllt, besteht die Möglichkeit, eine ADHS als *teilremittiert* zu klassifizieren.

6.4 Klassifikation von Verhaltensstörungen

Externalisierende und internalisierende Verhaltensstörungen

Der Begriff *Verhaltensstörung* bezeichnet eine Gruppe massiver, entwicklungsabhängiger Verhaltensabweichungen, wobei allgemein zwischen *externalisierenden* und *internalisierenden* Verhaltensstörungen unterschieden wird. Zu den externalisierenden Störungen zählen insbesondere oppositionelles und aggressiv-dissoziales Verhalten; den internalisierenden Störungen werden insbesondere Angststörungen zugeordnet. Verhaltensgestörte Kinder zeichnen sich im Gegensatz zu sozial kompetenten Kindern durch einen Mangel an Handlungsalternativen und/oder durch verhältnismäßig stark ausgebildete Handlungsalternativen aus, die in spezifischen Situationen jedoch unangemessen sind. Häufig treten stabile und wiederholt auftretende Verhaltensmuster auf, die entweder die Rechte anderer Personen einschränken und/oder die eigene Entwicklung gefährden (vgl. Abb. 28).

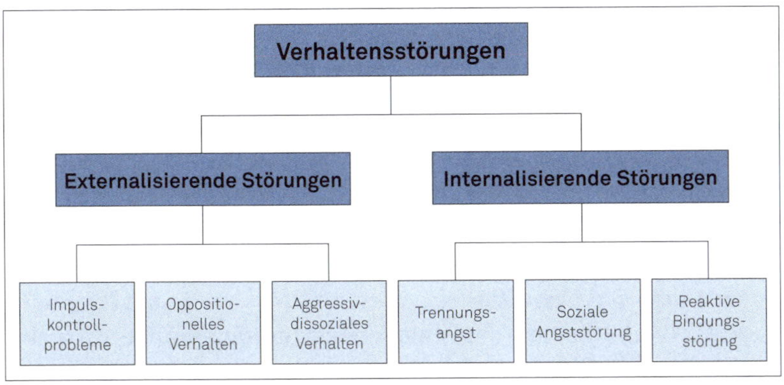

Abbildung 28: Überblick über die Einteilung ausgewählter Verhaltensstörungen

Zuordnung zu Hauptkategorien

Die ICD-10 räumte den Verhaltensstörungen in der Vergangenheit ein eigenes Kapitel, nämlich F9 *Verhaltens- und emotionale Störungen mit Beginn in der Kindheit und Jugend,* ein. Im DSM-IV erfolgte die Zuordnung (wie auch der Entwicklungsstörungen) zu den *Störungen, die gewöhnlich zuerst im Kleinkindalter, in der Kindheit oder Adoleszenz diagnostiziert werden.* Die ICD-11 und das DSM-5 nehmen eine neue Einordung der

Verhaltensstörungen im Kindesalter vor und ordnen einen Großteil der Verhaltensstörungen im Kindesalter den Hauptkategorien zu. Die externalisierenden Verhaltensstörungen, wie die Störung des Sozialverhaltens und die Störung mit oppositionellem Trotzverhalten, werden in beiden Klassifikationssystemen dem Kapitel *Disruptive, Impulskontroll- und Sozialverhaltensstörungen* zugeordnet. Über die neue Zuordnung von Aufmerksamkeitsdefizit-/Hyperaktivitätsstörungen sowie Tic-Störungen zu den Kapiteln der *Störungen der neuronalen und mentalen Entwicklung* wurde bereits in vorangegangenen Abschnitten dieses Kapitels berichtet. Die Störungsbilder der ICD-10-Kategorie der *emotionalen Störungen des Kindesalters* entfallen weitestgehend als eigenständige Diagnose; lediglich die *Störung mit Trennungsangst* wird in ICD-11 und DSM-5 in den Kapiteln der *Angst- und furchtbezogenen Störungen* bzw. *Angststörungen* berichtet. Altersübergreifende Störungen, wie die spezifischen Phobien oder Störungen mit sozialer Ängstlichkeit, werden durch kindheitsspezifische Symptome ergänzt. Auch der selektive Mutismus wird aktuell als *Angststörung* klassifiziert. Reaktive Bindungsstörungen sowie die Bindungsstörung mit Enthemmung finden sich im Kapitel der *stressbezogenen Störungen* (ICD-11) bzw. *trauma- und belastungsbezogenen Störungen* (DSM-5) wieder. Die *Ausscheidungsstörungen* sowie *Fütter- und Essstörungen* stellen in den revidierten Klassifikationen eigene Störungskategorien dar, die in gesonderten Kapiteln ausgewiesen werden.

Eine Übersicht über die nach ICD-10 und DSM-IV klassifizierbaren Verhaltensstörungen sowie deren neue Zuordnung nach ICD-11 und DSM-5 liefert Tabelle 4.

Kriterien der Diagnosevergabe

Während sich die Kriterien zur Diagnosevergabe bei den Störungen zur mentalen und neuronalen Entwicklung insbesondere auf die Annahme einer altersabweichenden Entwicklung und den damit verbundenen Einsatz standardisierter Leistungstests stützen, sind bei der Diagnostik von Verhaltens- und emotionalen Störungen andere Aspekte von Bedeutung. Dazu zählen

- die Anzahl der beobachteten Symptome (nur nach DSM-5),
- der Beginn oder Verlauf der Symptomatik,
- die klinische Bedeutsamkeit und
- verschiedene Ausschlusskriterien.

Anzahl der beobachteten Symptome. Das DSM-5 gibt für die Verhaltensstörungen häufig eine Liste möglicher Symptome an (vgl. Kasten auf Seite 164). Um eine spezifische Störung diagnostizieren zu können, muss teilweise eine klar definierte Mindestanzahl dieser Symptome beobachtet werden.

Tabelle 4: Kindheitsspezifische Verhaltensstörungen im Vergleich von ICD-10, ICD-11, DSM-IV und DSM-5

Bezeichnung und Zuordnung nach ICD-10	Bezeichnung und Zuordnung nach ICD-11	Bezeichnung und Zuordnung nach DSM-IV	Bezeichnung und Zuordnung nach DSM-5
Hyperkinetische Störungen ***Zuordnung:*** *Verhaltensstörungen* • einfache Aktivitäts- und Aufmerksamkeitsstörung (F90.0) • Hyperkinetische Störung des Sozialverhaltens (F90.1)	**Aufmerksamkeitsdefizit-/ Hyperaktivitätsstörung** ***Zuordnung:*** *Störungen der neuronalen und mentalen Entwicklung* • ADHS, vorwiegend unaufmerksames Erscheinungsbild (6A06.0) • ADHS, vorwiegend hyperaktiv-impulsives Erscheinungsbild (6A06.1) • ADHS, kombiniertes Erscheinungsbild (6A06.2)	**Störungen der Aufmerksamkeit, der Aktivität und des Sozialverhaltens** ***Zuordnung:*** *Störungen im Kleinkindalter, in der Kindheit und Adoleszenz* • ADHS – Mischtyp (314.01) • vorwiegend unaufmerksamer Typus (314.00) • vorwiegend hyperaktiv-impulsiver Typus (314.01)	**Aufmerksamkeitsdefizit-/ Hyperaktivitätsstörung** ***Zuordnung:*** *Störungen der neuronalen und mentalen Entwicklung* • ADHS, gemischtes Erscheinungsbild (F90.2) • ADHS, unaufmerksames Erscheinungsbild (F90.0) • ADHS, vorwiegend hyperaktiv-impulsives Verhalten (F90.1)
Tic-Störungen ***Zuordnung:*** *Verhaltensstörungen* • vorübergehende Tic-Störungen (F95.0) • chronische motorische oder vokale Tic-Störung (F95.1) • kombinierte vokale und multiple Tic-Störung (F95.2)	**Tic-Störungen** ***Zuordnung:*** *Störungen der neuronalen und mentalen Entwicklung* • Tourette-Syndrom (6A05.0) • chronische motorische Tic-Störung (6A05.1) • chronische vokale Tic-Störung (6A05.2) • vorübergehende motorische Tics (6A05.3)	**Tic-Störungen** ***Zuordnung:*** *Störungen im Kleinkindalter, in der Kindheit und Adoleszenz* • Tourette-Störung (307.23) • chronische motorische oder vokale Tic-Störung (307.22) • vorübergehende Tic-Störung (307.21)	**Motorische Störungen** ***Zuordnung:*** *Störung der neuronalen und mentalen Entwicklung* • Tourette-Störung (F95.2) • persistierende motorische oder vokale Tic-Störung (F95.1) • vorläufige Tic-Störung (F95.0) • Stereotype Bewegungsstörung (F98.4)

Tabelle 4: Fortsetzung

Bezeichnung und Zuordnung nach ICD-10	Bezeichnung und Zuordnung nach ICD-11	Bezeichnung und Zuordnung nach DSM-IV	Bezeichnung und Zuordnung nach DSM-5
Störungen des Sozialverhaltens ***Zuordnung:*** *Verhaltensstörungen* • auf den familiären Rahmen beschränkte Störung des Sozialverhaltens (F91.0) • bei fehlenden sozialen Bindungen (F91.1) • bei vorhandenen sozialen Bindungen (F91.2) • mit oppositionellem, aufsässigen Verhalten (F91.3)	**Störungen des Sozialverhaltens** ***Zuordnung:*** *Disruptive, Impulskontroll- und Sozialverhaltensstörungen* • mit Beginn in der Kindheit und begrenzten prosozialen Emotionen (6C91.00) • mit Beginn in der Kindheit und normalen prosozialen Emotionen (6C91.01) • mit Beginn in der Adoleszenz und begrenzten prosozialen Emotionen (6C91.10) • mit Beginn in der Adoleszenz und normalen prosozialen Emotionen (6C91.11) • oppositionelle Verhaltensstörung mit chronisch ärgerlich/gereitzter Stimmung mit begrenzten prosozialen Emotionen (6C90.00) • oppositionelle Verhaltensstörung mit chronisch ärgerlich/gereitzter Stimmung mit normalen prosozialen Emotionen (6C90.01)	**Störungen der Aufmerksamkeit, der Aktivität und des Sozialverhaltens** ***Zuordnung:*** *Störungen im Kleinkindalter, in der Kindheit und Adoleszenz* • Störung des Sozialverhaltens (312.8) • Störung mit oppositionellem Trotzverhalten (313.8)	**Störungen des Sozialverhaltens** ***Zuordnung:*** *Disruptive, Impulskontroll- und Sozialverhaltensstörungen* • Störung mit oppositionellem Trotzverhalten (F91.3) • Störung des Sozialverhaltens, mit Beginn in der Kindheit (F91.1) • Störung des Sozialverhaltens, mit Beginn in der Adoleszenz (F91.2)

Tabelle 4: Fortsetzung

Bezeichnung und Zuordnung nach ICD-10	Bezeichnung und Zuordnung nach ICD-11	Bezeichnung und Zuordnung nach DSM-IV	Bezeichnung und Zuordnung nach DSM-5
	• oppositionelle Verhaltensstörung ohne chronisch ärgerlich/gereitzte Stimmung mit begrenzten prosozialen Emotionen (6C90.10) • oppositionelle Verhaltensstörung ohne chronisch ärgerlich/gereitzte Stimmung mit normalen prosozialen Emotionen (6C90.11)		
Kombinierte Störungen des Sozialverhaltens und der Emotionen ***Zuordnung:*** *Verhaltensstörungen* • z. B. Störung des Sozialverhaltens mit depressiver Störung (F92.0)	*Mehrfachdiagnosen notwendig*	*Mehrfachdiagnosen notwendig*	*Mehrfachdiagnosen notwendig*
Emotionale Störungen des Kindesalters ***Zuordnung:*** *Verhaltensstörungen* • emotionale Störung mit Trennungsangst des Kindesalters (F93.0)	**Keine übergeordnete Kategorie vorhanden** ***Zuordnung:*** *Angst- und furchtbezogene Störungen (nicht kindheitsspezifisch)* • Störung mit Trennungsangst (6B05)	**Keine übergeordnete Kategorie vorhanden** ***Zuordnung:*** *Störungen im Kleinkindalter, in der Kindheit und Adoleszenz* • Störung mit Trennungsangst (309.21)	**Keine übergeordnete kindheitsspezifische Kategorie vorhanden** ***Zuordnung:*** *Angststörungen* • Störung mit Trennungsangst (F93.0)

Tabelle 4: Fortsetzung

Bezeichnung und Zuordnung nach ICD-10	Bezeichnung und Zuordnung nach ICD-11	Bezeichnung und Zuordnung nach DSM-IV	Bezeichnung und Zuordnung nach DSM-5
• phobische Störung des Kindesalters (F93.1) • Störung mit sozialer Ängstlichkeit des Kindesalters (F93.2) • emotionale Störung mit Geschwisterrivalität • generalisierte Angststörung mit Geschwisterrivalität (F93.8)			
Störungen sozialer Funktionen mit Beginn in der Kindheit und Jugend ***Zuordnung:*** *Verhaltensstörungen* • elektiver Mutismus (F94.0) • reaktive Bindungsstörung (F94.1) • Bindungsstörung mit Enthemmung (F94.2)	**Keine übergeordnete kindheitsspezifische Kategorie vorhanden** ***Zuordnung:*** *Angst- und furchtbezogene Störungen* • selektiver Mutismus (6B06) ***Zuordnung:*** *Stressbezogene Störungen* • reaktive Bindungsstörung (6B44) • Bindungsstörung mit Enthemmung (6B45)	**Andere Störungen im Kleinkindalter, der Kindheit oder Adoleszenz** ***Zuordnung:*** *Störungen im Kleinkindalter, in der Kindheit und Adoleszenz* • selektiver Mutismus (313.23) • reaktive Bindungsstörung im Säuglingsalter oder in der frühen Kindheit (313.89) • stereotype Bewegungsstörung (307.3)	**Keine übergeordnete kindheitsspezifische Kategorie vorhanden** ***Zuordnung:*** *Angststörungen* • Selektiver Mutismus (F94.0) ***Zuordnung:*** *Trauma- und belastungsbezogene Störungen* • reaktive Bindungsstörung (F94.1) • Beziehungsstörung mit Enthemmung (F94.2)

Tabelle 4: Fortsetzung

Bezeichnung und Zuordnung nach ICD-10	Bezeichnung und Zuordnung nach ICD-11	Bezeichnung und Zuordnung nach DSM-IV	Bezeichnung und Zuordnung nach DSM-5
Sonstige Verhaltens- oder emotionale Störungen mit Beginn in der Kindheit und Jugend ***Zuordnung:*** *Verhaltensstörungen* • Fütterstörung im frühen Kindesalter (F98.2) (inkl. Ruminationen) • Pica im Kindesalter (F98.3)	**Fütter- und Essstörungen** ***Zuordnung:*** *Fütter- und Essstörungen* • Pica (6B84) • Ruminationsstörung (6B85)	**Fütter- und Essstörungen im Säuglings- oder Kleinkindalter** ***Zuordnung:*** *Störungen im Kleinkindalter, in der Kindheit oder Adoleszenz* • Pica (307.52) • Ruminationsstörung (307.53) • Fütterstörung im Säuglings- oder Kleinkindalter (307.59)	**Fütter- und Essstörungen** ***Zuordnung:*** *Fütter- und Essstörungen* • Pica (F98.3) • Ruminationsstörung (F98.21) • Störung mit Vermeidung oder Einschränkung der Nahrungsaufnahme (F50.8)
Zuordnung: *Verhaltensstörungen* • nichtorganische Enuresis (F98.0) • nichtorganische Enkopresis (F98.1)	**Ausscheidungsstörungen** ***Zuordnung:*** *Ausscheidungsstörungen* • Enuresis nocturna (6C00.0) • Enuresis diurna (6C00.1) • Enuresis nocturna und diurna (6C00.2) • Enkopresis mit Obstipation oder Überlaufinkontinenz (6C01.0) • Enkopresis ohne Obstipation oder Überlaufinkontinenz (6C01.1)	**Störungen der Ausscheidungen** ***Zuordnung:*** *Störungen im Kleinkindalter, in der Kindheit oder Adoleszenz* • Enuresis (307.6) • Enkopresis (307.7)	**Ausscheidungsstörungen** ***Zuordnung:*** *Ausscheidungsstörungen* • Enuresis (F98.0) • Enkopresis (F98.1)

Beispiel für eine definierte Mindestanzahl an Symptomen (Störung mit oppositionellem Trotzverhalten nach DSM-5 (F91.3); APA/Falkai et al., 2015)

- Ein mindestens 6 Monate lang anhaltendes Muster von ärgerlicher/gereizter Stimmung, streitsüchtigem/trotzigem Verhalten oder Rachsucht, nachgewiesen durch mindestens vier Symptome irgendeiner der folgenden Kategorien, das sich in der Interaktion mit mindestens einer Person zeigt, die kein Geschwister ist.

Ärgerliche/gereizte Stimmung
1. Wird schnell wütend.
2. Ist häufig reizbar oder lässt sich leicht ärgern.
3. Ist häufig verärgert und beleidigt.

Streitsüchtiges/trotziges Verhalten
4. Streitet sich häufig mit Autoritätspersonen oder – bei Kindern und Jugendlichen – mit Erwachsenen.
5. Widersetzt sich häufig aktiv den Anweisungen von Autoritätspersonen oder Regeln oder weigert sich, diese zu befolgen.
6. Verärgert andere häufig absichtlich.
7. Schiebt häufig die Schuld für eigene Fehler oder eigenes Fehlverhalten auf andere.

Rachsucht
8. War boshaft oder rachsüchtig, mindestens zweimal in den vergangenen 6 Monaten.

Während die ICD-10 ähnliche Symptomlisten zur Verfügung stellte, verzichtet die ICD-11 bewusst auf operationalisierte Kriterien. Die ICD-11 definiert zunächst in einem Fließtext von ca. 100 bis 125 Wörtern die entscheidenden Charakteristika. Zu diesen zählen

- Einschlusskriterien,
- Ausschlusskriterien,
- erforderliche Symptome,
- Definition von Grenzwerten zur Normalität,
- differenzialdiagnostisch relevante Merkmale,
- Störungscodierung,
- kulturspezifische Merkmale,
- geschlechtsspezifische Merkmale sowie
- entwicklungsbezogene Merkmale.

Ergänzt werden diese Definitionen durch eine Auflistung wesentlicher Störungsmerkmale, die grundsätzlich im Rahmen der jeweiligen Störung zu erwarten sind. Die Auflistung jener störungsspezifischen

Merkmale ist jedoch inhaltlich bewusst oberflächlicher gehalten als die teilweise stark spezifischen Symptombeschreibungen in DSM-5 und ICD-10, um dem Kliniker mehr Flexibilität bei der Diagnosestellung zu ermöglichen bzw. seinem eigenen klinischen Urteil deutlicheres Gewicht verleihen zu können (First, Reed, Hyman & Saxena, 2015).

Beginn oder Verlauf der Symptomatik. Bei manchen Störungsbildern ist der Beginn oder der Verlauf ein charakteristisches Merkmal und wird deshalb als gesondertes Diagnosekriterium formuliert (vgl. Kasten).

Beispiele für zeitliche Kriterien (Enkopresis nach DSM-5 (F 98.1); APA/Falkai et al., 2015)

Das Verhalten muss mindestens einmal monatlich über einen Zeitraum von mindestens drei Monaten vorkommen.

Das chronologische Alter beträgt mindestens vier Jahre (oder eine gleichwertige Entwicklungsstufe).

Klinische Bedeutsamkeit. Die Störung ruft ein deutliches Leiden oder eine klinisch bedeutsame Beeinträchtigung in der sozialen, schulischen oder beruflichen Funktionsfähigkeit hervor. Damit eine externalisierende Verhaltensstörung als klinisch bedeutsam gilt, fordern ICD-11 und DSM-5, dass diese Symptome mindestens sechs Monate anhalten.

Ausschlusskriterien. Bestimmte Kriterien dürfen nicht erfüllt sein, weil dann gegebenenfalls eine andere Störung zu diagnostizieren wäre (vgl. Kasten).

Beispiele für Ausschlusskriterien (selektiver Mutismus nach DSM-5 (F 94.0); APA/Falkai et al., 2015)

- Die Unfähigkeit zu sprechen ist nicht durch fehlende Kenntnisse der in der sozialen Situation erforderlichen gesprochenen Sprache bedingt oder dadurch, dass der Betroffene sich in dieser Sprache nicht wohlfühlt.
- Das Störungsbild kann nicht besser durch eine Kommunikationsstörung (z. B. Redeflussstörung mit Beginn in der Kindheit) erklärt werden und tritt nicht ausschließlich im Verlauf einer Autismus-Spektrum-Störung, einer Schizophrenie oder einer anderen psychotischen Störung auf.

6.4.1 Störungen des Sozialverhaltens

Störung des Sozialverhaltens

Verletzung von Normen und Regeln

Dieses Störungsbild stellt eine der häufigsten Auffälligkeiten im Kindes- und Jugendalter dar und zeichnet sich durch wiederholtes aggressives, dissoziales und oppositionelles Verhalten aus. Dabei werden altersentsprechende soziale Normen und Regeln und/oder die Grundrechte anderer Personen erheblich verletzt. Beispielhaft dafür sind extrem häufige Streitereien, Sachbeschädigungen, Feuerlegen, Stehlen, Lügen, Schulschwänzen oder Ungehorsam anzuführen. Das problematische Verhalten ist äußerst stabil und umschließt nahezu alle Lebensbereiche der betroffenen Kinder. Tritt das problematische Verhalten bereits im Kindergartenalter auf, ist die Prognose für den weiteren Entwicklungsverlauf äußerst ungünstig (Petermann & Petermann, 2013). Ziel der Betroffenen ist es, Personen, Tieren oder Gegenständen zu schaden, wobei man definitorisch drei Arten unterscheidet:

- oppositionelles,
- aggressives und
- delinquentes Verhalten.

Oppositionelles Verhalten äußert sich insbesondere in Form schwerer Regelverstöße. Dazu zählen häufiges Schulschwänzen oder unerlaubtes Übernachten außer Haus. *Aggressives Verhalten* zeigt sich beispielsweise durch Schikanieren anderer Personen, das Anzetteln von Schlägereien sowie körperliche Grausamkeit gegenüber Menschen und Tieren. Das Einbrechen in fremde Wohnungen oder Autos, um Gegenstände zu stehlen, ist eine häufige Form *delinquenten Verhaltens,* welches im Rahmen der Störung des Sozialverhaltens auftritt (Petermann & Petermann, 2013, 2015a).

Psychopathy

Im Verlauf der vergangenen Jahre war man bemüht, die Phänomene, die im Kontext der Störungen des Sozialverhaltens auftreten, genauer zu differenzieren. Besondere Aufmerksamkeit erfuhr in diesem Zusammenhang die extremste Form von aggressivem Verhalten, nämlich die „Psychopathie". Betroffene Kinder und Jugendliche zeichnen sich durch ein mangelndes Schamgefühl aus und täuschen positive Gefühle anderen Mitmenschen gegenüber vor. Sie manipulieren ihr Umfeld und zeigen sich besonders charmant, um eigenen Nutzen bzw. eigene Vorteile zu erzielen. Sie verfügen kaum über positive Emotionen für andere. Im zwischenmenschlichen Kontakt handeln sie oft verantwortungslos und ausbeuterisch. Dieses Verhalten kann bereits bei ca. ein bis drei Prozent der Kinder ab dem Vorschulalter auftreten (Petermann & Petermann, 2015a), weshalb die revidierten Klassifikationssysteme

ICD-11 und DSM-5 eine Klassifizierung hinsichtlich der Merkmale von „Psychopathie" vornehmen.

Die ICD-11 unterscheidet deshalb vier Subtypen der Störungen des Sozialverhaltens, nämlich

- mit Beginn in der Kindheit und begrenzten prosozialen Emotionen (6C91.00)
- mit Beginn in der Kindheit und normalen prosozialen Emotionen (6C91.01)
- mit Beginn im Jugendalter und begrenzten prosozialen Emotionen (6C91.10)
- mit Beginn im Jugendalter und normalen prosozialen Emotionen (6C91.11).

Werden die Symptome der Störung bereits vor einem Alter von zehn Jahren augenscheinlich, ist von einem *Beginn in der Kindheit* auszugehen. Zeigt die betroffene Person zusätzlich zu ihrem ausgeprägten aggressiven und dissozialen Verhalten mangelnde Empathie und Reue, ist das vorhandene Repertoire *prosozialer Emotionen* begrenzt.

Das DSM-5 differenziert ähnlich wie die ICD-11 zwischen *Störungen des Sozialverhaltens mit Beginn in der Kindheit* (F91.1) oder *mit Beginn in der Adoleszenz* (F91.2). Zusätzlich wird analog zum ICD-11 bestimmt, ob Merkmale von „Psychopathie" vorliegen. Zu einer reduzierten prosozialen Emotionalität zählen

- Mangel an Reue oder Schuldbewusstsein (Personen fühlen sich nicht schlecht, wenn sie etwas falsch gemacht haben),
- Gefühlskälte oder Mangel an Empathie (Gefühle von anderen werden missachtet; negative Konsequenzen des eigenen Handelns für andere Personen werden gleichgültig hingenommen),
- Gleichgültigkeit gegenüber eigener Leistung (unbesorgt über eigene schlechte Leistungen, andere werden für eigenes Scheitern verantwortlich gemacht) sowie
- ein oberflächlicher oder mangelnder Affekt (es werden keine Gefühle ausgedrückt, es sei denn, andere werden durch den Gefühlsausdruck manipuliert).

Störung mit oppositionellem Trotzverhalten

Ist das Verhalten eines Kindes über einen längeren Zeitraum (mindestens sechs Monate) von einer über das normale Maß hinausgehenden ärgerlichen oder gereizten Stimmung bzw. Trotz, Streit- oder Rachsucht geprägt, liegt eine Störung mit oppositionellem Trotzverhalten vor. Die ICD-11 differenziert an dieser Stelle zwischen einer oppositionellen Verhaltensstörung mit chronischer ärgerlicher/gereizter Stimmung und ohne chronische ärgerliche/gereizte Stimmung. Die letztgenannte Kategorie zeichnet sich stattdessen durch ein ausgeprägtes eigensinniges, argumentierendes und trotziges Verhalten aus. Beide Diagnosekriterien können wiederum mit dem Zusatz „mit begrenzten prosozialen Emotionen" (6C90.00; 6C90.10) bzw. „mit normalen prosozialen Emotionen" (6C90.01; 6C90.11) versehen werden. Das DSM-5 nimmt hingegen keine Unterscheidung der Störung mit oppositionellem Trotzverhalten in Subkategorien vor.

6.4.2 Angst- und furchtbezogene Störungen

Auch wenn die Störung mit Trennungsangst sowie der selektive Mutismus keine ausschließlichen Störungen des Kindes- und Jugendalters darstellen, treten sie typischerweise zumeist in der Kindheit auf, weshalb sie im Folgenden ausführlicher erläutert werden.

Störung mit Trennungsangst

Unübliche Ausprägung der Trennungsangst

Die Furcht vor Trennungen von der Hauptbezugsperson ist in gewissem Maße vollkommen normal. Nimmt diese Angst jedoch eine unübliche Ausprägung an (z.B. eine anhaltende Sorge um den Tod der wichtigsten Bezugspersonen) oder überdauert die typische Altersspanne, in der das Phänomen normalerweise auftritt, ist eine *Störung mit Trennungsangst* (ICD-11: 6B05; DSM-5: F93.0) zu diagnostizieren.

Selektiver Mutismus

Der selektive Mutismus (ICD-11: 6B06; DSM-5: F94.0) ist von einer andauernden, emotional bedingten Unfähigkeit, in bestimmten Situationen zu sprechen, geprägt. Besonders häufig bezieht sich dieses Phänomen auf die Schule oder unbekannte Personen, während das Kind zuhause normal mit Eltern oder Freunden kommuniziert. Die Unfähigkeit zu sprechen, kann nicht auf fehlende sprachliche Kenntnisse zurückgeführt werden und tritt nicht ausschließlich im Rahmen einer Autismus-Spektrum-Störung, Schizophrenie oder einer weiteren psychotischen Erkrankung auf.

6.4.3 Trauma- und belastungsbezogene Störungen

Bindungsstörungen stellen eine Gruppe von Störungen dar, die äußerst selten auftreten und am ehesten bei Kindern jüngeren Alters beobachtet werden, die aufgrund massiver Vernachlässigungen in ihrer

Herkunftsfamilie in Pflegefamilien oder Institutionen untergebracht werden. Beide Klassifikationssysteme unterscheiden zwei Arten von Bindungsstörungen:

- Reaktive Bindungsstörung
- Beziehungsstörung mit Enthemmung

Abweichende Beziehungsmuster

Die *reaktive Bindungsstörung* (ICD-11: 6B44; DSM-5: F94.1) tritt bereits in den ersten fünf Lebensjahren auf. Die Beziehungsmuster eines Kindes gegenüber seinen Betreuungspersonen weichen erheblich von der Norm ab. Das Verhalten der Kinder zeichnet sich häufig durch ein gehemmtes und emotional zurückgezogenes Verhalten gegenüber Bezugspersonen aus. Die Kinder suchen dabei selten Trost, wenn sie etwas bedrückt oder reagieren kaum auf tröstendes Verhalten. Im Gegensatz dazu zeigen Kinder, die an einer *Bindungsstörung mit Enthemmung* (ICD-11: 6B45; DSM-5: F94.2) leiden, nahezu wahllos freundliches Verhalten gegenüber anderen (auch unvertrauten) Personen sowie die Bereitschaft, ohne zu zögern mit fremden Personen wegzugehen.

6.5 Ausscheidungsstörungen

Die Ausscheidungsstörungen Enuresis und Enkopresis zählen neben den *Störungen der mentalen und neuronalen Entwicklung* zu den häufigeren psychischen Störungen des Kindesalters. Eine wesentliche Neuerung der Klassifikationssysteme ICD-11 und DSM-5 besteht in der Einführung eigener Kapitel zur Thematik der *Ausscheidungsstörungen*. Hauptmerkmale der Ausscheidungsstörungen sind die unwillkürliche oder beabsichtigte Harn- *(Enuresis)* bzw. Darmentleerung *(Enkopresis)* an Orten, die dafür nicht vorgesehen sind. Dazu zählen beispielsweise die Kleidung oder der Fußboden. Bei der Stellung dieser Diagnose wird gefordert, dass die Ausscheidungsstörungen nicht durch einen medizinischen Krankheitsfaktor begründbar sind. Beide Störungen erfordern ein Mindestalter für die Diagnose, wobei diesbezüglich weniger das chronologische Alter als der tatsächliche Entwicklungsstand des Kindes als Maßstab herangezogen werden sollte.

Enuresis

Unbeabsichtigtes oder beabsichtigtes Einnässen

Die Enuresis zeichnet sich durch unbeabsichtigtes oder beabsichtigtes Einnässen von eigener Kleidung oder dem Bettzeug aus, welches sowohl über Tag als auch in der Nacht auftreten kann. Dabei ist es sowohl möglich, dass das Kind zu keinem bisherigen Zeitpunkt eine Kontrolle über seine Blase erlangt hat, zum anderen können aber auch Phasen einer vollständigen Blasenkontrolle beobachtbar gewesen sein. Die Diagnose der Enuresis setzt sowohl nach ICD-11 (6C00) als auch nach DSM-5 (F98.0) ein chronologisches Alter von mindestens fünf Jahren voraus. Zusätzlich erfolgt eine Bestimmung des jeweiligen Subtyps der Enuresis, wobei sowohl nach ICD-11 als auch DSM-5 zwischen folgenden Subtypen unterschieden werden kann:

- Enuresis nocturna (ICD-11: 6C00.0),
- Enuresis diurna (ICD-11: 6C00.1) sowie der
- Enuresis nocturna und diurna (ICD-11: 6C00.2).

Erfolgt die Entleerung der Blase ausschließlich nachts, ist die Diagnose der *Enuresis nocturna* zu stellen, während ein ausschließlicher Urinabgang in Phasen der Wachheit als *Enuresis diurna* klassifiziert wird. Tritt eine Kombination beider Verhaltensweisen auf, spricht man von einer *Enuresis nocturna und diurna*.

ICD-11 und DSM-5 verzichten auf eine Unterscheidung in eine primäre und sekundäre Form der Enuresis. Eine sekundäre Enuresis liegt dann vor, wenn bereits längere Intervalle ohne Einnässen bestanden haben. Weiterhin erfolgt keine Unterscheidung in Enuresis und Harninkontinenz. Da diese unterschiedlichen Indikationen jedoch therapieleitend sind, wurde deshalb international eine eigene Klassifikation der International Children's Society (ICCS) bereitgestellt (Néveus et al., 2006). Als Enuresis (nocturna) wird dort jegliche Form des nächtlichen Einnässens aufgefasst, während das Einnässen über Tag als Harninkontinenz mit struktureller, neurogener oder funktioneller Blasendysfunktion bezeichnet wird. Zeigen Kinder Auffälligkeiten in beiden Bereichen, erhalten sie eine Doppeldiagnose.

Enkopresis

Wiederholtes willkürliches oder unwillkürliches Absetzen von Fäzes an nicht dafür vorgesehenen Orten (z.B. Kleidung oder Fußboden) wird als Enkopresis bezeichnet. Das Verhalten ist mindestens einmal pro Monat über einen längeren Zeitraum beobachtbar. Ähnlich wie bei der Enuresis ist es gleichermaßen möglich, dass das Kind bereits eine vollständige Darmkontrolle erlangt hatte oder noch zu keinem bisherigen Zeitpunkt sauber war. Das chronologische Alter des Kindes beträgt mindestens vier Jahre. Bei der Enkopresis gilt es sowohl nach ICD-11 als auch DSM-5 zusätzlich zu bestimmen, ob es sich um eine Form der Störung *mit* oder *ohne Obstipation oder Überlaufinkontinenz* handelt (ICD-11: 6C01.0 bzw. 6C01.1).

Da die ICD-11 und das DSM-5 wie bei der Enuresis den aktuellen Forschungsstand nicht umfassend berücksichtigen, wurden neuere Klassifikationsvorschläge der pädiatrischen Gastroenterologie (die Rom-III-Kriterien) formuliert (Rasquin et al., 2006). Wichtigster Punkt ist die Klassifikation der Obstipation als übergeordnete Störung, welche sowohl mit als auch ohne Einkoten beobachtet werden kann. Zusätzlich wird die nicht retentive Stuhlinkontinenz (eine Enkopresis ohne Obstipation) als eigenständiges Störungsbild ausgewiesen (vgl. Tab. 5; Rasquin et al., 2006).

Tabelle 5: Diagnostische Kriterien nach Rom-III-Klassifikation (Rasquin et al., 2006 (vgl. deutsche Übersetzung von Gontard, 2013))

Funktionelle Obstipation	Tritt mindestens einmal pro Woche auf seit einem Zeitraum von mindestens zwei Monaten. Ausschluss: Irritables Darmsyndrom. Es liegt ein Entwicklungsalter von mindestens vier Jahren vor. Es werden mindestens zwei der folgenden Kriterien erfüllt: 1. Das Absetzen von Stuhl in die Toilette erfolgt zweimal pro Woche oder seltener. 2. Es wird mindestens einmal pro Woche eingekotet. 3. Vorliegen einer Retentionshaltung oder exzessives Zurückhalten von Stuhl. 4. Der Stuhl ist hart bzw. die Defäkation schmerzhaft. 5. Es befinden sich große Stuhlmassen im Rektum. 6. Großkalibrige Stühle, die ggf. die Toilette verstopfen können.
Nicht retentive Stuhlinkontinenz	Tritt seit einem Zeitraum von mindestens zwei Monaten auf. Es liegt ein Entwicklungsalter von mindestens vier Jahren vor. Es müssen alle folgenden Kriterien erfüllt sein: 1. Stuhl wird mindestens einmal im Monat in unangebrachten sozialen Kontexten abgesetzt. 2. Entzündliche, anatomische, metabolische oder raumfordernde Erkrankungen können ausgeschlossen werden. 3. Es liegt keine Stuhlretention vor.

6.6 Fütter- und Essstörungen

Auch die *Fütter- und Essstörungen* bilden wie die *Ausscheidungsstörungen* in ICD-11 und DSM-5 eine eigene Kategorie, wobei an dieser Stelle neben kindheitstypischen Essproblemen auch Störungen wie die Anorexia nervosa und Bulimia nervosa aufgeführt werden (vgl. Kapitel 7), die mit späteren Entwicklungs- und Lebensphasen assoziiert sind. Übergeordnet zeichnen sich Fütter- und Essstörungen durch ein abnormes Essverhalten aus, welches in einer veränderten Nahrungsaufnahme mündet und daraus resultierend die körperliche Gesundheit bzw. das psychische Wohlbefinden beeinträchtigt. Kulturspezifisches Essverhalten gilt dabei allgemein als Ausschlusskriterium für Fütter- und Essstörungen. Kindheitsspezifisch werden in diesem Zusammenhang von ICD-11 und DSM-5 *Pica* sowie die *Ruminationsstörung* berichtet. Die Fütterstörung im Säuglings- oder Kleinkindalter findet in der ICD-11 keine Erwähnung im Kapitel 6 der psychischen Störungen, sondern wird nun dem Kapitel 19 *Bestimmte Zustände, die ihren Ursprung in der Perinatalperiode* haben, zugeordnet. Das DSM-5 ersetzt und erweitert die bisherige Fütterstörung im Säuglings- oder Kleinkindalter durch die *Störung mit Vermeidung oder Einschränkung der Nahrungsaufnahme*.

Abnormes Essverhalten und verminderte Nahrungsaufnahme

Pica

Bei der Pica (lat. = Elster) handelt es sich um eine Störung, die sich durch den anhaltenden Verzehr nicht nahrhafter bzw. nicht zum Verzehr bestimmter Substanzen wie beispielsweise Nägel, Erde, Gummi, Asche, Lehm, Seife, Haare, Farbe usw. auszeichnet. Die Störung wird erst nach Vollendung des 2. Lebensjahres diagnostiziert, weil das Kind vorher nicht eindeutig zwischen essbaren und nicht essbaren Substanzen unterscheiden kann. Tritt das gestörte Essverhalten im Rahmen anderer psychischer Störungen (z. B. einer intellektuellen Beeinträchtigung oder Autismus-Spektrum-Störung) auf, sollte die Symptomatik der Pica entsprechend ausgeprägter sein, um eine eigenständige klinische Betrachtung zu rechtfertigen. Die zugehörigen Diagnoseschlüssel für Pica lauten 6B84 (nach ICD-11) bzw. F98.3 (nach DSM-5).

Ruminationsstörung

Das wiederholte Heraufwürgen und Wiederkauen von Nahrung wird als Ruminationsstörung im DSM-5 (F98.21) und der ICD-11 (6B85) bezeichnet. Die Betroffenen würgen dabei absichtlich bereits geschluckte

Nahrung wiederholt herauf, um sie erneut zu zerkauen, herunterzuschlucken oder auszuspucken (nicht in Form von Erbrochenem). Das Verhalten ist dabei keine Folge einer körperlichen Erkrankung (wie z. B. des Magen-Darm-Traktes). Die Diagnose wird wiederum erst ab einem Alter von zwei Jahren gestellt. Im Kontext anderer psychischer Störungen ist ein besonderer Schweregrad der Rumination Voraussetzung für eine eigenständige Diagnosevergabe.

Störung mit Vermeidung oder Einschränkung der Nahrungsaufnahme

Die Kernsymptomatik dieser Störung ist eine eingeschränkte oder vermeidende Aufnahme von Nahrung, die sich im DSM-5 (F50.8) jedoch nicht ausschließlich auf das Kleinkind- und Säuglingsalter bezieht. Der erforderliche Nahrungs- bzw. Energiebedarf des Kindes wird durch die orale Nahrungsaufnahme nicht gedeckt, weshalb es zu einem verminderten Wachstum, ernährungsbedingten Mangelerscheinungen, der Notwendigkeit einer künstlichen Ernährung und/oder einer Beeinträchtigung des sozialen Funktionsniveaus kommen kann. Ein für Kleinkinder entwicklungsphasentypisches „wählerisches" Essverhalten ist ebenso wie ein Mangel an verfügbaren Nahrungsmitteln auszuschließen.

Energiebedarf wird durch Nahrungsaufnahme nicht gedeckt

Zusammenfassung

Psychische Störungen bei Kindern und Jugendlichen können mithilfe kategorialer und dimensionaler Klassifikationssysteme beschrieben werden. Während kategoriale Systeme psychische Störungen als klar abgegrenzte Krankheitseinheiten auffassen, stellen dimensionale Systeme diese als kontinuierlich verteilte Merkmale dar. Zu den bekanntesten kategorialen Klassifikationssystemen zählen die ICD-11 und das DSM-5; das verbreiteteste dimensionale Klassifikationssystem bildet das Achenbach System of Empirically Based Assessment (ASEBA).

Im Kindes- und Jugendalter lässt sich insbesondere zwischen Störungen der neuronalen und mentalen Entwicklung und Verhaltensstörungen unterscheiden; letztgenannte Kategorie kann in externalisierende und internalisierende Verhaltensstörungen differenziert werden.

Die Diagnostik der Störungen der neuronalen und mentalen Entwicklung stützt sich auf die Prinzipien der Diskrepanz- und Normalitätsannahme. Verhaltensstörungen werden anhand der Anzahl der beobachteten Symptome, dem Beginn und Verlauf der Symptomatik, ihrer klinischen Bedeutsamkeit sowie verschiedenen Ausschlusskriterien beschrieben.

Fragen

1. Anhand welcher Normkonzepte lässt sich psychisch auffälliges Verhalten von psychisch unauffälligem Verhalten unterscheiden?
2. Welches sind die Merkmale von Störungen der neuronalen und mentalen Entwicklung?
3. Diskutieren Sie die Überlegungen, die der Diskrepanz- und Normalitätsannahme zugrunde liegen.
4. Was versteht man unter dem Begriff „Verhaltensstörungen"? Welche Hauptformen lassen sich unterscheiden?
5. Welche vier Aspekte sind bei der Diagnostik von Verhaltens- und emotionalen Störungen von besonderer Bedeutung?

Lösungshinweise finden Sie unter
www.hogrefe.de/buecher/lehrbuecher/psychlehrbuchplus

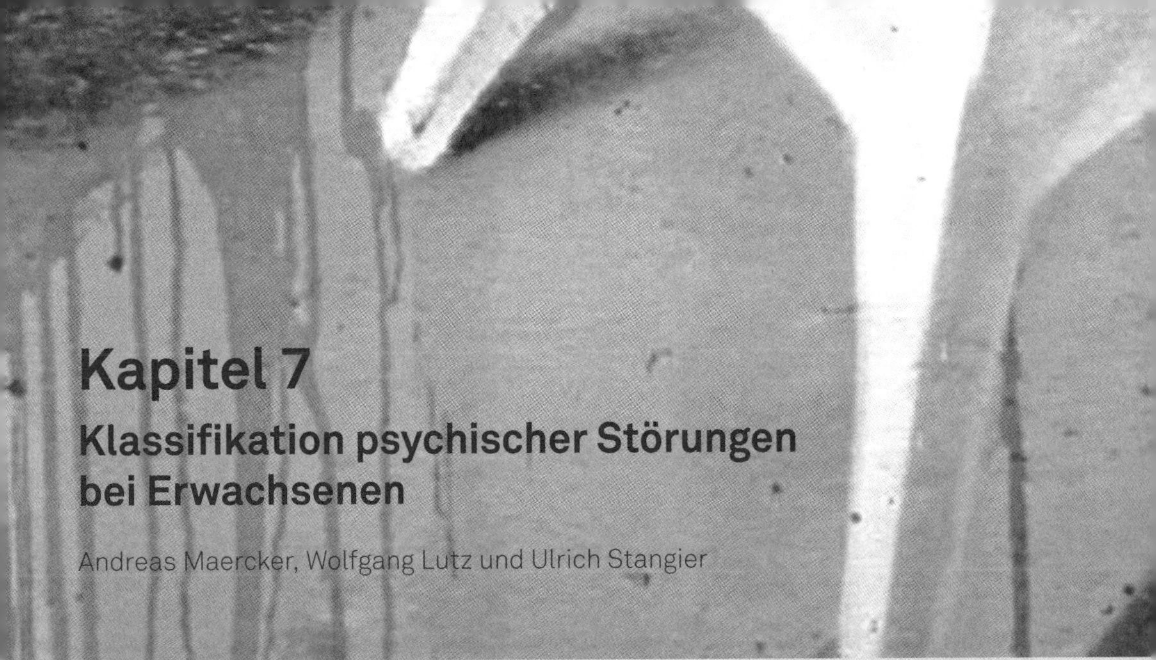

Kapitel 7
Klassifikation psychischer Störungen bei Erwachsenen

Andreas Maercker, Wolfgang Lutz und Ulrich Stangier

Inhaltsübersicht

7.1 Zur Einteilung psychischer Störungen

Die Anzahl der einzelnen Diagnosen bzw. der Diagnosegruppen ist über die Jahrzehnte ständig angewachsen. Diesem Lehrbuch liegt die Einteilung nach den aktuellen Störungsklassifikationsverzeichnissen, der *International Classification of Diseases* (ICD: WHO, 2018, deutsche Version in Vorb.) und dem *Diagnostic and Statistical Manual of Mental Disorders* (DSM: American Psychiatric Association/Falkai et al., 2015) zugrunde (detailliertere Informationen zu ICD und DSM sind in Kapitel 5 zu finden).

Kendell-Kriterien zur Abgrenzung von Störungsgruppen

Seit Kendell (1978) sind folgende vier Kriterien maßgebend, um eine Einteilung psychischer Störungen in Diagnosegruppen vorzunehmen:
- vorhandene Akzeptanz bei Experten (face validity),
- ähnliche Symptommuster,
- ähnliche Ätiologie und ähnlicher Verlauf,
- ähnliche Prognose und therapeutische Ansprechbarkeit.

Diese vier Kriterien sind nicht für alle Zeiten festlegbar, sondern unterliegen der Veränderung in Abhängigkeit vom Wissensstand und von sozialen Konventionen.

Die 18 Diagnosegruppen in Tabelle 6 lassen sich in verbreitete und seltenere Störungen einteilen. Dabei sind die *verbreiteten Störungen* (common mental disorders): Schizophrene Psychosen, affektive Störungen, Angststörungen, trauma- und belastungsbezogene Störungen, somatische Belastungsstörung, Schlaf-Wach-Störungen, Substanz- und Abhängigkeitsstörungen, neurokognitive Störungen sowie Persönlichkeitsstörungen.

Tabelle 6: Vereinfachte Einteilung psychischer Störungen im Erwachsenenalter

Vereinfachte Einteilung psychischer Störungen

Benennung und Einteilung in diesem Lehrbuch	DSM-5-Klassifikation	ICD-11-Klassifikation
Entwicklungsstörungen*	Störungen der neuronalen und mentalen Entwicklung	Störungen der neuronalen und mentalen Entwicklung
Schizophrene Psychosen und verwandte Störungen (Abschnitt 7.2)	Schizophrenie-Spektrum und andere psychotische Störungen	Schizophrenie und andere primär psychotische Störungen

Tabelle 6: Fortsetzung

Benennung und Einteilung in diesem Lehrbuch	DSM-5-Klassifikation	ICD-11-Klassifikation
Affektive Störungen (Abschnitt 7.3)	Bipolare und verwandte Störungen	Affektive Störungen
	Depressive Störungen	
Angststörungen (Abschnitt 7.4)	Angststörungen	Angst- und furchtbezogene Störungen
Zwangsstörung und verwandte Störungen (Abschnitt 7.6)	Zwangsstörung und verwandte Störungen	Zwangsstörung und verwandte Störungen
Trauma- und belastungsbezogene Störungen (Abschnitt 7.5)	Trauma- und belastungsbezogene Störungen	Spezifisch belastungsbezogene Störungen
Dissoziative Störungen	Dissoziative Störungen	Dissoziative Störungen
Somatische Belastungsstörung und verwandte Störungen (Abschnitt 7.7)	Somatische Belastungsstörung und verwandte Störungen	Somatische Belastungs- und somatische Integrationsstörungen
Fütter-* und Essstörungen (Kapitel 6 und Abschnitt 7.11)	Fütter- und Essstörungen	Fütter- und Essstörungen
Ausscheidungsstörungen* (Kapitel 6)	Ausscheidungsstörungen	Ausscheidungsstörungen
Schlafstörungen (Abschnitt 7.11)	Schlaf-Wach-Störungen	Schlaf-Wach-Störungen

Tabelle 6: Fortsetzung

Benennung und Einteilung in diesem Lehrbuch	DSM-5-Klassifikation	ICD-11-Klassifikation
Sexuelle Funktionsstörungen (Abschnitt 7.11)	Sexuelle Funktionsstörungen	Sexuelle Funktionsstörungen
Geschlechtsinkongruenz	Geschlechtsdysphorie	Geschlechtsinkongruenz
Disruptive und dissoziale Störungen* (Kapitel 6)	Disruptive, Impulskontroll- und Sozialverhaltensstörungen	Disruptive und dissoziale Störungen
Substanzgebrauchs- und Abhängigkeitsstörungen (Abschnitt 7.9)	Störungen im Zusammenhang mit psychotropen Substanzen und abhängigen Verhaltensweisen	Störungen im Zusammenhang mit psychotropen Substanzen und abhängigen Verhaltensweisen
Neurokognitive Störungen (Abschnitt 7.8)	Neurokognitive Störungen	Neurokognitive Störungen
Persönlichkeitsstörungen (Abschnitt 7.10)	Persönlichkeitsstörungen	Persönlichkeitsstörungen
Paraphile Störungen	Paraphile Störungen	Paraphile Störungen

Anmerkungen: * psychische Störungen, die gewöhnlich in der Kindheit diagnostiziert werden

Im Folgenden werden die verbreiteten psychischen Störungen dargestellt. Für die selteneren Diagnosen wird auf ergänzende Literatur in Lehrbüchern der Masterstufe der Psychologie und der Psychiatrie hingewiesen.

7.2 Schizophrene Psychosen

Fallbeispiel: Schizophrene Psychose

RP, eine 21-jährige Studentin im ersten Studienjahr ist seit den ersten Leistungsprüfungen nicht mehr in der Lage, ihren Alltag zu bewältigen. Sie vernachlässigt sich in Bezug auf ihre äußere Erscheinung, ihre Kleidung, die Pflege ihrer Wohnung und beginnt von der Hochschule fernzubleiben. Ihrer Umgebung fällt auf, dass sie laute Selbstgespräche führt und dabei ihre Augen nach oben verdreht als ob sie etwas beobachtet. Ansonsten sind ihre Bewegungen träger geworden und sie reagiert kaum noch auf äußere Reize. Bei einer Vorstellung in einem Gesundheitszentrum wird als „psychischer Befund“ im Gespräch mit ihr festgestellt, dass sie Stimmen hört, die sie schlechtmachen. Zudem hat sie den Eindruck, ehemalige Bekannte von ihr seien jetzt Terroristen und haben den Auftrag sie „auszuschalten“. Sie kann allerdings nicht zusammenhängend darüber Auskunft geben, sondern zeigt während ihrer Aussage einerseits viele Gedankensprünge, andererseits bleibt sie länger schweigend. Dabei scheint sie gedrückter Stimmung, obwohl sie zweimal im Gespräch anscheinend unmotiviert laut auflacht.

Halluzination und Wahn

Schizophrene Psychosen sind schwere psychische Störungen, bei denen die Betroffenen zumindest zeitweise den Bezug zur Realität verloren haben. Dieser Realitätsverlust zeigt sich insbesondere in zwei Symptomen: Halluzination und Wahn.

Unter *Halluzinationen* werden Sinneswahrnehmungen ohne adäquate Stimulation der entsprechenden sensorischen Kanäle verstanden. Zu den typischen akustischen Halluzinationen gehört das Stimmenhören, wobei zwischen kommentierenden Stimmen (z. B. „Hah, hinter dem XY sind sie hinterher.“) und dialogischen Stimmen unterschieden wird (z. B. A: „Schau dir mal den XY ganz genau an.“ – B: „Ja, dem sieht man doch im Gesicht an, dass der gerade Mist gebaut hat.“).

Von einem *Wahn* wird gesprochen, wenn Menschen eine „persönliche Wahrheit“ im Sinne unkorrigierbarer Überzeugungen, trotz unbestreitbarer Beweise für das Gegenteil, aufrechterhalten. Häufige Wahnformen sind: Manipulations- oder Beeinträchtigungswahn, Verfolgungswahn, Größen- oder Abstammungswahn.

Weitere Kriterien für eine schizophrene Psychose sind die sog. formalen Denkstörungen (z. B. Gedankenabreißen, Denkhemmung, inkohärentes Denken), die Ich-Störungen (z. B. Gedankenlautwerden, Gedankeneingebung, Gedankenentzug) und die desorganisierte Sprechweise (z.B. Zerfahrenheit, Sprachverarmung). Weiterhin kommen psychomotorische Veränderungen oder Katatonie (z.B. Haltungsstereotypien, Stupor, Mutismus) und Störungen der Affektivität (z.B. flacher Affekt, auffällige Apathie) als Symptome hinzu.

Wichtig sind die allgemeinen Kriterien: (a) ausgeprägte soziale und berufliche Leistungseinbußen; (b) die Symptome halten mindestens einen Monat an und (c) Leistungseinbußen von mindestens sechs Monaten. Als Ausschlusskriterien müssen geprüft werden, dass keine andere psychotische Störung, kein Substanzeinfluss oder andere medizinische Krankheitsfaktoren vorliegen.

Die vielfältigen Symptome der schizophrenen Psychose lassen sich in Positiv- und Negativsymptome einteilen

Die Symptome lassen sich in Positivsymptomatik und Negativsymptomatik einteilen, was für die Beurteilung der Prognose und der Ansprechbarkeit auf Therapeutika wichtig ist. *Positivsymptome* umfassen Phänomene, die bei Gesunden nicht vorhanden sind (z.B. Wahn und Halluzination), während *Negativsymptome* psychische Phänomene zusammenfassen, die bei den Patienten fehlen oder geringer ausgeprägt sind als bei Gesunden (z.B. Sprachverarmung, flacher Affekt). Meist liegen beide Symptomarten gemischt vor (vgl. Tab. 7).

Tabelle 7: Positiv- und Negativsymptomatik mit Prognose- und Therapieeffekten

Vorherrschen von Positivsymptomatik	Vorherrschen von Negativsymptomatik
Symptome, z.B. • Wahn • Halluzinationen • Ich-Störungen • Exzentrische psychomotorische und affektive Symptome	Symptome, z.B. • Sozialer Rückzug • Denkhemmung • Sprachverarmung • Antriebsarmut • Katatonie (unnatürliche, fixierte Körperhaltungen)
Eher gute Prognose mit Verbesserungen	Eher chronische Prognose
Besseres Ansprechen auf Psychopharmaka	Geringeres Ansprechen auf Psychopharmaka

Die *Verlaufsphasen* einer schizophrenen Psychose unterteilen sich in:

- *Prodromalphase:* Unmittelbar dem Störungsbeginn vorhergehend mit einzelnen Symptomen, wie Depressivität und beginnender sozialer Beeinträchtigung.

- *Akute oder floride Phase/Episode:* Die Positivsymptomatik dominiert, und fast immer besteht keine Krankheitseinsicht.
- *Residual- oder Remissionsphase:* Die Negativsymptomatik steht im Vordergrund, eine teilweise Rehabilitation ist möglich; diese Phase kann Jahre andauern, bis es möglicherweise zu einem *Rückfall* kommt (Beginn einer neuen akuten Phase/Episode).

Der langfristige Verlauf schizophrener Psychosen ist sehr vielgestaltig und kann annäherungsweise in vier Formen unterteilt werden (vgl. Abb. 29).

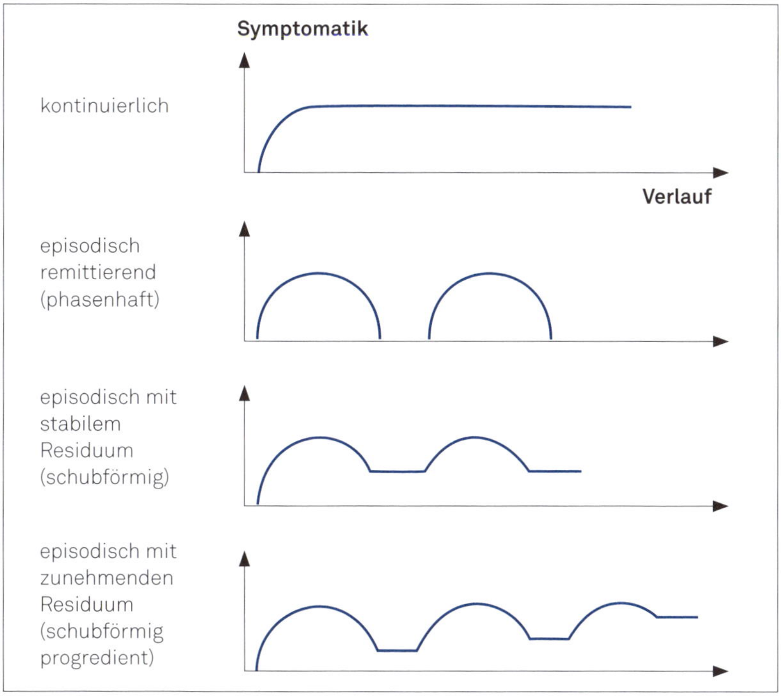

Abbildung 29: Verlaufsformen schizophrener Psychosen (nach Gaebel, 1996)

Untertypen der Schizophrenie

Gemäß den Verlaufsformen wird festgelegt, ob sich ein Patient in einer ersten oder einer von inzwischen vielen („multiplen") Episoden oder in einer kontinuierlichen Phase befindet. Nach dem Ausmaß von charakteristischen psychomotorischen Veränderungen ist ein Untertyp „mit Katatonie" feststellbar.

Die Einteilung in Untertypen ist aus wissenschaftlicher Sicht noch offen

Die Typeneinteilung ist bis heute ein Gegenstand wissenschaftlicher Auseinandersetzungen. Leonhard (2003) hat z. B. sieben verschiedene Unterformen der schizophrenen Psychosen vorgeschlagen. Im

Zusammenhang mit der neurobiologischen und genetischen Forschung wurde bisher weitgehend erfolglos versucht, die Untertypen voneinander abzugrenzen (Fiedorowicz et al., 2008). Für die Ansprechbarkeit von Psychopharmaka bleibt bis heute einzig die Unterscheidung in *vorherrschende Positiv- und vorherrschende Negativsymptomatik* relevant.

Häufige *Komorbiditäten* sind insbesondere Sucht- und Abhängigkeitserkrankungen. Die Substanzmittelsucht kann als inadäquater Selbstmedikamentierungsversuch gewertet werden, um die psychischen Beschwerden durch die schizophrene Psychose (z. B. starke Ängste im Zusammenhang mit Wahn und Halluzinationen) zu verringern. Viele Personen mit dieser Störung leben als Obdachlose, teilweise beharren die Betroffenen darauf und wollen in keiner Institution untergebracht werden.

Schizophrene Psychosen im Film

Ein Film, der eindrucksvoll viele Aspekte der schizophrenen Psychosen illustriert, ist „A Beautiful Mind" von Ron Howard aus dem Jahr 2001. Er skizziert die reale Lebensgeschichte des hochbegabten Mathematikers und Nobelpreisträgers John F. Nash, der eine schizophrene Psychose entwickelt hatte. Die erhaltenen Begabungen von schizophrenen Patienten sind wichtige Anknüpfungspunkte in der Langzeitrehabilitation (vgl. Abb. 30).

Prognostisch sind folgende Faktoren für einen günstigen Verlauf der Störung relevant: Späterer Beginn, gute soziale Kontakte, verheiratet sein/in Partnerschaft lebend, akuter Krankheitsbeginn sowie regelmäßige Einnahme von Neuroleptika.

Ätiologisch wird von einer multifaktoriellen Verursachung ausgegangen, die sich mit einem Vulnerabilitäts-Stress-Modell (vgl. Kapitel 1) beschreiben lässt. Von besonderer Bedeutung sind biologische Faktoren (z. B. Genetik, Neurotransmitter-Imbalance), zu denen psychologische (z. B. Überstimulierung) und soziale Faktoren (z. B. niedriger sozialer Status) hinzutreten.

Ziele der Pharmakotherapie

Aufgrund des Überwiegens biologischer Ursachenfaktoren dominiert aus *therapeutischer* Hinsicht der Einsatz von Psychopharmaka. Allerdings gibt es bis heute keine Pharmaka für eine vollständige Heilung schizophrener Psychosen. Vielmehr geht es um die Verminderung der Symptomatik, die Verlängerung der Remissionsphasen sowie eine

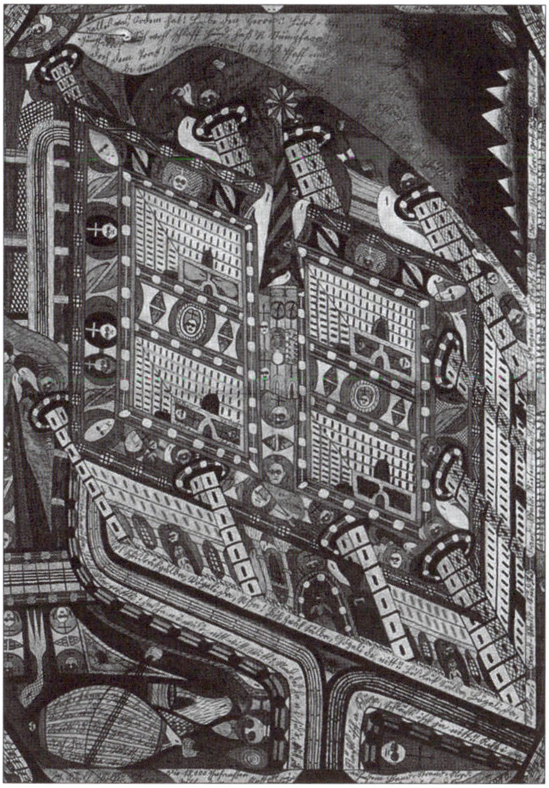

Abbildung 30: Der Schweizer Adolf Wölfli (1864–1930), der eine schizophrene Störung hatte, schuf während seiner über 30-jährigen Psychiatrieaufenthalte etwa 1.460 Zeichnungen und 1.560 Collagen. Er ist inzwischen als Künstler anerkannt. Er ist damit ein Vertreter der Kunstrichtung „Art brut", die heute in vielen wichtigen Museen vertreten ist. Das Bild wurde von Wölfli „Irrenanstalt Band-Hain" genannt (1910).

günstige Beeinflussung des Gesamtverlaufes. Im Mittelpunkt klinisch-psychologischer Interventionen stehen insbesondere Psychoedukation (Aufklärung bzw. Informationen über die Störung), unterstützendes Begleiten und Fertigkeitentrainings in den Residualphasen.

Weitere Merkmale und verwandte Störungen

Schizophrenie. Lebenszeitprävalenz: Zwischen 0,3 % und 0,7 % in Europa und Nordamerika, eher geringer in Asien; dieses Risiko steigt bei Migranten. Entwicklungsverlauf: In der Kindheit ist es schwierig diese

Diagnose zu stellen, da Halluzinationen und Wahn schwierig von normalen kindlichen Fantasiespielen zu unterscheiden sind. Die Symptome treten meist zum ersten Mal im späten Jugendalter bis zur Mitte des dritten Lebensjahrzehnts auf; bei Männern im Durchschnitt etwas früher und bei Frauen etwas später.

Wahnhafte Störung. Bei der wahnhaften Störung liegen neben ausgeprägten Wahninhalten (z. B. Liebes-, Eifersuchts-, Verfolgungs- oder Größenwahn) keine weiteren psychotischen Symptome vor; die Störung ist bisher kaum psychopharmakologisch beeinflussbar und besteht häufig über Jahre bis zum Lebensende. Lebenszeitprävalenz: Wird auf 0,2 % geschätzt, am häufigsten sind Verfolgungswahn, Eifersuchtswahn. Die Inhalte der Störung können sich in verschiedenen kulturellen Kontexten unterscheiden (z. B. Besessenheitswahn in stark religiösen Gemeinschaften).

Kurze psychotische Störung. Eine kurze psychotische Störung weist ein ähnliches Bild wie die schizophrene Psychose auf, das aber nur einen Tag bis einen Monat anhält und in fast allen Fällen nur einmal im Leben auftritt und danach wieder ausheilt. Unter allen psychischen Ersterkrankungen hat sie eine Auftretenswahrscheinlichkeit von 9 %. Bei Frauen ist die Störung doppelt so häufig wie bei Männern.

Schizoaffektive Störung. Schizophrene und bipolare Symptome (vgl. Abschnitt 7.3.1) treten gemeinsam auf, dabei passt jedoch der auftretende Wahninhalt zur Depression bzw. zur Manie. Die Abgrenzung zur Schizophrenie, die fast immer auch mit affektiven Symptomen einhergeht, besteht im deutlich geringeren Auftreten von Negativsymptomen wie Störungen des Denkens, der Sprache, Konzentration und Selbstorganisation. Lebenszeitprävalenz: ca. 0,3 %. Die Beurteilung erfordert in der Regel einen längeren Beobachtungszeitraum, sodass bei der Ersterkrankung zumeist entweder eine Schizophrenie oder eine affektive Störung diagnostiziert wird. Die Prognose ist etwas besser als die der Schizophrenie, aber schlechter als die affektiver Störungen.

Schizotype (Persönlichkeits-)Störung. Sie ist durch ein anhaltendes Muster von Exzentritäten im Verhalten, Aussehen und Sprache gekennzeichnet, die von Wahrnehmungs- und kognitiven Veränderungen (z. B. seltsame Überzeugungen, ungewöhnliche Wahrnehmungen, Beziehungsideen) begleitet werden. Lebenszeitprävalenz: Bisher nicht reliabel untersucht, wird aber unter 2 % liegen. Die Störung hat einen recht stabilen Verlauf und beginnt in der Kindheit. Dort ist sie u. a.

durch Selbstisolierung, außergewöhnliche Denk- und Sprechweisen und andere Eigentümlichkeiten feststellbar (Angaben nach DSM-5; APA/Falkai et al., 2015).

Gehören die schizophrene Psychose und die bipolare Störung in eine gemeinsame Psychosen-Kategorie?

Seit der Einführung der traditionellen Klassifikation nach Kraepelin (1899) wurden Schizophrenie und die bipolare Störung voneinander getrennt. Aufgrund von Symptomüberschneidungen (Wahn- bzw. affektive Symptome bei beiden Störungen) sowie Diagnosewechseln zwischen diesen Störungen bei den gleichen Personen wurde von Wissenschaftlern schon früh von einer gemeinsamen Störungsgruppe gesprochen („Einheitspsychose"-Konzept, vgl. Eysenck, 1992). Aktuell (ICD, DSM) wird in der Kraepelinschen Tradition die bipolare Störung der Obergruppe affektiver Störungen zugerechnet, während die Schizophrenie und verwandte Störungen eine eigene Obergruppe bilden.

Es gibt neue Befunde, die darauf hindeuten, dass die schizophrene Psychose und die bipolare Störung (sowie die schizoaffektive Störung) eng miteinander verwandt sind. Diese Befunde stammen aus der genetischen Forschung, z.B. molekulare Veränderungen bei beiden Störungen auf den Genen 18p11, 13q32, 22q11, 10p14 und 8p22 sowie erhöhte familiäre Häufung für eine der Störungen (Berretini, 2003). Zum Diagnosewechsel zwischen den Störungen fand man, dass es bei 6 % der Patienten mit Schizophrenie, bei 15 % der Patienten mit bipolarer Störung und bei 40 % der Patienten mit schizoaffektiver Störung zu einem oder mehreren Wechseln zwischen den drei Diagnosen über einen Verlauf von 35 Jahren kommt (Laursen et al., 2009). Es gibt allerdings auch Befunde, die gegen eine gemeinsame Störungskategorie sprechen: Die sogenannte prämorbide Anpassung (d.h. das psychosoziale Funktionsniveau vor Beginn der Störung) scheint sich zwischen bipolarer Störung und Schizophrenie zu unterscheiden, wobei die Faktoren der prämorbiden Anpassung (Beziehungen zu Gleichaltrigen, Schulleistungen, Soziabilität u.a.) bei Patienten mit bipolarer Störung besser ausgeprägt sind als bei Patienten mit Schizophrenie (Rietschel et al., 2009). In Hinblick auf Prognose und Therapie lässt sich das Klassifikationsproblem nicht entscheiden, denn für beide Störungen gibt es bis heute nur symptomverbessernde Ansätze (u.a. Neuroleptika) und noch keine Therapien, die zu einer Ausheilung führen. Die wissenschaftliche Auseinandersetzung über den Wert aller dieser Fakten für die gemeinsame Klassifikation wird damit weiterhin anhalten.

7.3 Affektive Störungen

7.3.1 Bipolare Störung

Fallbeispiel: Bipolare Störung

Ein 35-jähriger Hochschulassistent beginnt nach dreijähriger Ehe exzessive sexuelle Aktivitäten und Abenteuer, die sehr viel Geld kosten und die schließlich seine Ehe zum Scheitern bringen, obwohl er das nicht will. Gleichzeitig vernachlässigt er seine beruflichen Aufgaben und bleibt der Arbeit fern. Seine persönliche Umgebung bekommt ständig seine starke Unruhe, Getriebenheit und Gereiztheit zu spüren. Er selbst fühlt sich „so großartig wie bisher noch nie"; glaubt sich im Besitz überragender geistiger Kräfte. Rückblickend gibt er für diese Phase an, dass er zunehmend überzeugt gewesen wäre „ein wirklicher Gott zu sein". Frühere manische Phasen lassen sich in der nachträglichen klinischen Befragung nicht mehr feststellen, dagegen aber mehrere depressive Phasen seit seinem 23. Lebensjahr mit intensiver Niedergeschlagenheit und Antriebslosigkeit, in denen er aber nie eine Behandlung aufgesucht habe, sondern in denen ihn sein soziales Umfeld unterstützte. Er verneint glaubhaft die Einnahme von Drogen oder Stimulanzien im Vorfeld der oben genannten manischen Phase. Direkt nach der geschilderten manischen Phase setzte eine Depression ein, die fast ein Jahr andauerte.

Bipolare (affektive) Störungen wurden früher auch manisch-depressive Psychosen genannt. Sie bestehen aus *manischen und depressiven* Phasen (die Phasen werden bei diesem Störungsbild typischerweise *Episoden* genannt). Bei einer bipolaren Störung wechseln sich depressive und manische Episoden ab. Depressive Episoden sind durch niedergeschlagene Stimmung und Interesseverlust gekennzeichnet. Manische Episoden äußern sich durch eine inadäquate übermäßig hohe Stimmung, die mit Gereiztheit einhergehen kann. Die Übersicht in Tabelle 8 gliedert die Symptomatik nach der Definition in der ICD-11.

Von einer *hypomanen* Episode wird gesprochen, wenn eine anhaltende leicht gehobene Stimmung, gesteigerter Antrieb und Aktivität sowie auffallende Gefühle von Wohlbefinden und gesteigerter Leistungsfähigkeit vorliegen.

Eine *Bipolar-1-Störung* ist durch den Wechsel depressiver und manischer Episoden gekennzeichnet, während eine *Bipolar-II-Störung* aus depressiven und hypomanischen Phasen besteht.

Tabelle 8: Kriterien der depressiven und manischen Episode

<table>
<tr><th>Kriterien der depressiven Episode</th><th>Kriterien der manischen Episode</th></tr>
<tr><td>Zeitkriterium: Die Symptome müssen über zwei Wochen vorliegen.</td><td>Zeitkriterium: Die Symptome müssen über eine Woche vorliegen.</td></tr>
<tr><td>Affektives Cluster:
• niedergeschlagene bzw. traurige Stimmung, die von der Person berichtet wird oder beobachtbar ist,
• deutlicher Interessen- und Freudeverlust an Aktivitäten, die normalerweise erfreulich für die Person waren. Dies kann auch eine Reduktion des sexuellen Verlangens mit beinhalten.</td><td>Kernkriterien:
• gehobene, expansive oder reizbare Stimmung, die wesentlich anders ist als typischerweise bei dieser Person. Oft gibt es sehr rasche Stimmungswechsel (z. B. Stimmungslabilität)
• gestiegene Aktivität oder subjektiv wahrgenommene Erfahrung gesteigerter Energie, die wesentlich anders ist als typischerweise bei dieser Person</td></tr>
<tr><td>Kognitiv-behaviorales Cluster:
• Konzentrations-, Aufmerksamkeitsprobleme und Entscheidungsschwäche
• Gefühle von Wertlosigkeit und exzessive oder unangemessene Schuldgefühle, die bis ins Wahnhafte hineingehen
• Hoffnungslosigkeit
• wiederkehrende Gedanken an den Tod, einschließlich suizidaler Gedanken</td><td rowspan="2">Akzessorische Symptome:
• übersteigertes Selbstwertgefühl bzw. Größenideen, mangelnde (Krankheits-)Einsicht
• vermindertes Schlafbedürfnis (z. B. nur 3 Stunden)
• vermehrte Gesprächigkeit oder Rededrang
• Ideenflucht oder subjektives Gefühl des Gedankenrasens
• erhöhte Ablenkbarkeit
• verschiedene Arten von leichtsinnigem oder verantwortungslosem Verhalten (z. B. sexuelle Eskapaden, übertriebene Einkäufe, Schuldenmachen)</td></tr>
<tr><td>Neurovegetatives[1] Cluster:
• Schlaflosigkeit oder vermehrter Schlaf
• psychomotorische Unruhe oder Verlangsamung
• wesentliche Veränderung des Appetits (Reduktion oder Steigerung) oder signifikante Gewichtsänderung (Zu- oder Abnahme)
• reduzierte Energie, Erschöpfung oder gravierende Müdigkeit nach nur dem geringsten Aufwand</td></tr>
</table>

Tabelle 8: Fortsetzung

Kriterien der depressiven Episode	Kriterien der manischen Episode
Ausschlusskriterium: Die Symptome können nicht durch somatische Krankheiten, Substanzeinwirkungen oder das Vorliegen von Trauer erklärt werden.	Ausschlusskriterium: Die Symptome gehen nicht auf somatische Krankheiten oder Substanzwirkungen zurück.

Anmerkungen: [1] das vegetative Nervensystem betreffend

Bipolar-1-Störung im Film

Eine eindrucksvolle filmische Darstellung der Bipolar-1-Störung bietet der Film „Mr. Jones" von Mike Figgis aus dem Jahr 1993. Richard Gere spielt einen mittelalten Mann, der zunehmend häufig manische und depressive Episoden durchmacht. Seine Psychiaterin entwickelt, über ihr professionelles Engagement hinaus, eine Liebesbeziehung zu ihm, was berufsethisch ein Fehlverhalten ist.

Verlauf. Häufigkeit und Dauer der einzelnen Episoden sind sehr unterschiedlich. Generell lässt sich feststellen, dass manische Phasen meist etwas kürzer dauern als depressive Episoden, dass die Intervalle zwischen den Phasen im Langzeitverlauf kürzer werden und dass mit zunehmendem Lebensalter häufiger und länger andauernde depressive Phasen auftreten.

Verschiedene Studien weisen darauf hin, dass bis zu 40 % der Betroffenen ihr ursprüngliches Funktionsniveau nach manischen oder depressiven Phasen nicht mehr erreichen. 40 % der Betroffenen haben einen günstigen psychosozialen Verlauf und können ihr soziales Umfeld bzw. ihre Position in der Gesellschaft erhalten (Soreca et al., 2009). Wie bei der schizophrenen Psychose werden auch bei bipolaren Störungen anhaltende Symptome wie anhaltende Konzentrationsprobleme oder chronische Erschöpfung als Residualsymptome bezeichnet.

Regelhaft kommt es zu jahrzehntelang dauernden Verläufen

Bei der *Prognose* sind in der Regel jahrzehntelange Verläufe zu erwarten. Besonderes Augenmerk muss auf die erhöhte Suizidalität gerichtet werden. Ungefähr 25 bis 50 % aller bipolar Erkrankten unternehmen mindestens einen Suizidversuch, wobei sich etwa 15 bis 30 % der Patienten suizidieren.

Ätiologisch ist wie bei den schizophrenen Psychosen von einem *multifaktoriellen Prozess* im Sinne eines Vulnerabilitäts-Stress-Modells (vgl. Kapitel 1) auszugehen. Auch hier sind biologisch-genetische Faktoren ausschlaggebend, zu denen soziale und psychologische Faktoren (z. B. unregelmäßiger Tag-/Nacht-Rhythmus) hinzukommen. Der veränderte Tag-/Nacht-Rhythmus ist stark durch biologische Veränderungen mitgeprägt. Patienten in einer manischen Episode schlafen häufig tagelang nicht, was die kognitive Konsequenz von gesteigertem Wahnerleben haben kann. In depressiven Phasen verstärkt das veränderte Schlafbedürfnis meist die Niedergeschlagenheit. Die Stabilisierung des circadianen (lat. für: *rings um den Tag*) Rhythmus kann Patienten in beiden Phasentypen helfen, die Symptome der Störung in den Griff zu bekommen.

Auch bei bipolaren Störungen steht *therapeutisch* der Einsatz von Psychopharmaka im Vordergrund, welche hier Stimmungsstabilisatoren oder Phasenprophylaktika genannt werden. *Klinisch-psychologisch* ist insbesondere die Unterstützung der Compliance (Patientenkooperation) in Bezug auf die Medikamenteneinnahme und Lebensstilanpassungen wichtig.

Zyklothyme Störung. Die Symptomatik der zyklothymen Störung erinnert an das Erscheinungsbild der bipolaren Störung, weist dieser gegenüber jedoch eine stark abgeschwächte Symptomatik auf, die allerdings über zwei Jahre anhält. Bei der zyklothymen Störung wechseln sich Perioden leichter Depression und leicht gehobener Stimmung ab. Sie entwickelt sich in der Regel im frühen Erwachsenenalter und verläuft chronisch, wobei zwischendurch die Stimmung teilweise über Monate stabil bleiben kann.

7.3.2 Depressive Störungen

Fallbeispiel: Major Depression

Frau D., eine 55-jährige Geschäftsfrau, hatte in der Vorgeschichte zahlreiche relativ kurze depressive Episoden. Diese Episoden traten gewöhnlich nach einem psychosozialen Stressereignis auf, genauso die aktuelle Depression. Sie berichtet, dass sie normalerweise keine Einschlafprobleme habe, jedoch oft in den frühen Morgenstunden aufwache und dann im Zimmer ständig auf und ab laufe. Sie fühle sich dabei innerlich extrem angespannt und unruhig. Und obwohl sie sich den ganzen Tag über nicht besonders gut fühle, wäre die schlimmste Zeit kurz vor dem Sonnenaufgang; dann denke sie zeitweise sogar daran, sich das Leben zu nehmen. Die Patientin beschreibt zudem übermäßige Schuldgefühle. Sie fühle sich in der Arbeit, als Ehefrau und als Großmutter als totale Versagerin und entschuldigt sich ständig dafür, dass es ihr immer noch nicht besser geht. Befragt nach ihrer allgemeinen Stimmung, beschreibt sich Frau D. als „innerlich tot". Obwohl sie schon viele depressive Episoden erlebt habe, sei es zuvor niemals so schlimm gewesen, selbst dann nicht, als ihre Mutter starb, zu der sie ein enges Verhältnis gehabt habe. Ihr falle es sehr schwer, ihre Gefühle zu beschreiben, und sie leide unter einem schrecklichen emotionalen Schmerz, der nicht in Worte zu fassen sei (in Anlehnung an Zaudig et al., 2000).

Depressive Störungen werden auch als unipolare (affektive) Störungen bezeichnet. Die beiden Störungsklassifikationssysteme nennen die Hauptform depressiver Störungen verschieden:

- Depressive Episode bzw. Rezidivierende depressive Störung (ICD-System)
- Major Depression als Episode oder in rezidivierender Form (DSM-System).

Major Depression und Dysthymie: die Hauptformen depressiver Störungen

Inhaltlich entsprechen sich die beiden Depressionsdefinitionen aber, sodass im Folgenden die Bezeichnung *Major Depression* gewählt wird. Daneben gibt es die *Dysthymie,* die auch persistierende depressive Störung genannt wird. Die Major Depression besteht aus Phasen schwerer Beeinträchtigungen, die sich mit symptomfreien Phasen abwechseln. Die Dysthymie ist eine chronische, mindestens zwei Jahre andauernde Störung mit jeweils nicht außerordentlich starker Symptomatik (deren chronischer Verlauf beeinträchtigt jedoch die Betroffenen äußerst nachhaltig).

Die Major Depression gilt als sog. „Volkskrankheit", weil sie so stark verbreitet ist. Die Lebenszeitprävalenz liegt in industrialisierten Ländern um 15% und in Entwicklungsländern um 11%, (Bromet et al., 2011). Die Wahrscheinlichkeit für Frauen, mindestens einmal im Leben eine Major Depression zu bekommen, liegt rund ein Drittel höher als die für Männer. Im jüngeren und mittleren Erwachsenenalter bleibt das Risiko gleich hoch, während im höheren Lebensalter die eigentliche Major Depression etwas seltener wird, dafür aber Dysthymien, Minore Depression (auch subklinische Depression genannt, weil nicht alle Kriterien für die Diagnose einer Major Depression vorliegen) bzw. depressive Störungen aufgrund medizinischer Krankheitsfaktoren oder chronischer Erkrankungen zunehmen.

Insgesamt ist die Major Depression eine der häufigsten Erkrankungen und Ursachen für Behinderungen und soziale und berufliche Einschränkungen weltweit, der durch Programme der Weltgesundheitsorganisation die zentrale Aufmerksamkeit neben Herz-Kreislauf- sowie Infektionskrankheiten zukommt. Depressive Störungen selber sind wiederum ein wichtiger Risikofaktor für die Chronifizierung bzw. Verschlimmerung körperlicher Erkrankungen.

Tabelle 9: Kriterien der Major Depression und Dysthymie

Kriterien der Major Depression	Kriterien der Dysthymie
Symptomkriterien: • Entsprechen denen der depressiven Episode (vgl. Tab. 8)	Symptomkriterien: • Prinzipiell alle Symptome einer depressiven Episode (vgl. Tab. 8), aber nicht so umfassend bzw. schwerwiegend ausgeprägt • Entweder vom Patient selbst berichtet oder von anderen beobachtet
Zeitkriterium: • Die Symptomatik einer Episode muss über zwei Wochen lang vorliegen. • Bei der rezidivierenden Major Depression treten mindestens zwei Episoden auf, die sich von einem mindestens zweimonatigen Intervall ohne Symptomatik abgrenzen lassen.	Zeitkriterium: • Die Symptomatik muss über einen mindestens zweijährigen Zeitraum in der überwiegenden Zeit des Tages, oder an mehr als der Hälfte aller Tage, vorliegen.

Verlauf und Prognose der Major Depression. Unbehandelte Episoden der Major Depression dauern unabhängig vom Auftrittsalter typischerweise sechs Monate oder länger an. In der Mehrzahl der Fälle remittieren die Symptome vollständig und die Leistungsfähigkeit erreicht wieder das Ausgangsniveau. Bis zu zwei Drittel der Patienten mit einer ersten Episode einer Major Depression erleiden in Abständen weitere Episoden und bilden somit eine rezidivierende Form der Major Depression aus. Die Dysthymie zeigt oftmals einen frühen und schleichenden Beginn in der Adoleszenz oder im jungen Erwachsenenalter. Manche Patienten mit einer Dysthymie haben zusätzlich eine Major Depression, was als doppelte Depression *(double depression)* bezeichnet wird. Über die Lebensspanne werden die beiden depressiven Störungsbilder seltener, wobei ein Wiederanstieg bei älteren Menschen über 80 Jahren diskutiert wird – auch hierbei kommt es allerdings meist zu depressiven Störungen, die nicht mehr alle Symptombereiche umfassen (partielle Depressionen). Dabei ist immer zu beachten, dass depressive Störungen mit einer stark erhöhten Suizidalität einhergehen.

Ätiologie. Zu depressiven Störungen liegen, im Vergleich zu allen anderen psychischen Störungen, die meisten Modellvorstellungen vor. Viele beschränken sich jedoch jeweils nur auf einen der drei besprochenen Bereiche der biologischen, psychologischen und sozialen Faktoren; dabei gibt es insbesondere viele psychologische Modelle (vgl. Kapitel 2). Im Kapitel 1 wurde bereits ein aus der epidemiologischen Forschung stammendes bio-psycho-soziales Modell vorgestellt (Rice et al., 2017), in dem neben genetischen und sozialen Einflüssen vornehmlich psychologische Prädiktoren (vgl. Abb. 3: Gereiztheit, streitsüchtiges Verhalten, Furcht/Angst) eine Rolle spielen.

Die Einteilung in Schweregrade ist für Therapiezwecke relevant

Therapie. Für Therapiezwecke hat es sich als nützlich erwiesen, zwischen leichten, mittelgradigen und schweren Störungsausprägungen zu unterscheiden. Leichte und mittelgradige depressive Störungen können mit spezifischen Psychotherapieverfahren behandelt werden, welche die aktuelle psychische Gesundheit und Lebensqualität verbessern, dabei können aber spätere Rückfälle oft nicht verhindert werden. Bei schweren Depressionen ist eine Kombination von Psycho- und Pharmakotherapie am effektivsten.

7.4 Angststörungen

Die Störungsgruppe der Angststörungen fasst eine Vielzahl unterschiedlicher Störungen zusammen

Die Angststörungen sind wie die depressiven Störungen sehr weit verbreitete Störungen. Bei ihnen stehen Angst oder *Furcht*, die *Wahrnehmung von Bedrohung* und *Vermeidungsverhalten* als vorrangige Bewältigungsstrategie im Vordergrund. Zentrales Kriterium für die Abgrenzung von nicht klinischen Ängsten ist die klinisch bedeutsame Einschränkung in persönlichen, familiären, sozialen, bildungs- oder berufsbezogenen Lebensbereichen. Die Unterscheidung der verschiedenen Formen der Angststörungen beruht auf den störungsspezifischen Kognitionen in den Situationen, die Auslöser für die Wahrnehmung von Bedrohung sind. Tabelle 10 gibt einen Überblick über die verschiedenen Inhalte der Befürchtungen.

Tabelle 10: Unterscheidung der Angststörungen nach zugrundeliegenden Kognitionen

Störung	Wahrgenommene Bedrohung durch:
Panikstörung	Akuten körperlichen (oder geistigen) Zustand
Agoraphobie	Immobilität (Flucht schwierig) oder Hilflosigkeit (Hilfe nicht verfügbar)
Generalisierte Angststörung	Zukünftiges, unerwartetes Eintreten von Katastrophen
Soziale Phobie	Negative Bewertung des eigenen Verhaltens oder eigener Körperreaktionen durch andere Personen
Spezifische Phobien	Tiere, Situationen/Umgebung oder Verbluten/Verletzung
Trennungsangst	Trennung von Bezugspersonen
Selektiver Mutismus	Sprechen mit fremden Personen

7.4.1 Panikstörung (mit oder ohne Agoraphobie)

Die Panikstörung ist durch das unvermittelte Auftreten von Panikattacken gekennzeichnet, die nicht auf bestimmte Auslöser oder Situationen begrenzt sind. Panikattacken sind zeitlich umgrenzte, anfallsartige Episoden von starker Furcht oder Besorgnis mit gleichzeitig auftretenden körperlichen oder kognitiven Symptomen. Eine Panikattacke tritt in der Regel spontan auf, erreicht innerhalb von zehn Minuten ihren Höhepunkt, und dauert in Extremfällen bis zu zwei Stunden.

Körperliche Symptome

Körperliche Symptome bei Panikattacken sind: Palpitationen (intensiv wahrgenommener Herzschlag) oder beschleunigter Herzschlag, Schwitzen, Zittern oder Beben, Atemnot oder Kurzatmigkeit, Erstickungsgefühle, Schmerzen oder Beklemmungsgefühle in der Brust, Übelkeit oder Magen-Darm-Beschwerden; Schwindel oder Benommenheit, Parästhesien (Taubheit oder Kribbelgefühl), Hitzewallungen oder Kälteschauer. Kognitive Symptome sind: Wahrnehmung, die Kontrolle zu verlieren oder verrückt zu werden; Erwartung zu sterben; Derealisation (Gefühl der Unwirklichkeit) oder Depersonalisation (sich losgelöst fühlen). Zudem bildet sich typischerweise eine „Angst vor der

Angst“ heraus, d.h. es besteht eine anhaltende Besorgnis über das Auftreten weiterer Panikattacken. Zusätzlich entwickelt die Person Verhaltensmuster, die auf die Vermeidung der Auslösung weiterer Panikattacken abzielen (z.B. Schonverhalten, Mitführen von Medikamenten).

Fallbeispiel: Panikstörung

Eine 44-jährige Frau sucht die Therapie auf wegen intensiver Angst, U-Bahn zu fahren, zu fliegen oder in entfernte Städte oder Länder zu reisen. Sie befürchte, dass sie „abschmieren“ könnte, d.h. lebensgefährliche Symptome eines schwerwiegenden Kreislaufversagens mit Schwindel, Herzrasen, Übelkeit, Schweißausbrüchen und Atemnot bekommen könnte; besonders starke Angst hat sie davor, in Ohnmacht zu fallen, was allerdings seit ihrer Kindheit sehr selten vorgekommen ist. Die Befürchtung kommt und geht im Alltag; sie wird verstärkt, wenn sie Symptome einer Krankheit, z.B. Erkältung, hat. Aufgrund dieser Befürchtung vermeidet sie es, U-Bahn zu fahren, zu fliegen, Sport zu treiben oder in entfernte Städte oder Länder zu reisen. Als ausgebildete Medizinerin ist sie in der Krankenseelsorge tätig; sie ist mit einem HNO-Arzt verheiratet und Mutter zweier Kinder. Als Auslöser für die Ängste gibt sie die plötzlichen Todesfälle in ihrer Familie während ihrer Kindheit und Jugend an (Bruder: vermutlich Aneurysma; Mutter: lange verheimlichter Krebs, Vater: fehlgeschlagene Operation nach Herzinfarkt).

Agoraphobie (von griech: agora = Marktplatz) ist die Furcht vor Orten und Situationen, in denen die Flucht schwierig sein könnte („in der Falle sitzen“). Die Befürchtung kann sich auch auf Situationen beziehen, in denen bei Auftreten von Angst- bzw. Paniksymptomen Hilfe nicht erreichbar sein könnte. Die Betroffenen vermeiden typischerweise Situationen wie Menschenmengen, Kaufhäuser oder öffentliche Verkehrsmittel. Im Extremfall ist die Angst so stark ausgeprägt, dass die Betroffenen ihre eigene Wohnung nicht mehr verlassen und ihren Alltag völlig auf die eigene Wohnung eingrenzen, oder diese nur in Begleitung eines vertrauten Menschen verlassen. Bei annährend allen Menschen mit Agoraphobie ist aktuell oder in der Vergangenheit eine Panikstörung nachzuweisen.

7.4.2 Generalisierte Angststörung (GAS)

Sorgen als Kernsymptom

Ein Zustand genereller Besorgtheit oder übermäßige Sorgen und Ängste bezüglich unterschiedlicher Alltagsprobleme (Familie, Gesundheit, Finanzen, Schule oder Arbeit) sind die Hauptmerkmale dieser Störung. Begleitet werden diese zentralen Symptome von weiteren körperlichen Symptomen (z. B. Muskelverspannungen, Ruhelosigkeit oder vegetative Übererregbarkeit, wie Kloßgefühle im Hals) und dem subjektiven Gefühl von Nervosität. Die Symptome sollten über mindestens sechs Monate an der Mehrzahl der Tage vorherrschend sein. Die Symptomatik überlappt sich teilweise mit derjenigen depressiver Störungen, und eine differenzialdiagnostische Abgrenzung ist oft schwierig. Daher wird die Diagnose einer GAS nicht gestellt, wenn gleichzeitig eine Depression vorliegt. Die Sorgen bei GAS sind typischerweise zukunftsbezogen, während sich diejenigen von depressiven Störungen hauptsächlich auf Vergangenes beziehen.

Fallbeispiel: Generalisierte Angststörung

Die oben genannte 44-jährige Patientin erlebt zusätzlich neben der Angst vor eigenem Herz-Kreislauf-Versagen oder anderen akuten Körpersymptomen auch von Anbeginn der Familiengründung die Sorge, dass ihren Kindern und ihrem Mann etwas Schlimmes zustoßen könnte. Ihre Gedanken kreisen um die beiden Kinder, die mittlerweile wegen Ausbildung und Beruf außer Haus leben. Sie macht sich Sorgen, dass diese nicht mit ihrem Beruf zurechtkommen oder krank werden könnten, und telefoniert deshalb fast täglich mit ihnen. Sie sorgt sich auch um ihren Mann, der viel Sport treibt (Marathon, Skilaufen) und vor Jahren einen Sportunfall mit komplizierter Operation hatte. Wenn dieser verspätet von der Arbeit kommt und nicht erreichbar ist, gerät sie „in Panik". Zudem denkt sie oft daran, wie schlimm es sein wird, wenn sie selbst oder ihr Mann zu Pflegefällen werden. Wegen der Sorgen ist sie permanent nervös und angespannt, hat Herzklopfen und fühlt sich erschöpft; nachts kann sie oftmals nicht schlafen wegen ständigen Gedankenkreisens.

7.4.3 Soziale Phobie

Das Hauptmerkmal dieser Störung ist eine ausgeprägte und anhaltende Befürchtung, eigenes Verhalten oder bemerkbare körperliche Symptome (z. B. Zittern, Schwitzen, Erröten) könnten von anderen Menschen als peinlich bewertet werden. Typische Situationen sind soziale Interaktionen (z. B. Unterhaltungen), Beobachtetwerden (z. B. in der Öffentlichkeit essen oder trinken), oder sogenannte Leistungssituationen (engl. Performance, z. B. eine Rede halten). In den auslösenden Situationen treten intensive Gefühle von Angst und Scham auf. Die Betroffenen versuchen, diese Situationen zu vermeiden, wodurch zwischenmenschliche Beziehungen, soziale Kontakte, schulische oder berufliche Lebensbereiche erheblich beeinträchtigt werden.

Angst vor dem Bewertetwerden

Fallbeispiel: Soziale Phobie

Ein 42 Jahre alter Verwaltungsangestellter befürchtet, ruckartige Bewegungen mit dem Kopf zu machen oder Grimassen zu ziehen. Sobald andere Menschen anwesend sind, denkt er: „Ich werde durch die Kopfbewegungen auffallen. Andere werden denken, ich habe eine neurologische Krankheit oder bin verrückt, und werden mich ablehnen." Soweit möglich, vermeidet er Kontaktsituationen und lebt sozial isoliert; lediglich zu seiner Schwester hatte er regelmäßig Kontakt. Bevor er zur Arbeit geht, nimmt er oftmals Tavor oder Alkohol („Flachmänner"), wenn er denkt, dass er „einen schlechten Tag hat". Die Ängste waren erstmals aufgetreten, nachdem er als Jugendlicher in einer Disco Drogen zu sich genommen hatte und plötzlich von der Seite angesprochen wurde; er habe dann den Kopf „ruckartig" gedreht, „wie ein Epileptiker". Er schämte sich und verließ sofort fluchtartig die Disco und erklärte auf spätere Nachfragen, ihm sei es wegen der Drogen nicht gut gegangen. Seit dieser Zeit waren die Ängste stetig angewachsen und überschatteten sein Leben. Der Patient stammt aus einer Aussiedlerfamilie mit fünf Kindern, die aufgrund sprachlicher und kultureller Unterschiede sehr isoliert war. Er hat noch niemals eine Partnerschaft gehabt und leidet unter regelmäßigen depressiven Verstimmungen, ohne jedoch bislang professionelle Hilfe gesucht zu haben.

7.4.4 Spezifische Phobie und weitere Angststörungen

Spezifische Phobie. Hierbei geht es um die intensive Furcht vor bestimmten, in der Regel klar umschriebenen Objekten oder Situationen, z.B. Höhe (Höhenphobie), Enge (Klaustrophobie), Tieren (z.B. Hundephobie, Spinnenphobie), Fliegen (Flugphobie) oder Blut bzw. Verletzung im Rahmen einer medizinischen Behandlung (Blut- und Verletzungsphobie). Dabei werden die jeweiligen Objekte oder Situationen meist konsequent vermieden, was erhebliche negative Konsequenzen mit sich bringen kann (z.B. Gefährdung der Gesundheit bei Vermeidung von notwendigen medizinischen Eingriffen). Bei einem Teil der Betroffenen besteht allerdings kein Leidensdruck, weil sie kompensatorisch meinen, dass sie z.B. (subjektiv) gar nicht Flugzeug fliegen oder im Gebirge wandern wollen. Bei anderen besteht der Leidensdruck weniger aufgrund der Ängste per se, sondern aufgrund der vermeidungsbedingten Einschränkungen.

Flugangst

Die Störung mit Trennungsangst sowie selektiver Mutismus wurden im DSM-5 neu in die Kategorie „Angsstörungen" aufgenommen und auch für die ICD-11 vorgeschlagen (vgl. auch Kapitel 6).

Störung mit Trennungsangst. Charakteristisch ist eine übermäßige und unangemessene Angst vor Trennung von Bezugspersonen, die mindestens über mehrere Monate anhält. Bei Kindern ist die Trennungsangst vor allem auf die Eltern oder andere Familienmitglieder bezogen, bei Erwachsenen mehr auf Partner oder eigene Kinder. Die Angst zeigt sich in Gedanken, dass der Person etwas zugestoßen sein könnte, Widerstreben, zur Schule oder zur Arbeit zu gehen, starke Belastung oder körperliche Beschwerden bei einer Trennung, Widerstreben, getrennt von der Bezugsperson zu schlafen bzw. zu übernachten, und Alpträume von Trennungen.

Selektiver Mutismus. Kennzeichen ist eine überdauernde Unfähigkeit, in bestimmten Situationen (z.B. in der Schule) zu sprechen, wobei in anderen Situationen (z.B. zuhause) wiederum normale Sprechfähigkeit besteht. Die Unfähigkeit ist weder durch fehlende Sprachkenntnisse noch durch Unbehagen bezüglich der Sprache hervorgerufen.

Körperlich bedingte Angststörungen. Es gilt zu beachten, dass Angst-Symptomatik auch durch körperliche Krankheiten, wie z.B. eine Schilddrüsen-Überfunktion, oder durch psychotrope Substanzen (z.B. Alkohol oder Medikamente) verursacht werden kann. In diesem Fall wird eine sekundäre Angststörung aufgrund eines anderen medizinischen Krankheitsfaktors bzw. substanz-/medikamenteninduzierte Angststörung diagnostiziert.

Verlauf und Prognose der Angststörungen. In der Regel treten Angststörungen zunehmend ab der Pubertät bzw. dem jungen Erwachsenenalter auf und sind für die Betroffenen und deren Umwelt bemerkbar. Bleiben sie unbehandelt, können sie sich in chronischen, meist lebenslangen, Problemen manifestieren. In unterschiedlichem Ausmaß bilden sich bei Angststörungen fast immer Komorbiditäten und Folgestörungen aus: Neben weiteren Angststörungen finden sich häufig depressive Störungen und Substanz-Abhängigkeitsstörungen (z.B. Alkoholabhängigkeit).

Häufige Komorbiditäten und Folgestörungen sind depressive und Abhängigkeitsstörungen

Ätiologie. Angststörungen waren die ersten psychischen Störungen, für die psychologische Modelle entwickelt wurden, aus denen sich wirksame Therapieverfahren ergaben. Neben früheren lerntheoretischen Modellen (z.B. Zwei-Faktoren-Theorie des klassischen und operanten Konditionierens) sowie kognitiven Modellen (dysfunktionale Kognitionen und Interpretationen) werden heute kognitive Verarbeitungsprozesse (z.B. selektive Aufmerksamkeit) als Faktoren für die Entstehung und Aufrechterhaltung diskutiert.

Therapie. Kognitiv-behaviorale Therapieansätze werden aufgrund der höchsten Evidenz für ihre kurz- und langfristige Wirksamkeit bei Angststörungen als Therapie erster Wahl angesehen.

7.5 Belastungsstörungen

Belastungsstörungen sind eine Störungsgruppe, die sich von den anderen Störungen durch ihren definierten Ereignis- bzw. Umweltbezug unterscheidet. Im Kern besteht sie aus der Posttraumatischen Belastungsstörung (PTBS, engl. PTSD) und der Anpassungsstörung, wobei die ICD-11 von der PTBS die komplexe PTBS abtrennt und von der Anpassungsstörung die anhaltende Trauerstörung. Die Akute Belastungsreaktion gilt nicht als psychische Störung, sondern wird als „Grund für das Aufsuchen von Hilfeleistungen" angesehen.

7.5.1 Posttraumatische Belastungsstörung

Fallbeispiel: Posttraumatische Belastungsstörung

Ein 60-jähriger Mann hat vor 14 Monaten einen gewalttätigen kriminellen Überfall erlebt. Seit dem Überfall gibt er an, ein völlig anderer Mensch geworden zu sein. Er ist seit einem Jahr krankgeschrieben aufgrund unterschiedlicher teils psychischer, teils somatischer Erkrankungen. Er gibt an, fortwährend übermäßig schreckhaft zu sein. Er erlebt dieses Erschrecken selbst nach kleinsten unerwarteten Geräuschen wie „elektrische Schläge". Mehrfach am Tag und nachts, während er nicht schlafen kann, „kommen diese Gedanken und Bilder wieder", obwohl er dann ständig versucht, nicht daran zu denken. Von seinem Freundeskreis hat er sich zurückgezogen, weil er das Gefühl hat, niemand könne ihm in seiner Lage helfen (in Anlehnung an Maercker, 2013).

Posttraumatische Belastungsstörung

Die PTBS-Symptome werden ausgelöst durch ein traumatisches Ereignis. Traumatische Ereignisse sind definiert als Einzelereignisse oder fortdauernde Extrembelastungen, die eine außergewöhnliche Bedrohung (z. B. Lebensbedrohung, Bedrohung der Unversehrtheit) mit sich bringen und typischerweise mit Verzweiflung verbunden sind (z. B. Folter, Gefangenschaft, gewalttätige Überfälle, Vergewaltigung, sexueller Missbrauch, Naturkatastrophen, schwere Unfälle). Das Erleben solcher traumatischen Ereignisse ist allerdings noch kein hinreichender Grund für diese Störungsdiagnose, denn viele Menschen genesen danach wieder.

Ein traumatisches Erlebnis führt nicht zwangsweise zur Entwicklung einer PTBS

Das typische Symptommuster der PTBS besteht aus (1) *Intrusionen* (unwillkürlichen, schmerzlichen Erinnerungen in allen Sinnesmodalitäten, z. B. Bilder, Geräusche, Gerüche). Diese Intrusionen treten in Form von Flashbacks (als völlig aktuell erlebte Nachhallerinnerungen) oder Albträumen auf. Darüber hinaus kommt es zu (2) anhaltendem *Vermei-*

dungsverhalten, wobei es meist um eine beabsichtigte Vermeidung von Gedanken, Gefühlen sowie Situationen geht, weil die Betroffenen überzeugt sind, dass diese viel zu belastend für sie sind. Außerdem kommt es (3) zu verschiedenen Symptomen des erhöhten *Arousals*, z. B. übertriebene Wachsamkeit (Hypervigilanz) und gesteigerte Schreckreaktion. Die PTBS-Diagnose kann erst dann vergeben werden, wenn diese drei Symptome länger als einen Monat lang auftreten.

Komplexe PTBS. Zu den eben genannten drei PTBS-Symptomgruppen kommen hier drei Symptomgruppen der beeinträchtigten Selbstorganisation (disturbed self-organization): (a) *Beeinträchtigte Affektregulation,* d. h. zu starke oder zu geringe emotionale Reaktionen einschließlich der Tendenz, auf Stress mit dissoziativen Zuständen zu reagieren, d. h. dem Ausfall von Wahrnehmungs- oder Bewusstseinsfunktionen. (b) Ein *negatives Selbstkonzept* tritt auf in Form anhaltender Selbstvorwürfe, dem Gefühl beschädigt oder beschmutzt zu sein sowie als niedriges Selbstwertgefühl. (c) *Interpersonelle Probleme* treten meist als Schwierigkeiten auf Beziehungen aufrechtzuerhalten. Eine komplexe PTBS kann typischerweise nach zwischenmenschlichen und langanhaltenden traumatischen Ereignissen auftreten, wie sexuellem Kindesmissbrauch, langjähriger häuslicher Gewalt sowie Folter- bzw. Verfolgungserlebnissen.

7.5.2 Anpassungsstörungen

Der wissenschaftliche Status dieser Diagnose war lange umstritten, obwohl die Diagnosen in der Praxis häufig gestellt werden (Maercker et al., 2016). Bei Anpassungsstörungen wird eine identifizierbare psychosoziale Belastung vorgefunden (z. B. Beendigung einer Liebesbeziehung, Entlassung, ernste Finanzprobleme, Renteneintritt) und eine danach eintretende psychische Beeinträchtigung, die in der Regel nicht über sechs Monate dauert. Bis zur 11. Version der ICD wurde keine spezifische Symptomatik definiert; neu ist jetzt, dass ein fortbestehendes gedankliches Verhaftetsein (Präokkupations-Symptome) und fehlende Erholungsprozesse (z. B. anhaltende Schlafprobleme, Konzentrationsstörungen) den Kern der Belastungssymptome bilden.

Anhaltende Trauerstörung. Zu dieser Störung kommt es bei einer Reihe von Menschen, wenn ein nahestehender Mensch gestorben ist. Kernsymptome sind schmerzliche Sehnsucht, d. h. das fast ständige Verlangen nach der oder dem Verstorbenen sowie ebenfalls Präokkupationen (gedankliches Verhaftetsein an den/die Verstorbene). Zusätzlich treten typischer emotionaler Schmerz auf wie Schuldgefühle, Ärger,

Nichtakzeptieren-Können des Todes, die Unfähigkeit positiver Stimmung zu sein oder sich an Positives zu erinnern. Diese Störung wird ganz besonders von kulturellen Faktoren bestimmt, denn alles, was in einer Kultur als „normale Trauer“ angesehen wird, kann nicht als Störungskriterium herangezogen werden. So hat die WHO einen 6-Monatszeitraum nach dem Verlust als früheste Möglichkeit der Diagnose definiert, wenn aber z. B. in einer Kultur ein längerer Trauerzeitraum die Norm ist, kann dieses Kriterium verlängert werden.

Kurzfristige Reaktionen nach Traumata

Akute Belastungsreaktion. Dieser Zustand kann bei Personen angetroffen werden, die länger als zwei Tage nach den Erlebnissen und höchstens einen Monat lang die folgenden Symptome zeigen: die PTBS-Symptome Intrusionen, Vermeidung und Übererregung. Hinzu kommen schwere dissoziative (bewusstseins-desintegrierende) Symptome, z. B. Einengung der Aufmerksamkeit, Gefühl der Losgelöstheit, Desorientierung, Depersonalisation oder Derealisation. Dazu können unkontrollierbare Gefühlsausbrüche kommen, z. B. Weinen, verbale Aggression.

Verlauf und Prognose der Belastungsstörungen. Bei den genannten Störungen kommt es kurz nach dem Belastungsereignis für eine Zeit lang bei vielen Betroffenen zu ausgeprägten Symptomen, die dann aber geringer werden und sich bei der PTBS nach mehreren Monaten, der komplexen PTBS in der Regel nach Jahren und der anhaltenden Trauerstörung, wie beschrieben, nach sechs oder mehr Monaten spontan zurückgebildet haben, sodass nur noch eine Minderheit der Betroffenen die Störungen aufweisen. Diejenigen, die kaum Symptome hatten, und auch diejenigen, bei denen sich die Symptome weitestgehend zurückgebildet haben, bezeichnet man als „resilient“ (von Resilienz: psychische Widerstandskraft). Die seltenen Formen einer erst nach vielen Monaten, Jahren oder Jahrzehnten entstehenden PTBS werden als verzögerte PTBS bezeichnet. Im Kindesalter zeigen sich die Kernsymptome meist durch Verhaltensauffälligkeiten, z. B. die Intrusionen oder Präokkupationen als ein Nachspielen bestimmter Erlebnisse oder unspezifische Alpträume. Im höheren Lebensalter mischt sich die Symptomatik mit der Altersnorm entsprechenden Veränderungen (z. B. Schlafstörungen, gesteigerte Erinnerungsaktivitäten).

Ätiologie. Die Einwirkungen und Reaktionen während des Belastungsereignisses sowie verschiedene Faktoren aus der Zeit nach dem Geschehen spielen eine Rolle. Zentral werden für die Belastungsstörungen dysfunktionale Veränderungen der Gedächtnisfunktionen in Form übermäßiger Aktivierung (bei Intrusionen und Präokkupationen) angesehen (Maercker, 2013). Dazu kommen weitere biologische, psychische und soziale Vulnerabilitäten, z. B. Probleme der endokrinen Stressregulation, vermeidende Bewältigungsstile sowie ungünstige Umgebungsreaktionen (Ratschläge wie „Vergiss das Ganze; das Leben muss weitergehen."). Für die komplexe PTBS wird darüber hinaus angenommen, dass Entwicklungsprozesse der Organisation des Selbstkonzepts durch die langanhaltende Traumawirkung negativ beeinflusst wurden.

Therapie. Die „klassische" PTBS lässt sich durch spezifische Therapien gut behandeln, während für die komplexe PTBS noch an wirksamen Psychotherapien geforscht wird. Für die in der Praxis häufigen Anpassungsstörungen werden viele Formen unterstützender Psychotherapie eingesetzt, und es gibt erst wenige spezifische Ansätze (Maercker et al., 2016). Für die anhaltende Trauerstörung wurden inzwischen mehrere wirksame Therapieformen etabliert, zu denen auch Internet-Interventionen gehören. Bei Interventionsmaßnahmen der akuten Belastungsstörung kann es durch zu frühen oder zu aktiven Einsatz zur Verschlechterung des Befindens kommen, daher wird beobachtendes Zuwarten *(watchful waiting)* empfohlen.

7.6 Zwangsstörungen

Fallbeispiel: Zwangsstörung

Frau D., eine 25-jährige Konditorin, leidet seit circa zwei Jahren unter einem Putz- und Waschzwang. Im Alter von 17 Jahren habe sie angefangen, Spannungen über extremen Sport zu kompensieren, bis dies schließlich durch Zwangshandlungen abgelöst wurde. Diese hätten begonnen, nachdem zunächst eine Freundin im Ausland ermordet worden sei und sich kurze Zeit später ihre Mutter suizidiert habe. Die Patientin berichtet, dass ihre Wohnungstür eine „Schleusenfunktion" habe, die das Innere vor unsichtbaren Krankheitserregern schütze. Beispielsweise müsse ihr Freund sich beim nach Hause kommen komplett entkleiden und duschen. Einkäufe wasche sie grundsätzlich ab, bevor diese in die Wohnung dürften. Außerdem dürfe ihre Katze das Haus nicht verlassen und müsse sich täglich einer Waschprozedur unterziehen. Die rigiden Vorschriften und Rituale seien zeitintensiv und würden immer wieder zu Streitigkeiten in der Partnerschaft führen. Außerdem lasse sie mittlerweile außer ihrem Partner niemanden in die Wohnung aus Angst, dass diese kontaminiert werden könnte. Dieses Verhalten führe zunehmend zu einer Isolation, unter der die Patientin sehr leide. Ihr Verhalten beeinträchtige mittlerweile ihre Arbeit. Auch hier achte sie übermäßig auf Hygiene und führe Reinigungsrituale durch, wodurch sie für die einzelnen Tätigkeiten deutlich mehr Zeit benötige als ihre Kollegen. Der Druck sei nun zu groß geworden, sodass sie sich habe krankschreiben lassen.

Das Hauptmerkmal von Zwangsstörungen sind wiederkehrende Zwangsgedanken und/oder Zwangshandlungen. *Zwangsgedanken* sind sich wiederholende und anhaltende Gedanken, Impulse oder Bilder, welche als ungewollt und intrusiv erlebt werden (z.B. bezüglich Verschmutzung oder jemandem etwas anzutun). Unter *Zwangshandlungen* dagegen versteht man Verhaltensweisen (z.B. Händewaschen) oder auch mentale Handlungen, zu denen sich Personen wiederholt gezwungen fühlen. Diese drangartigen Gedanken, Intentionen oder Verhaltensweisen stehen in der Regel mit den eigenen rationalen Beurteilungen im Widerspruch und werden von den Betroffenen selbst – zumindest anfänglich – im Prinzip als sinnlos empfunden. Wird diesen zwanghaften Impulsen oder Verhaltensweisen aber nicht nachgegangen, so entsteht ein starkes Unwohlsein sowie intensive Angstzustände. Die Betroffenen erleben durch die sich ständig aufdrängenden Gedanken, Intentionen und Handlungen eine massive Beeinträchtigung des Lebensvollzugs, was sich häufig in zeitraubenden „Ritualen" manifestiert (z.B. mehrfaches Nachkontrollieren an Kochherden oder stundenlanges Sich-Waschen). Einige Rituale können zu körperlichen Folgeschäden führen, z.B. eine dauerhaft wund geriebene Haut wegen eines Waschzwangs.

Zwangsrituale

Abbildung 31 zeigt unterschiedliche Beispiele für Zwangshandlungen und -gedanken (nach DSM-5) bzw. zwanghafte Intentionen/Impulse sowie Gedanken (nach ICD-11). Bei den meisten Patienten (75 bis 90%) kommen Zwangshandlungen und -gedanken gemischt vor.

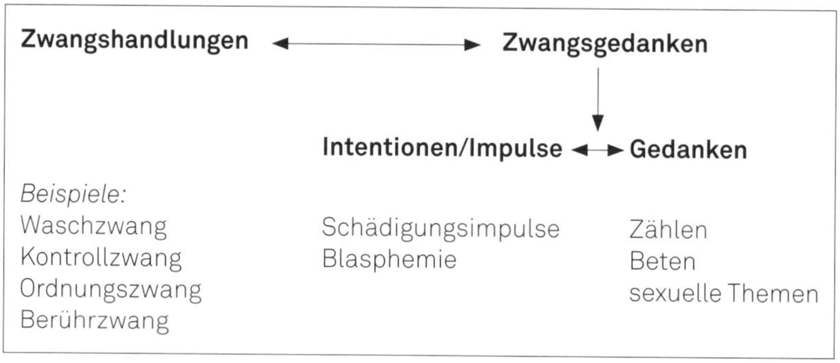

Abbildung 31: Zwangshandlungen und Zwangsgedanken

Verlauf und Prognose. Zwangsstörungen können im Kindes-, Jugend oder frühen Erwachsenenalter beginnen. Der Symptombeginn ist in der Regel schleichend. Die Mehrzahl der Betroffenen hat einen chronisch schwankenden Verlauf mit zunehmenden Symptomverschlechterungen. Bei ungefähr 15% kommt es zu beruflichen und sozialen

Negativentwicklungen. Häufig bilden sich komorbide depressive Störungen heraus. Sofern die Zwangsstörung nicht behandelt wird, dann persistieren die Symptome und die Remissionsrate ist gering.

Ätiologie. Für Zwangsstörungen gibt es etablierte Entstehungsmodelle zu psychologischen und biologischen Faktoren. Das Zwei-Faktoren-Modell nach Mowrer (vgl. Kapitel 2, S. 37) des klassischen (Entstehung der Störung) plus operanten Konditionierens (Aufrechterhaltung durch negative Verstärkung bzw. Vermeidungsverhalten) kann insbesondere Zwangshandlungen gut erklären, während neuere kognitive Modelle (z. B. zu bewertenden oder Meta-Kognitionen bzw. zu Instruktions- oder Modelllernen) weitere Zwangsphänomene erläutern. Biologische Modelle fokussieren auf Dysfunktionen des präfrontalen Kortex und der Basalganglien (z. B. Nucleus caudatus), in denen einerseits Impulse und andererseits die Abgleichung von Gedanken und Handlungen reguliert werden.

Therapie. Kognitive Verhaltenstherapie ist nach den Behandlungsleitlinien (S3) vielfältig im ambulanten Setting einsetzbar. Die zentralen Ziele der psychotherapeutischen Behandlung liegen hierbei in der Reduktion des Vermeidungsverhaltens (durch Exposition mit Reaktionsverhinderung) und der repetitiven Zwangshandlungen sowie der kognitiven Umstrukturierung der Zwangsgedanken und dem damit verbundenen Abbau der negativen Affekte. Medikamente (Selektive Serotonin-Wiederaufnahmehemmer: SSRI) können ebenfalls therapiebegleitend eingesetzt werden, wenn sich die Patienten etwa bei starker Ausprägung der Zwangsstörung nicht auf eine Psychotherapie einlassen, wobei die Störung beim Absetzen der Medikamente meist wieder auftritt. Bisher kommt es allerdings bei ca. einem Viertel der Patienten mit schweren Zwangsstörungen nicht zu einer signifikanten Verbesserung, wobei ein weiteres Viertel nach erfolgreicher Therapie Rückfälle erfährt (Hohagen et al., 2015).

Während im DSM-IV die Zwangsstörung als Teil der Angststörungen betrachtet wurde, erhielt sie im DSM-5 ein eigenes Kapitel mit der Überschrift „Zwangsstörung und verwandte Störungen“. Diese Einteilung macht deutlich, dass es eine Reihe von verwandten Störungen gibt, deren Zusammenführung einen klinischen Zusatznutzen verspricht. Zu den der Zwangsstörung verwandten Störungen zählt unter anderem die *körperdysmorphe Störung* (übermäßige Beschäftigung mit eigenen wahrgenommenen körperlichen Mängeln), das *pathologische Horten* (anhaltende Schwierigkeit, sich von Gegenständen wieder zu trennen), die *Trichotillomanie* (pathologisches Haareausreißen) und die *Dermatillomanie* (pathologisches Hautzupfen/-quetschen).

7.7 Somatoforme Störungen

Gemeinsames Merkmal somatoformer Störungen ist, dass körperliche Probleme und Beschwerden im Mittelpunkt stehen, oder dass Ängste um die körperliche Gesundheit von krankhaftem Ausmaß sind. Frühere Diagnosebezeichnungen in diesem Bereich waren Hysterie und Hypochondrie bzw. psychosomatische Störungen.

Somatoforme Störungen gehen mit häufigen Arztbesuchen („doctor shopping") und -wechseln („doctor hopping") einher

Zu den typischen Verhaltensweisen der Patienten mit somatoformen Störungen gehören:

- permanente Beschäftigung mit körperlichen Symptomen oder Krankheiten,
- körperliches Schonverhalten,
- eine häufig gesteigerte Einnahme von Medikamenten,
- die erhöhte Inanspruchnahme medizinischer Dienste („doctor shopping") und häufige Arztwechsel („doctor hopping").

Die Benennungen und Diagnosekriterien der Störungsgruppe haben sich in den vergangenen Jahrzehnten, insbesondere im DSM-5 und in der ICD-11, stark verändert. Statt von somatoformen Störungen spricht man nun von somatischer Belastungsstörung; der Ausschluss körperlicher Erklärungen wird nicht mehr gefordert. Die wichtigste Hauptdiagnose ist nunmehr:

Somatische Belastungsstörung. Diese Störung (früher: Somatisierungsstörung und undifferenzierte somatoforme Störung) ist gekennzeichnet durch

- somatische Symptome, die belastend sind oder die Lebensführung beeinträchtigen,
- exzessive Gedanken bezüglich der Ernsthaftigkeit der Symptome,
- starke Ängste in Bezug auf die Symptome bzw. die eigene Gesundheit oder
- einen exzessiven Aufwand im Verhalten.

Exzessive Gedanken, Gefühle und Verhaltensweisen

Die Betroffenen beschäftigen sich permanent mit den Symptomen und suchen regelmäßig Ärzte auf. Falls eine körperliche Krankheit besteht, so steht das Ausmaß an Beschäftigung und Besorgnis nicht in Relation zu deren tatsächlichen Folgen. Die Beschäftigung wird durch angemessene ärztliche Kontrollen und Untersuchungen nicht verringert. Dieses Muster besteht über mindestens sechs Monate und kann sich auch überwiegend auf *Schmerz* (z.B. im Kopf, Bauch, Rücken, Gelenke, Menstruationsschmerzen) beziehen (früher: anhaltende somatoforme Schmerzstörung). Andere Symptombereiche betreffen: Magen-Darm-

(gastrointestinale) Symptome, z.B. Übelkeit, Völlegefühl, Erbrechen außerhalb einer Schwangerschaft, Durchfall, Unverträglichkeit von Speisen; *neurologische Symptome,* z.B. Koordinations- und Gleichgewichtsstörungen, Schluckschwierigkeiten oder Kloßgefühle im Hals, Harnverhaltung, Verlust der Berührungs- und Schmerzempfindung; sowie sogenannte *sexuelle Symptome,* z.B. Erektions- oder Ejakulationsstörungen, unregelmäßige oder sehr starke Menstruation.

Fallbeispiel: Somatische Belastungsstörung

Frau A. ist eine 44-jährige Büroangestellte und kommt auf Anraten Ihres Hausarztes zum Erstgespräch. Sie leide seit nunmehr zwei Jahren unter Bauchschmerzen und Übelkeit. Zudem seien seit etwa einem halben Jahr unangenehme Kribbelgefühle in den Beinen aufgetreten. Die Patientin sei von ihrem Hausarzt und zwei Fachärzten gründlich untersucht worden. Es sei jedoch keine medizinische Ursache für ihre Beschwerden gefunden worden. Wenn die Schmerzen besonders stark werden, lege sie sich mit einer Wärmflasche ins Bett. Aufgrund ihrer Beschwerden sei sie in ihrer Leistungsfähigkeit deutlich eingeschränkt, und sie habe ihren Hausarzt häufig um eine Krankschreibung gebeten. Auch wenn sie nicht befürchtet, eine schlimme Krankheit, wie z.B. Krebs zu haben, mache sie sich doch häufig Sorgen bezüglich ihrer körperlichen Beschwerden. Sie habe große Angst, dass diese nie wieder weggehen und sie nie wieder so leben könne wie zuvor. Die Patientin kann keinen Zusammenhang der Beschwerden mit einer belastenden Trennung von ihrem Partner vor eineinhalb Jahren sehen.

Krankheitsangststörung (Hypochondrie). Diese Störung wird im DSM-5 noch als eine Störung klassifiziert, die der somatischen Belastungsstörung verwandt ist; in der ICD-11 hingegen wird sie, ähnlich wie die körperdysmorphe Störung, den Störungen des Zwangsspektrums zugeordnet. Zentrales Kriterium ist die anhaltende Angst oder Überzeugung, eine ernsthafte Krankheit zu haben (häufig Karzinome, AIDS). Dabei können einige körperliche Symptome festgestellt und fehl- oder überinterpretiert werden. Die Krankheitsangst weist Ähnlichkeiten mit einer Angststörung auf, insbesondere zur Panikstörung. Die Betroffenen sind auch generell sehr um ihre Gesundheit besorgt, achten vermehrt auf geringe Veränderungen von Körperfunktionen und interpretieren auch geringfügige Körpersignale als möglichen Ausdruck schwerer Erkrankungen (z.B. schnelleres Herzklopfen als Mammakarzinom). Hypochondrie

Konversionsstörung. Die Konversionsstörung wird in der ICD-11 nicht mehr aufgeführt, jedoch im DSM-5. Die Störung äußert sich in einer

Veränderung bzw. dem Verlust von willkürmotorischen Funktionen (z. B. Lähmung) oder sensorischer Funktionen (z. B. Taubheit, Blindheit) sowie Krampfanfällen. Die Überprüfung medizinischer Krankheitsfaktoren führt zu keiner organischen Verursachung. Häufig sind dem Beginn bzw. einer Verschlimmerung psychosoziale Belastungen oder Konflikte vorausgegangen, z. B. bei Lähmungen nach Kriegserlebnissen (früher auch genannt: „hysterische Lähmungen").

Psychische Faktoren, die eine körperliche Krankheit beeinflussen. Diese Diagnose wurde vormals von den somatoformen Störungen abgegrenzt, ist im DSM-5 jedoch eine der somatischen Belastungsstörung verwandte Diagnose. Diese Diagnose ersetzt die veraltete Auffassung einer definierten Gruppe von „psychosomatischen Krankheiten" (z. B. Asthma); die gegenwärtige Sichtweise trägt der Erkenntnis Rechnung, dass körperliche Symptome oder Krankheiten nicht nur durch körperliche, sondern auch durch psychische Faktoren beeinflusst werden können. Der Einfluss wird im Einzelfall durch eines der folgenden Kriterien festgestellt:

- enger Zusammenhang von psychischen Faktoren mit der Entwicklung, dem Ausbruch oder der Verschlechterung der Krankheit,
- Beeinträchtigung der Behandlung (Adhärenz),
- psychische Faktoren erzeugen ein zusätzliches Gesundheitsrisiko,
- psychische Faktoren beeinflussen die Pathophysiologie, lösen Symptome aus, verstärken sie oder erfordern medizinische Beachtung.

Verlauf und Prognose der somatoformen Störungen. Generell ist die Prognose unbehandelter somatoformer Störungen ungünstig, insbesondere bei komorbiden depressiven und Angststörungen. Vor allem im höheren Alter steigt die Häufigkeit von Belastungen und Beeinträchtigungen der Lebensführung durch vielfältige somatische Symptome.

Ätiologie. Psychische und biologische Faktoren interagieren in vielfältiger Weise und erklären die Entstehung und Aufrechterhaltung der beschriebenen Störungen. Unter den spezifischen psychischen Faktoren sind vor allem eine selektive Aufmerksamkeit für körperliche (Miss-)Empfindungen und katastrophisierende Fehlinterpretation zu nennen. Das Alexithymie-Konzept (Unfähigkeit, Emotionen wahrzunehmen) geht davon aus, dass die Betroffenen eigene Emotionen nicht von körperlichen Symptomen unterscheiden können. Darüber hinaus sind auch soziale Faktoren (z. B. belastende Lebensbedingungen und Lebensereignisse) ebenfalls störungsrelevant.

Therapie. Da die Patienten davon ausgehen, eine körperliche Erkrankung zu haben, akzeptieren sie zunächst nur schwer psychotherapeutische Angebote. Während Hypochondrie vergleichsweise gut zu behandeln ist, sind die Erfolge bei den anderen Störungen geringer bzw. erfordern langfristige Therapien.

7.8 Demenzen

Demenzen als komplexe neurokognitive Degenerationen

Demenzen oder neurokognitive Störungen sind typischerweise Erkrankungen im höheren Lebensalter. Sie sind allgemein durch die Entwicklung von Gedächtnisstörungen und weiterer kognitiver Defizite gekennzeichnet. Gedächtnisstörungen äußern sich sowohl im Vergessen des früheren Gedächtnisbesitzes als auch in der Schwierigkeit, neue Inhalte aufzunehmen und zu erlernen *(Amnesie)*. Weiterhin treten Einbußen in der Sprachfunktion *(Aphasie)* auf sowie Defizite im Erkennen oder Identifizieren von Objekten *(Agnosie)* sowie Störungen in der zielgerichteten Bewegungsausführung *(Apraxie)*. Demenzen führen zu starken Beeinträchtigungen im beruflichen, familiären und sozialen Leistungsniveau und sind teilweise mit einer erhöhten Mortalität (Sterblichkeit) verbunden.

Die häufigste Demenzform ist die Alzheimer-Demenz. Daneben gibt es die vaskuläre Demenz (im Zusammenhang mit Hirnblutungen), frontotemporale Demenz (Pick'sche Krankheit), Demenzen in Verbindung mit einer anderen neurologischen Erkrankung (Parkinson, Creuzfeldt-Jakob, Huntington'sche Krankheit, AIDS) sowie Mischformen (diese Formen werden in Lehrbüchern der Psychiatrie bzw. Neurologie vorgestellt). Eine differenzialdiagnostische Unterscheidung zwischen diesen Formen ist aufgrund der Symptomatik nicht ausreichend möglich, sondern benötigt zusätzlich apparative neurologische Untersuchungen.

Alzheimer-Demenz

Fallbeispiel: Alzheimer-Demenz

Der 68-jährige Herr E. wurde anlässlich der Anfrage nach stationärer Heimuntersuchung durch seine Frau vorgestellt. Herr E. wurde das erste Mal vor 9 Jahren untersucht, als seine Ehefrau Veränderungen in seinem Gedächtnis und Verhalten beobachtet hatte. Zu diesem Zeitpunkt war er immer noch als Wachmann beschäftigt. Er sagte, dass er häufig seine Schlüssel vergesse oder ins Haus ginge, um etwas zu holen und dann nicht mehr wisse, was. Frau E. hatte bemerkt, dass er sich von einer geselligen Person zu jemandem entwickelt hatte, der Gespräche vermied und zuweilen feindselig erschien, ohne dass ein Grund hierfür ersichtlich war. Jetzt aktuell berichtet Frau E., dass ihr Mann begonnen hatte, sich vor Nachbarn, die an ihren Fenstern vorbeiliefen, nackt zu zeigen. Sie sagte, dass er ihr gegenüber sexuell aggressiv geworden sei und sie hin und wieder im Haus umher jage und dabei versuche, ihr die Kleider vom Leib zu reißen. Auf diese Aktivitäten angesprochen, gab Herr E. an, dass er sich daran nicht erinnern könne. Die neurologisch-psychiatrische Untersuchung ergab keine Anzeichen für eine affektive oder andere psychische Störung außer Befunden, die für „Alzheimer-Demenz mit frühem Beginn" sprechen.

Gleichzeitiges Auftreten von kognitiven, Verhaltens- und affektiven Symptomen

Bei der Alzheimer-Demenz liegen Defizite insbesondere bei kognitiven (vgl. Abb. 32) bzw. Gedächtnisleistungen vor, wobei das Kurzzeitgedächtnis am stärksten eingeschränkt ist. Das Sprachvermögen der Betroffenen reduziert sich im weiteren Verlauf schrittweise, was sich im Sprachfluss und durch ein vermindertes Vokabular äußert. Die Feinmotorik zeigt Unsicherheiten, die bei Tätigkeiten wie Schreiben, Malen oder Ankleiden erkennbar sind. Im fortgeschrittenen Stadium verlernen die Patienten altbekannte Fertigkeiten und erkennen nahestehende Personen und alltägliche Gegenstände nicht mehr wieder. Dazu kommt es zu Verhaltens- und affektiven Symptomen, z. B. unbegründeten Wut- und Gewaltausbrüchen sowie Unruhe, Ruhelosigkeit und Umherwandern. Die innere Selbstreflexionsfähigkeit nimmt im weiteren Verlauf immer mehr ab, nur automatisierte Verhaltensmuster sind am längsten unverändert.

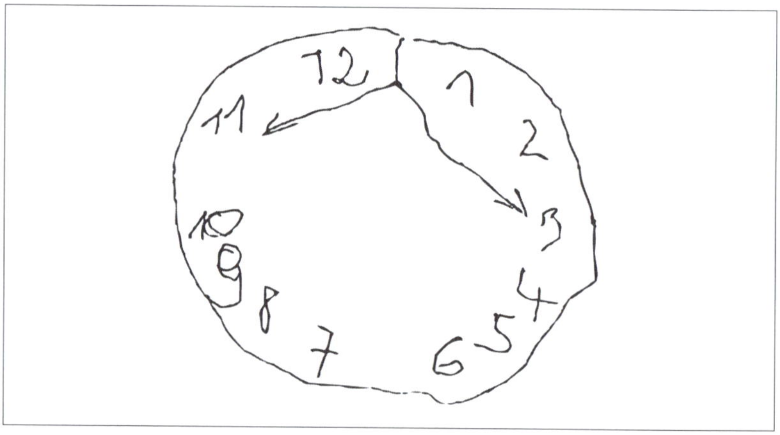

Anmerkung: Der Test erlaubt es, den Abbau kognitiver Leistungen bei Demenz mit guter Sensitivität und Spezifität zu untersuchen. Im vorliegenden Beispiel konnte eine Patientin mit beginnender Demenz noch alle 12 Stunden eintragen, die Symmetrie und die Zentralität der Zeiger ist allerdings schon verloren gegangen.

Abbildung 32: Uhrentest

Neben diesen Defiziten kommt es zu affektiven und Verhaltenssymptomen (auch als „nicht kognitive Symptome“ zusammengefasst). Diese entstehen primär durch die biologischen Veränderungen bei Demenz und werden sekundär durch psychische Vorgänge wie Konflikte, Enttäuschungen und Scham/Schamlosigkeit ausgeformt (Forstmeier & Maercker, 2008). Folgende Symptome sind häufig: affektive Extremzustände (Depression, Angst, Aggressivität, Reizbarkeit, Euphorie), reduziertes Aktivitätsniveau (Apathie, eingeschränkte Kommunikationsfähigkeit), gesteigertes Aktivitätsniveau (Herumwandern, Schreien, Hyperaktivität, Sammeln), neurovegetative Veränderungen (gestörter Schlaf-Wach-Rhythmus, verändertes Essverhalten, Hypersexualität) und psychotische Störungen (Wahn, Halluzination, wahnhafte Personenverkennung).

Verlauf, Prognose und Therapierbarkeit unterscheiden sich für die verschiedenen Demenzgruppen im Detail, generell muss aber festgehalten werden, dass die Prognose schlecht und die Therapiemöglichkeiten noch kaum vorhanden sind. Bei den Ätiologien stehen die biologisch-neurologischen Faktoren im Vordergrund, dennoch gibt es auch hier Verlaufsunterschiede, die auf bestimmte Lebensstile und psychosoziale Faktoren zurückzuführen sind (sog. kognitive Reserve, d.h. die kompensatorische Übernahme geschädigter Prozesse durch früher besonders gut ausgebildete Hirn- bzw. kognitive Funktionen). Aus klinisch-psychologischer Sicht sind die gesicherten Risikofaktoren wie früherer Lebensstil und kognitive Reserven besonders relevant, da hier präventive Maßnahmen ansetzen können (Forstmeier & Maercker, 2008).

7.9 Sucht- und Abhängigkeitsstörungen

Differenziert wird zwischen Substanzkonsumstörungen (z.B. Alkoholismus, Medikamentensucht) und abhängigen Verhaltensweisen („Verhaltenssüchten“). Bei den Substanzkonsumstörungen wird jeweils zwischen den Diagnoseformen Intoxikation, Entzug, schädigendes Verhalten und Abhängigkeit unterschieden.

7.9.1 Substanzkonsumstörungen

Einteilung nach Wirkprofil

Verschiedene Substanzen können nach mehreren Kriterien eingeteilt werden, wobei eine weitverbreitete Einteilung diejenige nach dem dominierenden Wirkungsprofil der Substanzen ist:

- *Aktivierende Substanzen:* z.B. Koffein, Amphetamin, Nikotin und teilweise Kokain

- *Sedierende Substanzen:* z. B. Alkohol, Benzodiazepine und teilweise Heroin (kann auch zur nächsten Kategorie gezählt werden)
- *Psychomimetische Substanzen* (qualitative Veränderung kognitiver Funktionen): z. B. Ecstasy, LSD, PCP, andere Halluzinogene, teilweise Heroin und teilweise Kokain

Für alle Substanzklassen werden jeweils die im Kasten dargestellten Diagnoseformen unterschieden.

Diagnoseformen für die verschiedenen Substanzklassen

Intoxikation: Der Vergiftungs- bzw. Überdosierungszustand, der durch die Einnahme einer Substanz erreicht wird, ist gekennzeichnet durch Störungen von klinischer Relevanz des Bewusstseins, der Kognition, der Wahrnehmung, der Affekte und des Verhaltens. Es kann zu einem Delir (organische psychische Störung mit Desorientierung als Hauptmerkmal) kommen und im Extremfall zum lebensbedrohlichen Koma (schwerste Form der Bewusstseinsstörung).

Entzug: Nach dem Pausemachen, Absetzen oder Reduzieren der Einnahme einer Substanz kommt es zu einem akuten physischen und psychischen Belastungszustand. Physische Symptome sind z. B. psychomotorische Unruhe, Tremor (Zittern), Übelkeit und Erbrechen, Kopfschmerzen. Psychische Symptome sind z. B. Krankheitsgefühl oder Schwäche, paranoide Vorstellungen, Reizbarkeit. Je nach Substanzart können die Entzugssyndrome von einigen Stunden bis zu mehreren Wochen andauern.

Schädlicher Gebrauch: Zentral ist ein unangepasst hoher Gebrauch von Substanzen, der zu verschiedenen sozial-interpersonellen Beeinträchtigungen führt: (1) Wiederholtes Versagen bei wichtigen Verpflichtungen (z. B. am Arbeitsplatz), (2) Substanzkonsum in gefährlichen Situationen (z. B. Alkohol am Steuer), (3) Probleme mit dem Gesetz (z. B. Verhaftungen aufgrund ungebührlichen Verhaltens) und (4) wiederholte zwischenmenschliche Probleme (z. B. Streit mit dem Partner wegen Intoxikationsfolgen). Diese Kriterien müssen mindestens einen Monat massiert (nach ICD) oder wiederkehrend innerhalb von zwölf Monaten (nach DSM) vorliegen.

Abhängigkeit: Es geht um einen unangepasst hohen Gebrauch, der mit charakteristischen Merkmalen einhergeht: (1) Toleranzentwicklung (Dosissteigerung oder Dosisminderung), (2) Entzugssymptome (einschl. sekundärem Substanzkonsum zur Vermeidung von Entzugssymptomen), (3) Kontrollverlust bei Einnahme (häufigere oder längere Einnahme als beabsichtigt), (4) Craving (unbezwingbares Verlangen), (5) viel Zeitaufwand für Beschaffung, Konsum bzw. Erholung davon und (6) Beeinträchtigung in sozialen oder beruflichen Bereichen sowie in der Freizeit. Für Missbrauch ist ein Zeitkriterium von mindestens zwölf Monaten gebräuchlich.

Weit verbreitet sind die weiteren Substanzkonsumstörungen im Zusammenhang mit Tabak und mit Beruhigungs- bzw. Schlafmitteln (Sedativa und Hypnotika). Für die Tabak- und die Sedativa-/Hypnotikasucht gelten ebenfalls die oben genannten Diagnoseformen. Das körperliche Abhängigkeitspotenzial beider Süchte entspricht dem von Alkohol; das psychische Abhängigkeitspotenzial dem von Kokain. Die Sedativa-/Hypnotikaabhängigkeit ist die einzige Suchtform, deren Häufigkeit erst nach dem jungen Erwachsenenalter ansteigt und bis zum hohen Lebensalter anhält (Wolter, 2011).

Fallbeispiel: Substanzkonsumstörung

Frau E.S., eine 78-jährige Patientin, ist wegen Depressionen und Eheproblemen in die Psychotherapie gekommen. Es stellt sich heraus, dass sie seit ca. zehn Jahren täglich hohe Dosen eines Benzodiazepin-Beruhigungsmittels (Diazepam/Valium) einnimmt, das sie sich von wechselnden Haus- und Fachärzten verschreiben und aus dem Ausland mitbringen lässt. Zusätzlich trinken sie und ihr Mann häufig größere Mengen Alkohol. Sie erzählt, dass sie schon mehrfach die Beruhigungsmittel-Einnahme beenden wollte, was ihr aber nicht gelang, weil sie dann Kribbelwahrnehmungen, innere Unruhe, Benommenheit, erhöhte Ängstlichkeit und Schlaflosigkeit erlebt hätte. Außerdem brauche sie die Beruhigungswirkung, weil sie sonst zu viel Streit mit dem Mann erleben würde. Im Verlauf der Therapie wird herausgearbeitet, dass ihre seit ca. drei Jahren aufgetretene Gangunsicherheit, verbunden mit der Angst hinzufallen, sehr wahrscheinlich eine Nebenwirkung der Benzodiazepin-Einnahme ist. Dies motiviert sie zu einem ärztlich begleiteten Suchtmittelentzug, der zwei Wochen dauerte.

7.9.2 Verhaltenssüchte

Eine sich neu entwickelnde Störungsgruppe

Dieser Bereich der Sucht- und Abhängigkeitsklassifikation ist noch Gegenstand wissenschaftlicher Kontroversen, sodass noch keine übereinstimmenden Einteilungen vorliegen. Zusätzlich zu ihrer Listung als Sucht- und Abhängigkeitsstörungen können sie auch als Impulskontrollstörungen eingeteilt werden (z.B. Spielsucht). Unter dem breiten Begriff der Verhaltenssucht versteht man exzessive Verhaltensweisen, die Merkmale einer psychischen Abhängigkeitsstörung aufweisen. Beispiele sind Arbeitssucht, Kaufsucht, pathologisches Spielen (Glücksspielsucht), Sexsucht sowie Medienabhängigkeiten (z.B. Internetabhängigkeit, Computerspielsucht). Bisher sind nur die Glückspielsucht und die Internetspielsucht (unter der Bezeichnung „Spielsucht“) offizielle Störungsdiagnosen.

Zentrale Merkmale einer Verhaltenssucht-Diagnose sind:

- die Aktivität wird länger und intensiver als beabsichtigt durchgeführt,
- das Versagen, dem Impuls, Trieb oder der Versuchung zu widerstehen oder erfolglose Versuche, den Konsum zu verringern oder zu kontrollieren
- hoher Zeitaufwand, um die Aktivität durchzuführen; wichtige soziale, berufliche oder Freizeitaktivitäten werden aufgrund der Aktivitäten aufgegeben oder eingeschränkt.

Glücksspielsucht. Trotz subjektivem Leidensdruck und Störung der sozialen und beruflichen Funktionsfähigkeit wird das Verhalten fortgesetzt. Die Betroffenen haben einen starken Drang zum Spielen *(Craving)* und sind ständig mit Gedanken oder Vorstellungen im Zusammenhang mit dem Glücksspiel beschäftigt. Neu wird zwischen Formen „vorrangig offline“ und „vorrangig online“ unterschieden.

Internetspielsucht. Sie ist entsprechend der Glückspielsucht definiert, außer dass es bei ihr nicht zu Geldeinsätzen und nachfolgender Selbstschädigung durch finanzielle Verluste kommt.

Computerspielsucht

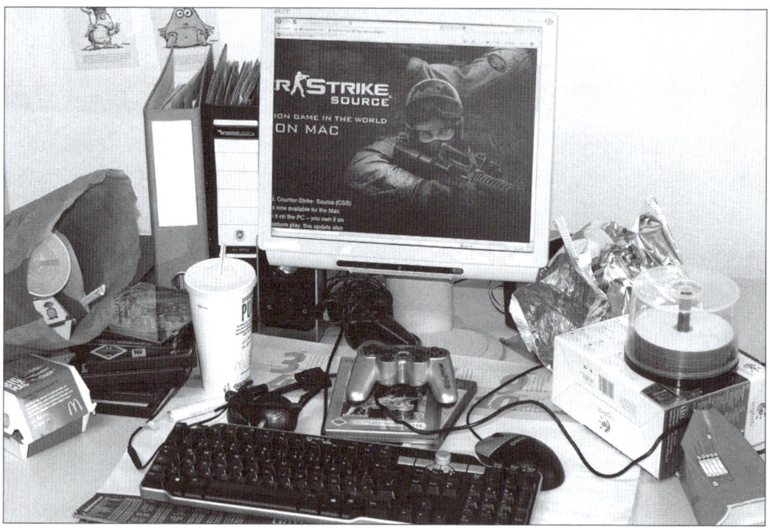

Abbildung 33: Computerspielsucht als Form des pathologischen Glücksspiels ist ein neues Phänomen, zu dem es noch keine offiziell anerkannte Diagnose gibt. Die Kriterien für eine Impulskontrollstörung treffen auch hier zu.

Verlauf und Prognose, Ätiologie und Therapierbarkeit sind für Sucht- und Abhängigkeitsstörungen sehr differenziert zu beschreiben. Die Alkoholabhängigkeit ist dabei am umfassendsten erforscht; es sind bereits viele Informationen und Erklärungsmodelle zusammengetragen worden, die von einem bio-psycho-sozialen Bedingungsgeflecht mit einer wichtigen Rolle für psychische Faktoren ausgehen (vgl. auch Kapitel 11 in Lutz et al., 2012). Auch aufgrund der großen gesellschaftlichen Relevanz der Störungen bleibt noch ein großer wissenschaftlicher Forschungs- und klinischer Handlungsbedarf übrig.

7.10 Persönlichkeitsstörungen

Die Antisoziale und die Borderline-Persönlichkeitsstörung sind die bedeutsamsten Persönlichkeitsstörungen

Frühere Diagnosesysteme kannten zunächst meist nur eine Persönlichkeitsstörung, die heute sogenannte *Antisoziale oder dissoziale Persönlichkeitsstörung*, die früher Psychopathie oder Soziopathie genannt wurde. Seit den 1970er Jahren kamen mehr als zehn weitere Persönlichkeitsstörungen (z.B. paranoide, schizoide, Borderline, histrionische, narzisstische, zwanghafte) hinzu, von denen hier nur eine, die Borderline-Persönlichkeitsstörung, genauer beschrieben wird. Die übrigen Persönlichkeitsstörungsdiagnosen sind weiterhin wissenschaftlich umstritten (z.B. aufgrund geringer Beurteiler-Reliabilitäten), was zu einem alternativen Ansatz für die Persönlichkeitsstörungen führte, der in der ICD-11 den bisherigen ersetzte und der im DSM-5 im Forschungsanhang (Teil III: In Entwicklung befindliche Instrumente und Modelle) beschrieben ist.

Borderline-Persönlichkeitsstörung

Zunächst gibt es allgemeine Kriterien (die auch bei der Antisozialen Persönlichkeitsstörung zutreffen): ein Erfahrungs- und Verhaltensmuster, das kulturell deutlich von der akzeptierten Norm abweicht; das unflexibel und nicht situationsgebunden ist; persönlicher Leidensdruck für die Betroffenen *oder* die Umwelt; ein Beginn in der späten Kindheit oder Adoleszenz. Spezifische Kriterien dieser Störung sind insbesondere die Instabilität in zwischenmenschlichen Beziehungen, im Selbstbild und in den Affekten sowie deutliche Impulsivität. Die Betroffenen sind durch folgende typische Erlebens- und Verhaltensmuster gekennzeichnet: Übertriebenes Bemühen nicht verlassen zu werden; eine Neigung zu intensiven, instabilen und konflikthaften Beziehungen; wiederholte Drohungen oder Handlungen mit Selbstverletzung (z.B. Sich-Schneiden, Suizidversuche); chronische Gefühle der inneren Leere.

Selbstverletzendes Verhalten

Das Sich-Schneiden gehört zu den häufigsten selbstverletzenden Verhaltensweisen. Es kann von leichtem Ritzen in die Haut bis zu tiefen

Schnitten reichen, wobei häufig Schnitte in den Unterarm erfolgen. Das Sich-Schneiden als Symptom der Borderline-Störung ist typischerweise mit der (kurzzeitigen) Erleichterung von innerer Spannung und Unruhe oder dem subjektiven Gefühl von *„Sich wieder selbst fühlen zu können"* verbunden.

Antisoziale Persönlichkeitsstörung

Das spezifische Hauptmerkmal dieser Störung ist ein tiefgreifendes Muster von Missachtung und Verletzung der Rechte anderer. Den Betroffenen fehlt häufig Mitgefühl, sie neigen dazu, andere zu manipulieren. Sie zeigen andauerndes verantwortungsloses Handeln und eine Missachtung sozialer Normen, Regeln und Verpflichtungen; fehlendes Schuldbewusstsein oder die Unfähigkeit, aus negativer Erfahrung oder Bestrafung zu lernen. Dazu kommen eine niedrige Schwelle für Reizbarkeit und Aggressivität sowie die deutliche Neigung, andere zu beschuldigen oder plausible Rationalisierungen für das Verhalten, durch welches die Betreffenden in einen Konflikt mit der Gesellschaft geraten sind, anzubieten.

Fehlendes Schuldbewusstsein

Babiak und Hare (2006) haben eine Unterscheidung in erfolgreiche und erfolglose Untertypen vorgeschlagen. Erste sind zusätzlich durch Charisma gekennzeichnet und schaffen es, sich trotz der Regelmissachtungen eine erfolgreiche Position aufzubauen (z.B. einige Politiker, Wirtschaftsbosse, Gurus). Die Erfolglosen werden demgegenüber mit ihrem Verhalten straffällig und sind häufig in Gefängnissen zu finden. Der frühere Begriff der Psychopathie wird heute wieder häufiger gebraucht, z.T. als Synonym zu Antisozialer Persönlichkeitsstörung. Insbesondere viele biopsychologische Forscher bevorzugen den Psychopathie-Begriff.

Neue, dimensionale Persönlichkeitsstörung

Dieses Diagnosekonzept (das in der ICD-11 und im DSM-5-Teil III Forschungsanhang etwas unterschiedlich beschrieben ist) ist konsequent dimensional mit zwei Modulen zur Erfassung des Schweregrads und der Art der Persönlichkeitsproblematik. Die einzelnen *Schweregrade* werden durch das Ausmaß an Beeinträchtigungen, insbesondere wie situationsgebunden oder generalisiert diese sind, bestimmt. Als weiteres Kriterium kommt hinzu, inwieweit die Person für sich selbst oder ihre Beziehungen eine Gefahr darstellt, sodass die schwerste Persönlichkeitsstörung extreme Beeinträchtigungen in der Selbst- und Fremdwahrnehmung aufweist. Zur Beschreibung der *Art der Persönlichkeitsproblematik* gibt es mehrere „Persönlichkeitsmuster“ (ICD-Begriff) bzw. Facetten (DSM-Begriff), in denen sich die Verhaltensstörungen spezifisch äußern, z. B.

- negativ-affektive und enthemmte Muster bzw. Facetten,
- dissoziale Muster bzw. antagonistische Facetten und
- ungesellig-schizoide Muster bzw. Verschlossenheits-Facette.

Fallbeispiel: Persönlichkeitsstörung mit schweren Beeinträchtigungen der emotional-instabilen Domäne (bzw. vom Borderline-Muster)

Die 25-jährige Frau E. wird von ihrem Freund in die Notfallaufnahme gebracht, weil er aufgrund ihres sprunghaften Verhaltens und des geäußerten Suizidwunsches beunruhigt war. Die jetzige Krise begann, als ihr Freund, mit dem sie seit zwei Jahren zusammen ist, ihr nicht zusichern wollte, sie bald zu heiraten. Frau E. rief ihn mehrfach auf der Arbeit an, verlangte mehr und mehr seiner Zeit und drohte schließlich damit, sich umzubringen, falls er nicht jeden Abend mit ihr verbringe. Der Freund gibt an, dass sie ständig ängstlich sei und dass sie sich zunehmend schlechter auf ihr Studium konzentrieren könne. Wenn er oder ihre Kollegen aufmerksam zu ihr sind, führt dies zu einer Stimmungsaufhellung, die anhält, solange diese bei ihr sind. Frau E. gibt an, dass sie, wenn sie alleine ist, anhaltende Phantasien darüber hat, ihren Freund umzubringen und den Drang, sich selbst zu verletzen. Sie habe sich verschiedentlich mit Rasierklingen die Handgelenke aufgeschnitten und beschreibt, dass sie sich hierbei wie aus der Ferne beobachtet habe, betäubt und innerlich abgestorben. Als Jugendliche schloss sich Frau E. einer Clique an und begann, Drogen zu nehmen und frühzeitige sexuelle Erfahrungen zu machen, um sich der Gruppe anzupassen. Frau E.'s derzeitiger Freund ist aus ihrer Sicht lediglich der letzte in einer langen Reihe enttäuschender Partnerschaften (in Anlehnung an Zaudig et al., 2000).

Welcher Definitionsansatz von Persönlichkeitsstörungen sich durchsetzt, wird die zukünftige Grundlagenforschung und klinische Praxis erweisen. Zum Anfang dieses Kapitels wurden die Kendell-Kriterien beschrieben, an denen letztendlich festgemacht werden wird, welche Konzeption besser zum Nutzen der Betroffenen angewendet wird.

Verlauf und Prognose, Ätiologie und Therapierbarkeit bei den Persönlichkeitsstörungen sind Gegenstand intensiver Forschungen. Die Ätiologieforschung hat insbesondere biologische und psychologische Modelle generiert. Diese fokussieren auf zentrale Fähigkeitsdefizite, die zur Bewältigung der grundlegenden Herausforderungen des menschlichen Lebens wesentlich sind (z.B. Aufbau tragfähiger zwischenmenschlicher Beziehungen, Identität und Selbststeuerung). Als in Kindheit oder Jugend entstandene Störungen scheint es spontane Symptomverbesserungen zu Beginn des höheren Lebensalters zu geben. Bis vor kurzem galten Persönlichkeitsstörungen als nicht therapeutisch beeinflussbar – seit den letzten Jahrzehnten gibt es spezifische Therapieprogramme für Persönlichkeitsstörungen, die meist langfristiger angelegt sind als Therapien bei anderen Diagnosegruppen.

Erst in den letzten Jahrzehnten wurden Erfolg versprechende Therapieprogramme für Persönlichkeitsstörungen entwickelt

7.11 Weitere psychische Funktionsstörungen

In dieser Diagnosegruppe werden Störungen zusammengefasst, bei denen Vitalfunktionen (d.h. lebenswichtige Funktionen) des Menschen im Mittelpunkt stehen.

7.11.1 Essstörungen

Fallbeispiel: Anorexie

Die 20-jährige Ballettstudentin kommt auf Drängen ihrer Eltern zu einem Erstgespräch in die Psychotherapieambulanz. Die Eltern machten sich Sorgen wegen ihres Essverhaltens, weil sie kaum Freundinnen hat und sehr isoliert lebt. Sie wiegt 45 kg bei einer Körpergröße von 172 cm und empfindet sich als zu dick. Sie beschreibt, dass sie deutliche Schwierigkeiten mit dem Essen seit dem 15. Lebensjahr hat und seit dieser Zeit selbstinduziertes Erbrechen herbeiführt. Davor hatte sie bereits mehrere Jahre eine strenge Diät eingehalten, welche sie auf Anraten ihrer Ballettlehrerin begonnen hatte. Während der letzten beiden Jahre war es ihr auch unangenehm, im Beisein von anderen zu essen, und sie hat versucht solche Situationen zu vermeiden. Daneben hat sie seit dieser Zeit auch abendliche Essanfälle (z.B. zwei Liter Eiscreme) mit anschließendem, selbstinduziertem Erbrechen.

Essstörungen (im DSM-5 auch als Fütter- und Essstörungen bezeichnet) sind durch anhaltende Störungen des Essverhaltens oder andere essbezogene Verhaltensweisen gekennzeichnet, welche zu einer Veränderung im Bereich der Nahrungsaufnahme führen und die körperliche Gesundheit oder psychische Funktionsfähigkeit beeinträchtigen. Essprobleme erhalten dann eine klinische Bedeutung, wenn es sich um extreme Verhaltensweisen im Bereich des Essens handelt, z.B. Essanfälle, in denen Betroffene in kurzer Zeit sehr viel mehr essen, als es üblich ist oder sie essen so wenig, dass sie ein lebensbedrohlich niedriges Gewicht haben und dabei dennoch das Gefühl haben, zu dick zu sein.

Diagnosen im Essstörungsbereich

Im Folgenden sollen drei zentrale Formen etwas näher dargestellt werden: die Anorexie und Bulimie (oder: Anorexia bzw. Bulimia nervosa) sowie die Binge-Eating-Störung. Teilweise wird daneben die Adipositas (Übergewicht, Fettleibigkeit) zu den Essstörungen gezählt. Hierzu ist aber ergänzend anzuführen, dass die Adipositas nicht in das DSM-5 aufgenommen wurde, da für das Problem einer langfristig zu hohen Aufnahme von Energie bzw. Nahrung vielfältige genetische, physiologische, verhaltens- und umweltbezogene Faktoren eine Rolle spielen können, welche von Individuum zu Individuum stark variieren können. Allerdings gibt es Zusammenhänge zwischen Adipositas und mehreren psychischen Störungen (z. B. Binge-Eating-Störung, depressive und bipolare Störung, Schizophrenie).

Anorexie. Im Mittelpunkt der diagnostischen Kriterien steht, dass sich die Betroffenen weigern, ein unter gesundheitlichen Gesichtspunkten minimales Körpergewicht zu halten, eine dauerhafte Angst vor einer Gewichtszunahme haben sowie damit einhergehend eine gestörte Wahrnehmung des eigenen Gewichts und der eigenen Figur zeigen (vgl. Abb. 34). Sie sind trotz ihres bestehenden Untergewichts fortdauernd bemüht, nicht zu dick zu werden, was Hand in Hand mit

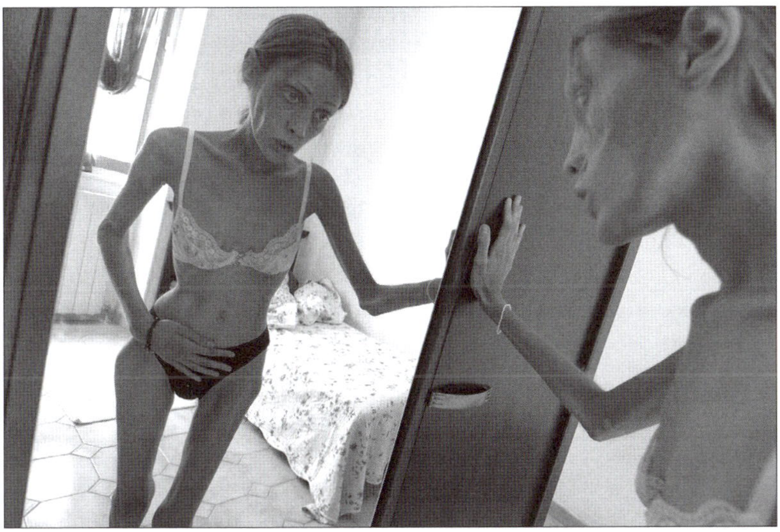

Abbildung 34: Magersüchtiges Model Isabelle Caro (© picture-alliance/dpa, Fotograf: Maxppp/Thierry Lopez, dpa-Report)

einer Leugnung dieses Untergewichts einhergeht. Untergewicht wird üblicherweise definiert über den Body-Mass-Index [BMI = Gewicht (kg) / Größe^2 (m^2)] von kleiner oder gleich 17,5. Schließlich haben Figur und Körpergewicht bei den Betroffenen einen übermäßigen Einfluss auf die Selbstbewertung.

Im DSM-Klassifikationssystem werden als Untertypen der restriktive und der Binge-Eating/Purging-Typ unterschieden. Beim *restriktiven Typ* kommen zu den genannten Symptomen keine sogenannten Fressanfälle und selbstinduzierte Gegenmaßnahmen wie Erbrechen dazu, stattdessen versuchen die Patienten in der Regel, eine Gewichtskontrolle etwa durch Diäten und Fasten zu erreichen. Anfallsartiges Essen *(binge eating)* und „Aussäuberungs-Maßnahmen" *(purging)*, etwa in Form von Erbrechen oder dem Missbrauch von Laxantien/Diuretika, sind dagegen beim zweiten Typ über mindestens drei Monate vorhanden.

Bulimie. Hauptmerkmale sind Heißhunger und „Fressanfälle", welche mit dem Erleben von Kontrollverlust einhergehen sowie verschiedene unangemessene Maßnahmen zur Kompensation oder Verhinderung einer Gewichtszunahme, z. B. Erbrechen, Diäten, Laxantienabusus (Abführmittelmissbrauch). Ein Fressanfall ist nach DSM definiert als der Verzehr einer Nahrungsmittelmenge innerhalb eines bestimmten Zeitraums (z. B. zwei Stunden), wobei die Menge eindeutig größer sein muss als die Nahrungsmenge, die beispielsweise bei einem Festessen eingenommen wird. Diese Fressanfälle müssen zur Diagnosestellung drei Monate lang mindestens zweimal pro Woche vorkommen. Wenn keine gegensteuernden Maßnahmen (z. B. Erbrechen) vorgenommen werden, wird dies als „Nicht-Purging-Untertyp" eingeordnet. Ein weiteres wichtiges Kriterium ist die Abhängigkeit der eigenen Selbstbewertung der Betroffenen von der Figur und dem Körpergewicht.

Binge-Eating-Störung. Die Binge-Eating-Störung als eigenständige Störung zeichnet sich durch das zentrale Merkmal der wiederkehrenden für die Person leidvollen Essanfälle aus, welche mit einem Gefühl des Kontrollverlustes verbunden sind und mindestens über drei Monate einmal pro Woche auftreten. Dazu kommt, dass die Essanfälle mit zusätzlichen Symptomen auftreten wie wesentlich schneller essen als normal, Essen bis zu einem unangenehmen Völlegefühl, Essen großer Mengen, alleine Essen aus Scham oder Ekelgefühlen gegenüber der eigenen Person. Der Schweregrad der Binge-Eating-Störung definiert sich über die Häufigkeit der Essanfälle: von leicht mit einem bis drei Essanfällen bis extrem ab 14 Essanfällen pro Woche. Nicht selten geht die Binge-Eating-Störung auch mit Adipositas einher.

Verlauf und Prognose. Anorexien beginnen üblicherweise in der Adoleszenz und Bulimien im frühen Erwachsenenalter. Die Prognose der Anorexie muss weiterhin als relativ ungünstig eingeschätzt werden. Es besteht eine Mortalität von ca. 5 bis 10 % und damit eine der höchsten bei psychischen Störungen. Von den verbleibenden Patienten nehmen 20 % einen schweren chronischen Verlauf, viele entwickeln z. B. Bulimien oder Zwangsstörungen. Besser ist die Prognose bei Bulimie. Die überwiegende Mehrheit der Betroffenen (bis 75 %) hat mittel- bis langfristig keine behandlungsbedürftige Symptomatik mehr. Auch die Binge-Eating-Störung ist ambulant gut behandelbar.

Die Prognose der Bulimie ist bislang besser als die der Anorexie

Ätiologie und Therapieansprechbarkeit. Für die Anorexie werden tendenziell mehr biologische Ursachenfaktoren (z. B. genetische Faktoren, Geburtskomplikationen) als für die Bulimie vermutet. Die Bulimie ist demgegenüber die einzige psychische Störung, für die ein Anstieg mit zunehmendem sozialem Wohlstand in verschiedenen Ländern gezeigt wurde (Keel & Klump, 2003). Bei allen drei Störungen werden multimodale (gemischte) Therapieansätze mit etwas unterschiedlichen Schwerpunkten empfohlen, bei der Anorexie jedoch bis heute nur mit sehr begrenzten Erfolgen. Zentrales Ziel aller psychotherapeutischen Ansätze ist die Normalisierung des Essverhaltens. Dies ist gerade bei der Anorexie, welche zum Teil für die Patientinnen und Patienten lebensbedrohlich sein kann, besonders bedeutsam. Für eine erfolgreiche Therapie bei Essstörungen spielen folgende Komponenten eine wichtige Rolle: die Bearbeitung der Körperbildstörung bzw. die verzerrte Wahrnehmung des eigenen Körpers; je nach individueller Problemlage die ungünstigen Problemlösungsstile und Themen der Selbstwert- und Emotionsregulation; die interpersonalen Probleme.

7.11.2 Schlafstörungen

Die Hauptformen des gestörten Schlafs sind: Insomnie, schlafbezogene Atmungsstörungen, zirkadiane Schlafstörungen, Hypersomnien zentralnervösen Ursprungs, Parasomnien und schlafbezogene Bewegungsstörungen. Im Folgenden werden die klinisch-psychologisch wichtigsten Formen dargestellt.

Insomnien: Zu den Insomnien (Schlaflosigkeit) zählen Schwierigkeiten beim Einschlafen, Störungen des Durchschlafens und vorzeitiges Erwachen. Die Störungen müssen mindestens dreimal pro Woche während mindestens einem Monat auftreten und subjektiv empfundenes Leid verursachen. Für die Diagnosevergabe einer sogenannten Primären Insomnie dürfen sie nicht das Zeichen einer anderen psychischen

Abgrenzung der „Primären Insomnie" von anderen, sekundär bedingten Insomnien

Störung mit typischer Schlaflosigkeit (z. B. Depressionen, Generalisierte Angststörung) oder auf körperliche Erkrankungen zurückzuführen sein.

Hypersomnien und zirkadiane Schlafstörungen. Als Hypersomnie wird übermäßiges Schlafen bezeichnet. Zirkadiane Schlafstörungen finden sich zum Beispiel bei Schichtarbeit oder Jetlag. Sie müssen mindestens während einer Periode von einem Monat fast täglich oder wiederholt für kürzere Zeiträume auftreten.

Parasomnien. Dies sind sogenannte Arousalstörungen des Schlafs wie Somnambulismus (Schlafwandeln), Albtraumstörung, Pavor nocturnus bzw. Schlafterror (nächtliches Aufschrecken) und Bruxismus (nächtliches Zähneknirschen). Hier gibt es verschiedene Zeit- bzw. Intensitätskriterien, die alle darauf hinauslaufen, dass die Störungen regelmäßig und ausgeprägt auftreten. Bei Somnambulismus kommt es z. B. zum Herumwandern von bis zu einer Stunde – meist während des ersten Drittels der Nacht. Die Betroffenen reagieren kaum auf die Bemühungen anderer um sie und haben nach dem späteren Erwachen eine Amnesie für die Episode.

Zusätzlich gibt es eine Reihe von *neurologisch verursachten Schlafstörungen*, wie die Narkolepsie („Einschlafsucht"), die Schlafapnoe (Atemstillstände) und das Restless-Legs-Syndrom (abendlicher Bewegungsdrang der Beine).

Verlauf, Prognose und Therapierbarkeit sind für die einzelnen Störungen unterschiedlich. Insomnien und Hypersomnien beginnen meist im Erwachsenenalter, während sich Parasomnien aus dem Kindesalter herausbilden. Verallgemeinernd gesagt, sind bio-psycho-soziale Faktoren zu gleichen Anteilen an den meisten Schlafstörungen beteiligt. Traditionell werden medizinische Therapien bevorzugt (z. B. Pharmaka), obwohl Psychotherapien in der Regel nachgewiesenermaßen eine hohe Wirksamkeit aufweisen.

7.11.3 Sexuelle Störungen

Fallbeispiel: Sexuelle Funktionsstörung

Frau F. ist eine attraktive Bankkauffrau, die sich in der Psychotherapieambulanz anmeldet, weil ihr Ehepartner mit ihrem Sexualleben unzufrieden ist und darauf besteht, dass sie in eine Therapie geht. Sie sind seit sechs Jahren verheiratet und Frau F. gehe mittlerweile sexuellen Begegnungen mit ihrem Mann aus dem Wege, indem sie sehr früh oder sehr spät ins Bett gehe oder Kopfschmerzen oder Müdigkeit vortäusche. Das

Thema führe zu vielen Konflikten mit ihrem Mann und er habe gedroht, sich zu trennen. Frau F. kommt aus einer sehr anständigen und streng religiösen Familie. Mit sieben Jahren habe sich ihr damals 14-jähriger Bruder über ein Jahr lang immer wieder ihr gegenüber entblößt und sie an ihren Genitalien berührt, was sie sehr beschämt habe. Sie habe bis 18 keine Verabredungen mit Jungen gehabt und ihr Mann sei der ehemalige Nachbarsjunge, mit dem sie jetzt wie „Bruder und Schwester" zusammenlebe. Während der Sexualität kommt sie zu keinem Orgasmus, obwohl sie sich sehr bemühe und betrachtet das als ein großes Versagen in ihrem Leben. Sexuelle Empfindungen findet sie schrecklich und erniedrigend.

Sexualität wird in der Regel in der Literatur, Filmen und Liedern als positiv beschrieben, sie kann aber auch zu Problemen führen. Eine sexuelle Störung ist allerdings nur dann erfüllt, wenn die Schwierigkeiten dauerhaft vorhanden sind oder wiederholt auftreten, eine erhebliche Belastung vorliegt oder zwischenmenschliche Probleme verursachen. Sexuelle Diagnosen sind auch im Besonderen vom soziokulturellen Kontext beeinflusst. Unterschieden werden Störungen, die ausschließlich auf körperliche Dysfunktionen oder organische Ursachen zurückgeführt werden können, von den viel häufiger auftretenden Dysfunktionen bzw. Problemen, die auf einer Interaktion von somatischen und psychosozialen Prozessen beruhen.

Sexuelle Störungen werden heute in drei Bereiche unterteilt: Sexuelle Funktionsstörungen, Paraphilien (Störungen der Sexualpräferenz) und Störungen der Geschlechtsidentität.

Sexuelle Funktionsstörungen werden nach dem sexuellen Reaktionszyklus eingeteilt

Sexuelle Funktionsstörungen. Veränderungen des sexuellen Verlangens und der sexuellen Funktionen beziehen sich auf die Phasen des sexuellen Reaktionszyklus. *Appetenz*-(Mangel-) und *Aversionsstörungen* beinhalten einen mehr oder wenig ausgeprägten Verlust des sexuellen Verlangens, der oft mit Angst und Furcht – nicht aber mit Erwartungsangst – einhergeht. Die Störung des *Versagens genitaler Reaktionen* geht bei Frauen mit mangelnder Lubrikation und Anschwellung der äußeren Genitalien einher; bei Männern fehlt eine adäquate Erektion. Weiterhin gibt es *weibliche und männliche Orgasmusstörungen* (Fehlen des Orgasmus); bei Männern kommt als Unterform die Ejaculatio praecox (verfrühte Ejakulation) dazu. Zusätzlich gibt es die Diagnosen *Dyspareunie* (Schmerzen beim Geschlechtsverkehr) und *Vaginismus* (Spasmen der Vagina). Sexuelle Funktionsstörungen werden häufig unterdiagnostiziert, was nicht zuletzt damit zu tun hat, dass sexuelle Themen schambesetzt sind und so gegebenenfalls der Therapeut nicht danach fragt. Das gilt auch in Bezug auf etwaige traumatische Vorbelastungen wie zum Beispiel sexuellen Missbrauch.

Paraphilien. Diese Diagnosekategorie spiegelt deutlich Normenstandards der westlichen Gesellschaften (vgl. Kapitel 1) wider. Nachdem schon seit den 1980er Jahren die Homosexualität nicht mehr als psychische Störung angesehen wird, wird z. B. in den letzten Jahren auch diskutiert, den Fetischismus oder leichtere Formen des Sadomasochismus nicht mehr als sexuelle Störung aufzufassen (Fiedler, 2004). Zurzeit sind u.a. folgende Paraphilien definiert: Exhibitionismus (Zur-Schau-Stellen eigener Genitalien), Fetischismus (sexuelle Stimulation durch unbelebte Objekte), Frotteurismus (sexuelle Stimulation durch Berühren von und Reiben an Unbeteiligten), Sadomasochismus (Austeilen oder Entgegennehmen von Demütigungen oder schmerzhafter Gewalt zur sexuellen Stimulation) und transvestitischer Fetischismus (Drang und sexuelle Phantasien durch Tragen der Kleidung des anderen Geschlechts). Diese und die nachfolgende Störung sind nur nach bestimmten Zeitkriterien und Intensitäten zu diagnostizieren (meist sechs Monate anhaltendes Verhalten).

Alterskriterium 13 Jahre

Die *Pädophilie* ist definiert als sexuell erregende Phantasien oder dranghafte Bedürfnisse oder Verhaltensweisen bezüglich sexueller Handlungen mit einem präpubertären Kind oder Kindern (13 Jahre oder jünger). Die Betroffenen müssen selbst Erwachsene sein (bzw. über 16 Jahre) und mindestens fünf Jahre älter als das Kind.

Geschlechtsidentitätsstörung. Diese Kategorie ist eine weitere Diagnose, bei der es einen Dissens darüber gibt, ob sie überhaupt weiterhin diagnostiziert, d. h. als ein psychopathologisches Problem aufgefasst werden sollte. Bisher wurde damit eine tiefgreifende Unzufriedenheit mit dem eigenen Geschlecht beschrieben, die mit dem Wunsch verbunden ist, die Rolle des anderen Geschlechts teilweise oder vollständig anzunehmen. Die Formen sind *Transvestitismus* (Tragen der Kleidung des anderen Geschlechts) und *Transsexualismus* (Wunsch, dem anderen Geschlecht anzugehören); als nicht klinische Bezeichnung für Letzteres gibt es heute den Begriff *Transgender.*

Verlauf, Prognose, Ätiologie und Therapierbarkeit der sexuellen Funktionsstörungen sind für die einzelnen Störungen verschieden. In Abhängigkeit von den konkret vermuteten Ursachenfaktoren wird eine Kombination von psycho- und ggf. pharmakotherapeutischen Behandlungen eingesetzt. Für die beiden anderen Diagnoseklassen liegen weitere spezifische Konstellationen vor; hier ist besonders zu beachten, dass ethisch-moralische Standards bei der Beurteilung und Therapie berücksichtigt werden. Therapeutisch ist zunächst zu berücksichtigen, inwieweit bzw. wie stark der Patient unter sexuellen Problemen oder Dysfunktionen leidet, welche ätiologischen oder biografischen Risikofaktoren sowie weiteren sexualbezogenen Probleme erfüllt sind, um dann darauf aufbauend realistische Therapieziele zu entwickeln. Ein wichtiger Bestandteil ist die Psychoedukation durch den Therapeuten über Bücher oder Informationsmaterial zur Anatomie, sexuellen Reaktionen, Altersveränderungen etc. Häufig liegt bei Patienten, je nach biografischem Kontext und dem Grad der Tabuisierung der Thematik, auch ein erhebliches Wissensdefizit vor. Eine Normalisierung der sexuellen Probleme kann ebenfalls sinnvoll sein. Es ist für Patienten in der Regel bereits hilfreich zu erfahren, dass fast alle Menschen irgendwann sexuelle Probleme haben und die Häufigkeit sexueller Kontakte über die Zeit abnehmen kann. Daneben ist auch gegebenenfalls eine organmedizinische Abklärung (z. B. Gynäkologe, Urologe) indiziert und die Behandlung erfolgt möglicherweise in einem multiprofessionellen Team.

Zusammenfassung

Dieses Kapitel bietet einen Überblick über die wichtigsten Störungsgruppen und rund 40 Einzeldiagnosen psychischer Störungen bei Erwachsenen und älteren Menschen. Dabei werden die jeweiligen Symptome und Kriterien der Störungen dargestellt. Zu jeder Diagnosegruppe werden kurze Angaben zu Verlauf und Prognose sowie zur Ätiologie und zu allgemeinen Therapiegesichtspunkten gegeben, um die Unterschiede unter den Störungsgruppen zu verdeutlichen.

Die dargestellten psychischen Störungen werden in Bezug auf klinische Beratung und Interventionen in den verschiedenen Kapiteln des Lehrbuchs von Lutz et al. (2012) vertieft behandelt.

Fragen

1. Nennen und erläutern Sie die Kriterien für die Einteilung von Gruppen psychischer Störungen (Kendell-Kriterien).
2. Neben den Hauptsymptomen wie Halluzination, Wahn, formalen Denkstörungen u. a. gibt es weitere wichtige allgemeine Kriterien für eine schizophrene Psychose. Wie lauten diese?
3. Nennen und erläutern Sie die Verlaufsphasen einer schizophrenen Psychose.
4. Nehmen Sie zur Aussage Stellung, dass schizophrene Patienten in allen kognitiven Fähigkeiten beeinträchtigt sind.
5. Wie grenzt man die Syndrome Manie und Hypomanie voneinander ab?

6. Kennzeichnen Sie die Dysthymie und grenzen Sie sie von der Major Depression ab.
7. Nennen Sie die einzelnen Störungsdiagnosen, die zu den Angststörungen gerechnet werden.
8. Welche Merkmale haben somatoforme Störungen gemeinsam?
9. Wie sind „Traumata“ in der Psychopathologie definiert und wie unterscheidet sich diese Definition vom Alltagsverständnis dieses Begriffs?
10. Kennzeichnen Sie die Hauptsymptomatik der Alzheimer-Demenz.
11. Wie ist die Abhängigkeitsstörung allgemein definiert, d.h. nicht bezogen auf eine substanzinduzierte oder nicht stoffgebundene Sucht- und Abhängigkeitsstörung?
12. Was bedeutet Craving?
13. Welche Störungsbezeichnungen sind nach den Störungsklassifikationen aktuell: Antisoziale oder dissoziale Persönlichkeitsstörung, Psychopathie, Soziopathie?
14. Kennzeichnen Sie wichtige Merkmale der Borderline-Persönlichkeitsstörung.
15. Was bedeutet „Purging“ bzw. „Purging-Typ“?
16. Nennen Sie die bisherigen Formen der Geschlechtsidentitätsstörung.

Lösungshinweise finden Sie unter
www.hogrefe.de/buecher/lehrbuecher/psychlehrbuchplus

Kapitel 8

Klinische Diagnostik: Anamnese, Exploration, psychometrische Ansätze

Wolfgang Lutz[1]

Inhaltsübersicht

1 Dieses Kapitel wurde in Zusammenarbeit mit Katharina Köck und Martin grosse Holtforth verfasst.

Unter Diagnostik in der Klinischen Psychologie versteht man den Einsatz verschiedener Methoden, die zur Diagnosefindung dienen und damit die Grundlage für Behandlungsplanung und Intervention darstellen. Daneben nimmt die Diagnostik aber auch eine wichtige Funktion im Rahmen der Verlaufs- und Ergebniskontrolle klinisch-psychologischer Interventionen ein. Grundlegende Konzepte klinischer Diagnostik sollen in diesem Kapitel vorgestellt werden. Zur Diagnostik in anderen Anwendungsbereichen sei verwiesen auf Petermann und Daseking (2015).

8.1 Einführung

In diesem Kapitel steht das praktische Vorgehen beim Einholen und der Strukturierung von Informationen zum Zwecke der Diagnosestellung, Therapieplanung und Evaluation im Mittelpunkt.

Eine umfassende Diagnostik ist Grundlage jeder guten beraterischen oder therapeutischen Tätigkeit. Bewährt hat sich eine Gliederung psychologischer Diagnostik im Rahmen psychologischer Interventionen, so auch der Psychotherapie, nach Phasen der Behandlung (z. B. grosse Holtforth, Lutz & Grawe, 2009). Vor und zu Beginn der Therapie findet eine *indikationsorientierte Diagnostik* statt, im Verlauf der Therapie spricht man von *Verlaufs- und Prozessdiagnostik* und zum Ende bzw. nach Beendigung der Therapie von *Abschlussdiagnostik*. Die Fragestellungen und Aufgaben der Diagnostik in den verschiedenen Phasen sind jeweils unterschiedlich.

Klassifikation als ein Bestandteil der Diagnostik

Bleiben wir zunächst bei der Störungsdiagnose nach ICD oder DSM. Sie stellt eine Beschreibung des aktuellen psychischen Zustandes dar. Obwohl die heutigen Klassifikationssysteme diese rein beschreibende Funktion in den Vordergrund stellen, kann aus einer solchen Klassifikation unter Umständen doch einiges mehr an Information gewonnen werden. So verbindet jeder erfahrene Kliniker mit bestimmten psychischen Diagnosen auch eigene Erfahrungen und Hypothesen zu deren Ursachen und Entstehungsgeschichte (Ätiologie und Pathogenese) und kann darauf aufbauend erste Ideen bezüglich möglicher hilfreicher Interventionen entwickeln. Auf diese Weise vermittelt z. B. die Bezeichnung „F32.2“ die Informationen:

- *„depressive Störung, gegenwärtig schwere Episode“*, aber noch einiges darüber hinaus:

- mit entsprechendem Störungswissen kommen Ideen zu *Entstehungsfaktoren* (Verstärkerverlust, kritische Lebensereignisse, interpersonale Schwierigkeiten, kognitive Fehler, Ungleichgewicht im Neurotransmitterhaushalt etc.) in den Sinn, und damit auch
- mögliche *therapeutische Ansatzpunkte* (Aktivitätenaufbau, Stressregulationstechniken, soziales Kompetenztraining, kognitive Umstrukturierung, antidepressive Medikation etc.).

Störungsdiagnosen als Vereinfachung der Realität

Dieses Beispiel macht jedoch auch deutlich, dass klinisch-psychologische Diagnosen nicht eineindeutig sind – schließlich können die therapeutischen Ansatzpunkte bei zwei Personen mit der gleichen Störungsdiagnose, aber zusätzlichen weiteren komorbiden Störungen letztendlich sehr unterschiedlich sein. Weder ist aus der Störungsdiagnose alleine „die" erfolgreiche Behandlungsmethode ableitbar, noch darf eine einmal gestellte Diagnose als unumstößlich verstanden werden. Für die Auswahl einer wirklich „passenden" Interventionsmethode sind also – neben der Störungsdiagnose – noch weitere Informationen notwendig. Besonders wichtig ist dabei für den Kliniker eine Vorstellung dessen, wie und warum sich eine bestimmte Störung bei einem bestimmten Menschen zu einem bestimmten Zeitpunkt manifestiert. Hier geht es um das Verstehen von Lebens- und Problemzusammenhängen, welche durch die Klassifikation alleine nicht geleistet werden können (Osten, 2000).

Diagnostik zum Zwecke der Behandlungsplanung und -kontrolle

Daher umfasst Diagnostik im weiteren Sinne auch den Einbezug, die Bewertung und Gewichtung von lebens-, entwicklungs- und krankheitsgeschichtlichen Aspekten, die für die Planung einer angemessenen und personenspezifischen Behandlung unerlässlich sind. Den Prozess des Sammelns von Informationen und Patientendaten in freier, halb- oder vollstrukturierter Form bezeichnet man als *Anamnese* (Osten, 2000, vgl. Kasten). Solch eine Informationssammlung nimmt natürlich gerade zu Beginn einer Behandlung viel Raum ein, ist aber nie abgeschlossen und findet auch fortlaufend im Prozess statt. Einen weiteren bedeutsamen Bestandteil des diagnostischen Prozesses stellen *psychometrische Messinstrumente* dar. Sie können zur *Verifizierung oder Falsifizierung* von Störungs- und Belastungshypothesen beitragen. Daneben werden sie oft wiederholt im Verlauf einer Behandlung eingesetzt und dienen so als Maß für den Erfolg einer Intervention. Die Sammlung und Einordnung von Patientendaten, und damit die Diagnostik, ist somit als *rekursiver* Prozess aufzufassen, wobei die (Störungs-) Diagnose und Ideen über ihr Zustandekommen sowie aufrechterhaltende Prozesse immer als Hypothesen gelten, die ständiger Überprüfung und auch Veränderung unterliegen.

Begriffsklärung: Anamnese

Die Anamnese (aus dem altgriechischen Wort für „Rückerinnerung") ist als Prozess zu verstehen und bezeichnet die Sammlung von Informationen, Daten und Eindrücken zur Person des Patienten über seine aktuelle Problematik. Teil einer ausführlichen Anamneseerhebung sollten biografische/familiäre, soziale, psychische und biologische/krankheitsgeschichtliche Aspekte sein. Die Begriffe Anamnese und Exploration werden häufig synonym verwendet (nach Osten, 2000).

Aufgaben und Funktionen von Diagnostik

Damit ist deutlich, dass Diagnostik in jeder Phase einer psychotherapeutischen Behandlung bedeutsam ist und dabei jeweils unterschiedliche Funktionen verfolgt. Die allgemeinen Aufgaben der Diagnostik können wie folgt beschrieben werden:

Diagnostik dient

1. der **Beschreibung** dessen, was da ist (s. oben, die primär beschreibende Funktion der heutigen Diagnosesysteme);
2. der **Klassifikation**, d.h. der Einteilung in Kategorien, und damit einer Vereinfachung und erleichterten Verständigung unter Professionellen;
3. der **Indikation**, d.h. liefert Hinweise darüber, welche Art von Maßnahmen angezeigt ist;
4. der **Erklärung** von Verhaltens- und Erlebensweisen, aber v.a. auch der Ätiologie und Genese der Symptomatik;
5. der **Prognose** des erwarteten behandelten oder unbehandelten Verlaufs und damit auch der Therapierbarkeit;
6. der **Evaluation** von Maßnahmen, indem letztere sich in der Veränderung feststellbarer Beeinträchtigung in bestimmten Maßen oder Diagnosen niederschlagen können und sollen (mod. nach Reinecker-Hecht & Baumann, 2005, S. 129ff.; Perrez, 1985).

Spezifischer auf die Funktionen in der Psychotherapie beziehen sich grosse Holtforth, Lutz und Grawe (2009) und nennen als weitere wichtige Aufgaben der Diagnostik die *Dokumentation* des Behandlungsverlaufs, ihren Einsatz zu *Supervisionszwecken,* die vereinfachte *Kommunikation* innerhalb und zwischen den Fachdisziplinen sowie die Vorbereitung der *Nachbehandlungsplanung*. Damit kann die psychologische Diagnostik als ständiger, wegweisender Begleiter psychologischer Interventionen verstanden werden.

Bevor in Abschnitt 8.3 genauer auf typische Fragestellungen, diagnostische Methoden und Herangehensweisen in der Psychotherapie eingegangen wird, wird im Folgenden zunächst Multimodalität als allgemeines Grundprinzip der Diagnostik vorgestellt.

8.2 Grundprinzip der Diagnostik: Multimodalität

Begriffsklärung: Multimodale Diagnostik

Unter multimodaler Diagnostik (oder Mehrebenendiagnostik) versteht man den Einbezug unterschiedlicher Beurteilerperspektiven und unterschiedlicher Methoden sowie die Betrachtung unterschiedlicher Funktionsbereiche eines Individuums anstelle der Fokussierung auf ein einziges diagnostisches Verfahren.

Vielfalt an Perspektiven, Methoden und Zielbereichen

Ein multimodales Vorgehen in der klinischen Diagnostik bedeutet also, möglichst alle Facetten einzubeziehen, die mit einer Störung in Zusammenhang stehen, und stellt heute eine zentrale Grundannahme der klinisch-psychologischen Diagnostik dar (z. B. Baumann & Stieglitz, 2001). Innerhalb eines solchen Ansatzes wird zwischen folgenden Kategorien unterschieden, wobei innerhalb der Kategorien jeweils möglichst viele Aspekte berücksichtigt werden sollten: Datenebenen, Datenquellen, Untersuchungsverfahren, Konstrukte/Funktionsbereiche (vgl. Reinecker-Hecht & Baumann, 2005, S. 137 ff.).

8.2.1 Datenebenen

Als Datenebenen bezeichnet man die Grundkategorien organismischer Variablen oder alle Ebenen, auf denen menschliches Erleben und Verhalten stattfindet. Auf einer *biologischen/somatischen Ebene* stehen Körpervorgänge im Vordergrund, die auch mit den Mitteln der Physiologie oder Neurochemie erfassbar sind (z. B. Hautleitfähigkeit, Blutdruck, Herzrate). Auf einer *psychologischen Ebene* sind zum Beispiel Persönlichkeits- und Leistungsvariablen zu verorten, aber auch individuelle Einstellungen, Erfahrungen, Normen und Werte. Die *soziale Ebene* nimmt alle interindividuellen Systeme, denen eine Person zugehörig ist, also sowohl gesellschaftliche Rahmenbedingungen als auch zum Beispiel das Familiensystem, in den Blick. Auf einer *ökologischen Ebene* schließlich können materielle, räumliche und weitere Umgebungsfaktoren einbezogen werden. Die unterschiedlichen Datenebenen sind meist eng miteinander verknüpft; die alleinige Betrachtung einer Ebene würde daher eine starke Vereinfachung darstellen.

8.2.2 Datenquellen

Informationsgeber

Als Datenquellen werden die Informationsgeber bezeichnet. Man unterscheidet hier vor allem zwischen Selbst- und Fremdbeurteilung. Während bei der Selbstbeurteilung die Zielperson (der Patient) direkt Angaben über ihr Befinden und Verhalten in Form von Fragebögen, Protokollen oder einer freien Äußerung abgibt, erfolgt dies bei der Fremdbeurteilung durch die Einschätzung *anderer beteiligter Personen* (häufig der Therapeut, aber auch Bezugspersonen oder unbeteiligte Beobachter) oder auch über Verhaltensbeobachtung. Auch apparative und bildgebende Verfahren (z. B. fMRT, EEG, EKG, Schrittzähler) oder Verfahren der Leistungs- und Intelligenzdiagnostik stellen Datenquellen dar. Sie werden zwar auch von der Zielperson generiert, sind aber nicht durch reine (Selbst-)Beobachtung oder Befragung zu erfassen (vgl. Petermann & Daseking, 2015).

8.2.3 Untersuchungsverfahren

Für die verschiedenen Datenebenen stehen jeweils verschiedene Untersuchungsverfahren zur Verfügung, auf die hier nicht im Einzelnen eingegangen werden soll. Eine Unterscheidung von Verfahrensgruppen haben u. a. Baumann und Stieglitz (2001) vorgenommen:

- Selbstbeurteilung in Form von Selbstbeurteilungsfragebögen oder Selbst-Verhaltensbeobachtung,
- Fremdbeurteilung in Form von Fremdbeurteilungsfragebögen oder Fremd-Verhaltensbeobachtungen,
- freie, teil- oder vollstrukturierte Interviews,
- Verfahren der Leistungsdiagnostik,
- Verfahren der Felddiagnostik (als Hilfsmittel werden hier häufig Tagebücher oder auch Computer und andere Geräte genutzt),
- projektive Verfahren und inhaltsanalytische Verfahren (hier geht es um die Auswertung von Texten, die vom Patienten direkt oder z. B. aus Therapiesitzungen stammen, und transkribiert wurden).

8.2.4 Konstrukte/Funktionsbereiche

Als Konstrukte innerhalb einer multimodalen Diagnostik bezeichnet man die Elemente innerhalb einzelner Datenebenen. Es bestehen keine Leitlinien zur Auswahl von Konstrukten; sie sollten sich an der Relevanz für den einzelnen Patienten und dem aktuellen Forschungsstand orientieren (Reinecker-Hecht & Baumann, 2005). Für den Bereich der klinischen Diagnostik im Rahmen von Psychotherapien sind hauptsächlich Konstrukte auf psychologischer und sozialer Datenebene relevant. Konstrukte auf psychologischer Datenebene sind beispielsweise Erleben, Verhalten, Leistung, Affektivität, Wohlbefinden und Lebensqualität. Auf sozialer Ebene: soziale Unterstützung, soziale Anpassung oder soziale Integration.

In Orientierung an Phasen psychotherapeutischer Behandlung befassen sich die folgenden Abschnitte nun mit konkreten diagnostischen Fragestellungen und Lösungsansätzen.

8.3 Indikationsstellung

Indikationsorientierte Diagnostik

Unter indikationsorientierter Diagnostik versteht man die Diagnostik vor und zu Beginn einer Therapie. Anhand der dabei gewonnenen Information sollen letztlich Entscheidungen darüber getroffen werden, wie ein unerwünschter Ausgangszustand (psychische Beeinträchtigung) mithilfe psychologischer Interventionen in Richtung eines erwünschten Zielzustands (psychische Gesundheit) hin verändert werden kann. Dabei sind Therapien immer am Einzelfall orientiert zu planen. So gibt es zwar einerseits prototypische Problemkonstellationen und darauf ausgerichtete Behandlungsansätze und Leitlinien. Andererseits ist aber die patientenspezifische Problemanalyse unerlässlich, um therapeutische Ansatzpunkte am Einzelfall festzulegen.

Ein individuelles Problemverständnis entwickeln

In dieser Anfangsphase einer Behandlung geht es darum, ein möglichst gutes Verständnis des Patienten mit seiner Problematik, seiner Geschichte und Eigenarten zu entwickeln, um daraus abzuleiten, welche Art von Behandlung, welches Therapiesetting (Einzel-, Gruppen-, Familien- oder Paartherapie, ambulant oder stationär/teilstationär) und welcher Therapeut geeignet erscheinen. Man spricht hier auch von *differenzieller Indikation bzw. selektiver Indikation.* Ergänzend dazu steht

Differenzielle Indikation

Adaptive Indikation

die adaptive Indikation, welche sich auf Entscheidungen und Anpassungen während des Therapieprozesses bezieht. Typische Fragen, die in einer frühen Phase der Behandlung geklärt werden sollten, sind im Kasten aufgelistet.

Indikationsorientierte Diagnostik: mögliche Fragestellungen

Zunächst zu klärende Fragen:
- Wer kommt? (Soziodemografische Informationen, lebensgeschichtlicher Hintergrund)
- Mit welchen Beschwerden und Symptomen? (Spontan berichtete Symptomatik)
- Warum kommt er (gerade jetzt)? (Aktueller Anlass für das Aufsuchen einer Behandlung)
- Kann ihm geholfen werden? Handelt es sich um eine behandlungsbedürftige und mit den Mitteln und Methoden der Psychotherapie behandlungsfähige Störung?

Im weiteren Verlauf auftretende Fragen:
- Was ist es genau? (Störungs-)Diagnostik und Differenzialdiagnostik
- Seit wann besteht es?
- Wo kommt es her? Warum bleibt es? (Auslösende und aufrechterhaltende Faktoren)
- Was ist der gewünschte und realistischerweise erreichbare Zielzustand? (Störungsbezogene und störungsunabhängige Wünsche des Patienten an die Behandlung und deren Erreichbarkeit)
- An welchen Stellen kann angesetzt werden, um eine Besserung zu erreichen? Welches sind geeignete Methoden? Welches ist ein geeignetes Therapieverfahren/ein geeigneter Therapeut?
- Welche Umgebung ist förderlich für eine Veränderung? (Stationäres vs. ambulantes Setting)

8.3.1 Der Erstkontakt

Wenig formalisierte Exploration zu Beginn einer Behandlung

Zu Beginn einer Therapie erfolgt in der Regel zunächst eine zieloffene Exploration im Rahmen eines wenig formalisierten Erstgesprächs. Der Patient erzählt frei und uneingeschränkt über seine Probleme und über die von ihm vermuteten Störungsursachen. Aufgabe des Behandelnden ist es dabei, die Information zu strukturieren und dabei auch gezielt relevante Bereiche, wie Soziodemografie, Störungsgenese und Biografie des Patienten, zu erfragen. Zu den bedeutsamen weiteren allgemeinen Informationen gehören Therapieanlass, aktuelle Lebenssituation, eigenes Störungsmodell des Patienten, äußere Erscheinung und mögliche Auffälligkeiten im Verhalten (als Eindruck des Therapeuten), körperliche Probleme, Vorbehandlungen sowie Erwartungen an die Therapie. Dieser erste Kontakt hat neben einer Informationssammlung auch bereits therapeutische Funktion: Er dient dem Beziehungsaufbau und der Motivation des Patienten, daneben beinhaltet er häufig bereits psychoedukative Anteile. In der Regel wird zur Erhebung dieser ersten differenziell-diagnostischen Informationen ein unstrukturiertes psychotherapeutisches Interview durchgeführt, idealerweise ergänzt durch Fragebögen und Tests, die der Patient zuhause oder in der Praxis ausfüllt. Zur Erfassung der biografischen Anamnese und Entstehungsgeschichte der Störung haben sich Fragebögen zur Lebensgeschichte bewährt. Körperliche Faktoren werden i.d.R. in Kooperation mit einem mitbehandelnden Arzt abgeklärt (für die Aufnahme einer Psychotherapie ist ein medizinischer Konsiliarbericht unerlässlich).

8.3.2 Störungsdiagnostik

Interviewverfahren und Checklisten

Nach dem ersten Kennenlernen und der Generierung vorläufiger Hypothesen gehören *(halb-)strukturierte Interviews* und *validierte psychometrische Testverfahren* zum Standard einer verantwortungsvollen Diagnosestellung. Zu unterscheiden ist hier zwischen Schmal- und Breitbandverfahren. Erstere umfassen z.B. störungsspezifische Instrumente; letztere dienen zur Erfassung der allgemeinen psychischen Belastung (hierzu gehören etwa die SCL-90-R, das BSI oder klinische Interviews und Checklisten).

Die modernen Diagnosesysteme ICD-10 bzw. ICD-11 und DSM-5 verfolgen einen operationalen Ansatz, d.h. in ihnen ist exakt definiert, welche Kriterien ein Phänomen besitzen muss, um als Störung klassifiziert zu werden. Dementsprechend werden in klinischen diagnostischen Interviews genau diese Kriterien der Diagnosesysteme in teil- oder vollstrukturierter Form abgefragt. Das SCID (Structured Clinical Interview for DSM-5 Disorders; First et al., 2016a; deutsche Version von Beesdo-Baum, Zaudig & Wittchen, in Vorb.) orientiert sich am DSM-5. Die Verfahren DIPS (Diagnostisches Interview bei psychischen Störungen; Schneider & Margraf, 2011) und CIDI (Composite International Diagnostic Interview, WHO, 1997) ermöglichen eine Diagnosestellung sowohl nach ICD als auch DSM. Vorteil dieser vorstrukturierten Verfahren ist, dass der Diagnostiker frei von subjektiven Hypothesen entlang eindeutig definierter Kriterien zu einer Diagnose kommt, und dass gezielt unterschiedliche Bereiche abgefragt werden (also auch solche, in denen für den Patienten möglicherweise aktuell nicht der größte Leidensdruck besteht, die er nicht von alleine berichtet, die aber dennoch relevant sind) und somit nichts „übersehen" wird. Im Rahmen des SCID-Interviews werden in Abhängigkeit von der Zustimmung zu Eingangsfragen unterschiedliche Störungsbereiche (zusammen mit einigen Kernbereichen, die immer erfragt werden) genauer exploriert. Der Interviewer kategorisiert die Antworten des Patienten je nach Zustimmung oder Ablehnung und folgt klar definierten Sprungregeln, sodass irrelevante Bereiche übersprungen werden, sobald deutlich ist, dass die Kriterien einer bestimmten Störung nicht erfüllt sind. Für dieses Verfahren sollte mindestens eine Therapiesitzung eingeplant werden. Eine etwas weniger zeitaufwändige Alternative, die allerdings eine noch größere Erfahrung des Diagnostikers voraussetzt, bieten sogenannte Diagnosechecklisten (Hiller et al., 2010).

Allgemeine und störungsspezifische psychometrische Verfahren

Neben diesen kategorialen Maßen werden zusätzlich dimensionale Maße zur Erfassung der Schwere der Symptomatik eingesetzt (vgl. Kapitel 5; z. B. Lutz, Rubel & Böhnke, 2016). Die allgemeine psychische Belastung wird etwa mithilfe der SCL-90-S (Franke, 2014) psychometrisch erfasst; sie bildet die subjektiv empfundene Beeinträchtigung durch körperliche und psychische Symptome einer Person innerhalb eines Zeitraumes von sieben Tagen ab; hieraus können beispielsweise Hinweise auf die Dringlichkeit einer Behandlung und die Anzahl von Problembereichen abgeleitet werden. Zur psychometrischen Untermauerung einer Störungsdiagnose, aber auch zur Einschätzung des Schweregrades im Vergleich zu klinischen und gesunden Referenzpopulationen, eignen sich verschiedene störungsbezogene Instrumente, die zumeist in Fragebogenform, zum Selbstbericht des Patienten, vorgelegt werden. Seltener erfolgt die Einschätzung der Belastungsschwere über Fremdbericht des Therapeuten. Eine Auswahl störungsspezifischer Verfahren sowohl für Erwachsene als auch für Kinder und Jugendliche findet sich in Tabelle 11 (eine ausführliche Auflistung und Beschreibung diagnostischer Verfahren in der Psychotherapie findet sich bei Geue, Strauß & Brähler, 2016). Häufig berichten Patienten von Einschränkungen in verschiedensten Lebensbereichen, die mehr oder weniger direkt mit dem Auftreten und Vorliegen einer psychischen Störung in Zusammenhang stehen. Die Global Assessment of Functioning (GAF)-Skala (Saß et al., 2003) ermöglicht eine Beurteilung des allgemeinen Funktionsniveaus eines Patienten nach Achse V des DSM-IV-TR (beurteilt auf einer Skala von 0 bis 100 in Fremdeinschätzung durch den Therapeuten).

Tabelle 11: Beispiele störungsspezifischer Verfahren

Störungsbereich/ Diagnose	Instrument
Depression	• Beck Depressions-Inventar (BDI) • Allgemeine Depressionsskala (ADS) • Hamilton Depression Rating Scale (HDRS) • Depressionsinventar für Kinder und Jugendliche (DIKJ)
Angst	• Fragebogen zu körperbezogenen Ängsten, Kognitionen und Vermeidungen (AKV) • Generalized Anxiety Disorder Scale (GAD-7) • Soziale-Interaktions-Angst-Skala (SIAS) und Soziale-Phobie-Skala (SPS) • Bereichsspezifischer Angstfragebogen für Kinder und Jugendliche (BAK)
Posttraumatische Belastungsstörung	• Posttraumatic Diagnostic Scale (PDS) • Childhood Trauma Questionnaire (CTQ)
Somatoforme Störungen	• Screening für Somatoforme Störungen (SOMS) • Gesundheitsfragebogen für Patienten – Modul Somatische Symptome (PHQ-15)
Zwang	• Hamburger Zwangsinventar (HZI) • Yale-Brown Obsessive Compulsive Scale (Y-BOCS)
ADHS	• AHDS – Klinische Gesamteinschätzung (ADHS-KGE) • Conners Skalen zu Aufmerksamkeit und Verhalten – 3
Essstörungen	• Eating Disorder Inventory (EDI) • Fragebogen zum Essverhalten (FEV) • Eating Disorder Examination-Questionnaire (EDE-Q)
Bipolare Erkrankung	• Mood Disorder Questionnaire (MDQ)

8.3.3 Interpersonale und Persönlichkeitsdiagnostik

Es kann notwendig sein, Personeneigenarten und interpersonale Probleme mit zu erheben, bzw. den Blick für Persönlichkeitsakzentuierungen oder -störungen zu schärfen, da diese nicht selten auf die Entstehung und Behandlung von Achse-I-Störungen wirken (eine Übersicht zu Persönlichkeitsstrukturtests, Tests zur Erfassung von Einstellungen/Interessen und Leistungstests findet sich u.a. bei Schumacher & Brähler, 2005). Ein Screening zur Erfassung von Persönlichkeitsstörungen bietet etwa das SCID-5-PD (First et al., 2016b). Zur Erfassung interpersonaler Schwierigkeiten, die in vielerlei Zusammenhang zu psychischen Störungen stehen und in der Regel auch im Therapieprozess relevant werden, findet das Inventar zur Erfassung interpersonaler Probleme (IIP-D; Horowitz et al., 2016) breite Anwendung.

Für psychodynamische Therapien hat sich das System zur Operationalisierten Psychodynamischen Diagnostik (OPD; Arbeitskreis OPD, 2014) etabliert. Das System beruht auf den fünf Achsen „Krankheitserleben und Behandlungsvoraussetzungen", „Beziehung" (problematisches Beziehungsverhalten aus Perspektive des Patienten und anderer), „Konflikt" (Unterscheidung zwischen sieben überdauernden Konfliktthemen, z.B. Schuld- oder Identitätskonflikt), „Struktur" (Verfügbarkeit psychischer Funktionen zur Selbstregulation und zur Gestaltung von Beziehungen) und „Psychische und psychosomatische Störungen". Es dient zur Schwerpunktsetzung und Planung von Therapien sowie zur Veränderungsmessung.

8.3.4 Funktionale Problemanalyse/Bedingungsanalysen

Das Problem und seine Entstehungs- und aufrechterhaltenden Bedingungen verstehen

Zentraler Baustein in der verhaltenstherapeutischen Diagnostik ist die Entwicklung eines sogenannten Bedingungsmodells. In ihm wird versucht, Faktoren für die Entstehung und Aufrechterhaltung einer Symptomatik festzuhalten, woraus dann auch Behandlungsziele und -methoden abgeleitet werden können. Dieses Modell hat dabei immer einen hypothetischen und vorläufigen Charakter, d.h. es unterliegt einer ständigen Überprüfung und erfährt Veränderungen, Ausweitungen und Verfeinerungen in Abhängigkeit von den Entwicklungen im Therapieverlauf. Der Therapeut (im Idealfall natürlich auch der Patient) sollte aus dem Bedingungsmodell tatsächlich *die (Psycho-)Logik verstehen,* warum es unter gegebenen Umständen zur Entwicklung einer Störung kam. Typische Fragestellungen sind im folgenden Kasten aufgelistet.

Funktionale Problemanalyse: Fragestellungen

- Welches sind die zu verändernden Zustände und Verhaltensweisen? Wie stellen sie sich (a) äußerlich sichtbar sowie (b) von der Person wahrnehmbar, etwa in Körperreaktionen, Gefühlen und Gedanken dar?

- Welches ist ein angestrebter Zielzustand? Wie ist dieser definiert?
- Wodurch ist das problematische Verhalten bedingt? In welchen Situationen tritt es (gehäuft) auf? Welches sind Ausnahmesituationen, in denen das Verhalten nicht auftritt?
- Welche Rahmenbedingungen (Wohnumgebung, Einkommen, Arbeitssituation etc.) tragen zum Problem, zu seiner Entstehung und Aufrechterhaltung, bei?
- Was folgt aus dem problematischen Verhalten? (Positive und negative Konsequenzen, kurz- und langfristig)
- Welche Bedingungen des Systems (Herkunftsfamilie, Gesellschaft etc.) und der Biografie tragen zum Problem, zu seiner Entstehung und Aufrechterhaltung bei? Hier kommen lebensgeschichtliche Belastungen zum Tragen, die möglicherweise auch störungsübergreifend relevant sind, etwa emotionaler, physischer oder sexueller Missbrauch, soziale Entwurzelung, Arbeitslosigkeit, lebensbedrohliche Erkrankungen, Partnerschaftskonflikte usw. Im Zusammenhang damit ist auch eine Analyse der Befriedigung bzw. Verletzung grundlegender Bedürfnisse in der Vergangenheit, der daraus entstandenen motivationalen Ziele und möglicherweise erlebten Inkongruenzen lohnend (ausführlich dazu die konsistenztheoretische Fallkonzeption und Therapieplanung nach Grawe, 1998).
- Welches sind übergeordnete Ziele, Normen und Werte einer Person, für die Verhaltensweisen, die auf den ersten Blick problematisch wirken, möglicherweise instrumentell sind?

Problematisches Verhalten in eine Struktur bringen

Zusammengefasst werden die Antworten auf solche Fragen in einer zweiteiligen Verhaltensdiagnostik: Sie beinhaltet eine Verhaltens- und Plananalyse (auch bezeichnet als horizontale und vertikale Verhaltensanalyse). Die Verhaltensanalyse orientiert sich an der Verhaltensgleichung nach Kanfer und Saslow (vgl. z. B. Kanfer, Reinecker & Schmelzer, 2012), dem sogenannten SORKC-Modell (vgl. Abb. 35 und Abb. 36), welches durch die Skinnersche Lerntheorie beeinflusst ist und womit versucht wird, menschliches Verhalten in eine Systematik zu bringen.

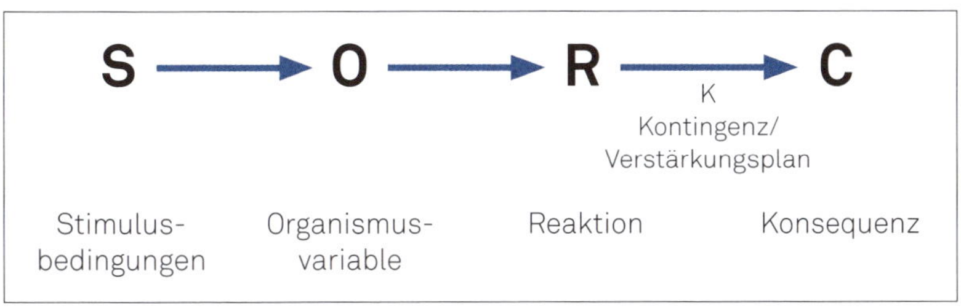

Abbildung 35: SORKC-Schema zur Verhaltensanalyse

Das Modell eignet sich gut dazu, Verhaltens- und Reaktionsweisen in bestimmten Situationen zu beschreiben und zu erklären.

Verhalten, vorausgehende und nachfolgende Bedingungen

- Im Mittelpunkt des Modells steht das (problematische) Verhalten *(Reaktion, R)*, welches auf verschiedenen Ebenen genau beschrieben wird: wie äußert es sich emotional, kognitiv, physiologisch und motorisch?
- Daneben wird betrachtet, welche situativen und erlebnismäßigen Konstellationen diesem vorausgehen, d.h. die *Situation (S)*, in welcher das Verhalten zum Tragen kommt. Also: Welches sind objektive/beobachtbare Bestandteile einer Situation? Welches sind nicht direkt beobachtbare intrapsychische oder körperliche Merkmale?
- Der Tatsache, dass die gleiche Situation und gleiches Erleben nicht bei jeder Person und nicht zu jedem Zeitpunkt das gleiche Verhalten auslöst, trägt die sogenannte *Organismusvariable (O)* Rechnung: sie beinhaltet Erfahrungen, Persönlichkeitseigenschaften, chronische physiologische Zustände usw., also alle Faktoren, die eine Person zu einer bestimmten Reaktion prädisponieren. Daneben werden hier auch in der Situation wirksame biologische Determinanten (etwa Sättigung und Wachheitsgrad), Wahrnehmungs- und Informationsverarbeitungsprozesse festgehalten.

Verhaltensanalyse nach dem SORKC-Schema

S	**O**	**R**	**C**
Stimulusbedingungen (Situation)	Organismusvariable	Reaktion	Konsequenz
Am Arbeitsplatz: ein Kollege sagt zum wiederholten Male einen lange anberaumten Termin zur gemeinsamen Erledigung einer wichtigen Arbeitsaufgabe ab.	Zurückhaltendes Temperament, Defizite in sozial kompetentem Verhalten, wiederholte Erfahrung der Ablehnung, körperliche Anfälligkeit durch Schlafmangel	R kognitiv: „Auf niemanden kann man zählen." – „Was erlaubt der sich?" R emotional: Enttäuschung, Ärger, Frust R physiologisch: Unruhe, Anspannung R motorisch: Erledigung der Aufgabe alleine, ohne Hilfe. In der Pause Griff zur Weinflasche.	Unangenehmes Gefühl der Anspannung lässt nach (negative Verstärkung, kurzfristig) Vermeidung sozialer Konflikte (negative Verstärkung, kurzfristig) Erhöhte eigene Arbeitsbelastung (negative Konsequenzen/Bestrafung, langfristig) Zurückstecken eigener Bedürfnisse (negative Konsequenzen/Bestrafung, langfristig)

Abbildung 36: Fallbeispiel für eine Verhaltensanalyse nach dem SORKC-Schema

- Rechts von den Verhaltens- und Reaktionsweisen werden deren unmittelbare und längerfristige *Konsequenzen (C)* festgehalten.

Ziel ist die Herausarbeitung funktionaler Beziehungen zwischen den Elementen dieser Gleichung, wobei lerntheoretische Prinzipien zugrunde gelegt werden. Die Grundidee beruht darauf, dass Verhalten verstanden werden kann als Funktion vorausgehender Stimuli (Situationsvariablen) und nachfolgender Konsequenzen (verstärkend bzw. bestrafend) und deren *Auftretenskontingenz (K)*. Ein Beispiel für eine Verhaltensanalyse nach dem SORKC-Schema findet sich in Abbildung 36.

Übergeordnete Ziele und Motive verstehen

Während das SORKC-Schema Verhalten auf einer Mikroebene, also in konkreten Situationen, in den Blick nimmt, geht es bei der vertikalen Verhaltensanalyse oder Plananalyse um die Makroebene und die Einordnung des Verhaltens in übergeordnete Ziele, Pläne und zugrundeliegende kognitive, emotionale und motivationale Schemata einer Person (z. B. Caspar, 2007; Grawe, 1998). Es geht darum zu verstehen, welche Funktion, welchen instrumentellen Wert ein auf den ersten Blick problematisches Verhalten (etwa der andauernde Konsum von Alkohol) für die Person hat (im Beispiel in Abbildung 37 könnte der Alkoholkonsum ein Mittel zur Beruhigung und damit zur Erfüllung eines Plans oder einer Lebensregel sein, die besagt „Vermeide Gefühle, denn diese führen zu Ablehnung“). Hier geht man davon aus, dass eine Person verschiedene Grundbedürfnisse aufweist (z. B. das Bedürfnis nach

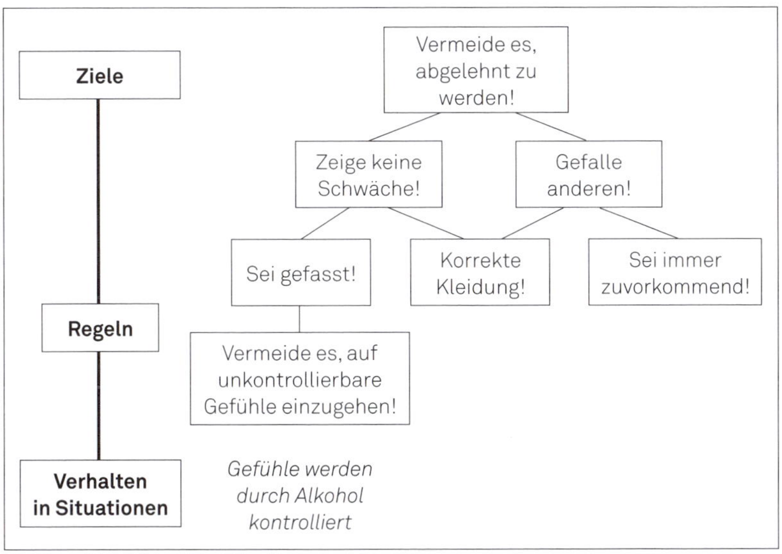

Abbildung 37: Beispiel für eine Plananalyse

Anerkennung oder das Bedürfnis nach Selbstwert), die auf der höchsten Hierarchieebene angesiedelt sind und zu deren Erfüllung letztlich die darunter stehenden Ziele und Regeln dienen (Grawe, 1998). Die Plananalyse kann ähnlich einer Pyramide dargestellt werden, die von konkreten Verhaltenserwartungen an der Basis bis hin zu allgemeinen Regeln und Plänen an der Spitze führt. In solchen Plänen können Kognitionen (in Form von Lebenssätzen, Gedanken, Vorstellungen und Selbstverbalisationen) verankert sein, die zur Entstehung und Aufrechterhaltung des Problemverhaltens beitragen.

8.3.5 Ressourcendiagnostik

Das positive Potenzial entdecken und fördern

Unter Ressourcen können alle Aspekte des seelischen Geschehens und der gesamten Lebenssituation eines Patienten verstanden werden, die diesem zur Befriedigung seiner Grundbedürfnisse zur Verfügung stehen (Flückiger et al., 2008). Dazu gehören z. B.

- motivationale Bereitschaften, Ziele, Wünsche,
- finanzielle Möglichkeiten oder
- zwischenmenschliche Beziehungen.

Damit wird neben Problemen und Belastungen noch eine weitere, für die Therapie bedeutsame und positive Dimension aufgespannt. Diese umfasst alles, was dem Patienten hilft, sein Wohlbefinden, die therapeutische Beziehung oder seine Aufnahmebereitschaft zu verbessern.

Da entsprechend empirischer Befunde eine Aktivierung von Patientenressourcen zu einer erhöhten Behandlungszufriedenheit, verbessertem Therapieverlauf und -ergebnis führt, sollte auch die Erfassung von Ressourcen Teil des diagnostischen Prozesses sein. Ressourcen können über Interviews sowie Fragebögen zur Selbstbeurteilung und Fremdbeurteilung erfasst werden (z. B. Ressourcenfragebögen, RES/REF, Trösken & Grawe, 2003, Beispielitems dazu in Abb. 38).

8.3.6 Motivations- und Zielanalysen

Eine ausreichende Motivation, ableitbar etwa aus der aktiven Mitarbeit und Selbstöffnung des Patienten, gilt als Grundvoraussetzung für die erfolgreiche Anwendung psychotherapeutischer Verfahren. Eine geringe Therapiemotivation ist zu vermuten, wenn ein Patient zur Aufnahme einer Therapie durch andere Personen gedrängt wird und wenn nur geringer oder kein Leidensdruck empfunden wird. Motivation wird auch geprägt durch das Wissen über Psychotherapie und dadurch entstehende positive und negative Erwartungen an eine Behandlung (hier

Aktive Förderung von Therapiemotivation

Unterstützung im Alltag

Bitte beurteilen Sie bei den folgenden Fragen, auf welche Weise Sie während der letzten vier Wochen im Alltag von anderen Menschen unterstützt worden sind.

Während der letzten vier Wochen habe ich im Alltag Unterstützung erfahren, indem ...

1 ... jemand etwas mit mir zusammen unternommen hat.

2 ... mir jemand hilfreiche Kritik gegeben hat.

3 ... mir jemand konkrete Perspektiven aufgezeigt hat.

4 ... mir jemand konkrete Hilfe angeboten hat.

5 ... mir jemand Vertrauen entgegengebracht hat.

Abbildung 38: Beispielitems aus dem Fragebogen zur Erfassung der aktuellen Ressourcenrealisierung (RES)

wird besonders deutlich, dass Therapeuten Therapiemotivation, etwa durch Transparenz und Information, aktiv fördern können). Außerdem kann ein durch das Vorliegen bestimmter Symptome entstandener Störungsgewinn – also die mehr oder weniger bewusste Funktion einer Störung, etwa zur Herstellung von Nähe und Aufmerksamkeit – die Veränderungsbereitschaft beeinflussen (Schulte, 2015). Diese Bereiche können entweder direkt erfragt oder über Selbstbeurteilungsbögen erhoben werden.

Individuelle Therapieziele formulieren

Die Therapieziele eines Patienten sind wiederum stark abhängig von der Therapiemotivation und Erwartungen an die Therapie (vgl. z. B. Grawe, 1998). Therapieziele werden zum Beginn einer Behandlung meist individuell definiert und Kriterien einer Verbesserung oder Verschlechterung in verschiedenen Zielbereichen im Rahmen einer Zielerreichungsskala (Goal Attainment Scaling, GAS, Kiresuk, Smith & Cardillo, 1994) möglichst konkret und verhaltensnah festgehalten. Für jeden vorher definierten Oberbereich wird festgelegt, wie sich eine Verbesserung, Verschlechterung oder Stagnation äußern würde und es werden je nach Grad der Zielerreichung positive oder negative Zahlenwerte zugeordnet (vgl. Abb. 39). Wichtig ist hierbei auch eine Bewertung der Ziele im Hinblick auf Priorität und Realisierbarkeit. Alternativ bietet sich die Kategorisierung von Behandlungszielen nach feststehenden Zielchecklisten an (Berner Inventar für Therapieziele, BIT, grosse Holtforth & Grawe, 2002; Kiresuk et al., 1994).

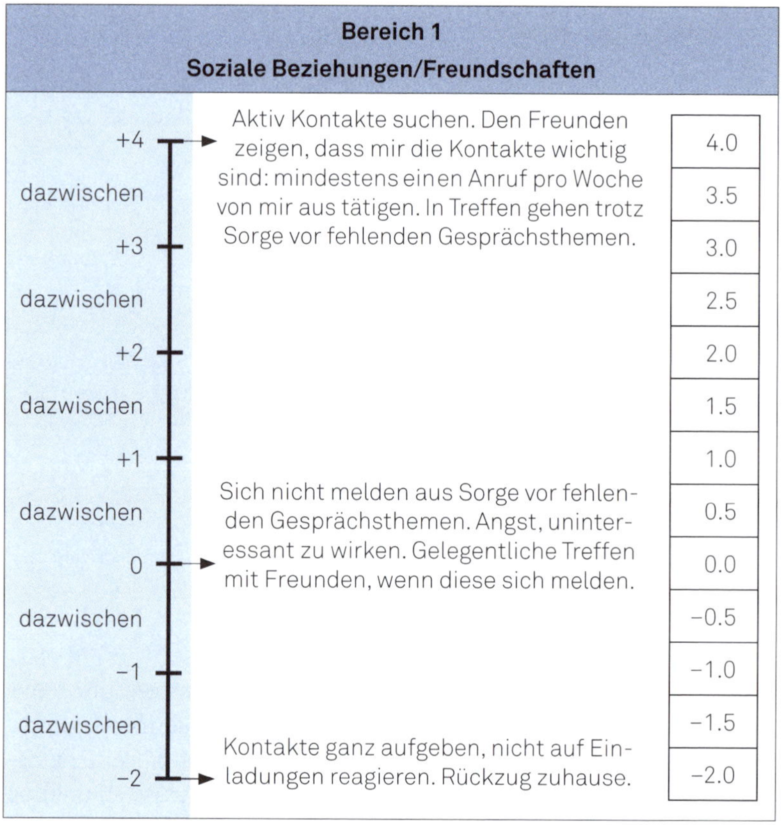

Abbildung 39: Beispiel für die Definition eines Therapieziels in der Goal Attainment Scale (GAS)

8.3.7 Indikationsentscheidung/Therapieplanung

Die gesammelten Informationen aus der Eingangsdiagnostik liefern Anhaltspunkte dafür, wie verschiedene Problembereiche zusammenhängen, was zur Problementstehung und -aufrechterhaltung beiträgt und welches die spezifischen Teilprobleme sind, die verändert werden sollen. Bei der Indikationsstellung geht es nun darum zu entscheiden, welche Methoden zur Herstellung der angestrebten Veränderungen prinzipiell infrage kommen (Schulte & Eifert, 2002).

Wie genau soll die Behandlung gestaltet werden?

Zu Beginn steht natürlich die Frage, ob überhaupt eine Indikation für Psychotherapie vorliegt, sprich ob das vorliegende Problem grundsätzlich mit den Mitteln und Methoden der Psychotherapie zu bearbeiten ist. Sollte dies der Fall sein, dann müssen Entscheidungen getroffen werden über kurz-, mittel- und langfristige Ziele der Behandlung, deren Wichtigkeit und die dazu hilfreichen und für den Einzelfall passenden

Methoden. Daneben gilt es, Rahmenbedingungen zu klären bezüglich der voraussichtlichen Dauer, Sitzungsfrequenz sowie des geeigneten Settings (Einzel-, Paar-, Familien- oder Gruppentherapie; ambulant vs. (teil-)stationär). In bestimmten Institutionen, etwa in Ausbildungsambulanzen, erfolgt in dieser Phase auch die Zuordnung eines Patienten zu einem bestimmten Therapeuten (ein Kriterium kann hier die Erfahrung mit bestimmten Störungsbildern sein). In der Therapieplanung sollte außerdem darauf eingegangen werden, inwieweit vorhandene Ressourcen des Patienten in der Therapie genutzt werden können und wie die therapeutische Beziehung möglichst förderlich gestaltet werden kann. Wenn beispielsweise aus der biografischen Anamnese deutlich wird, dass das Autonomiebedürfnis eines Patienten in der Vergangenheit stark verletzt wurde, so wäre wichtig, von Beginn an darauf zu achten, den Patienten im Therapieprozess aktiv in vielerlei Entscheidungen einzubinden.

8.4 Verlaufsdiagnostik und Therapieevaluation

Informationen über eine Therapie, deren Wirkungsweise und Wirksamkeit können bereits im Verlauf erhoben und ausgewertet werden und/oder im Anschluss an die Behandlung (Lutz, Neu & Rubel, 2019). Der regelmäßige Einsatz fundierter Diagnostik und deren Bewertung in Bezug auf therapeutische Ziele zu Beginn, während und nach Abschluss einer Behandlung ist ein Merkmal des Konzeptes einer *kontrollierten Praxis* (Petermann, 2005). Hier wird vorgeschlagen, Therapie im Sinne eines kontrollierten Einzelfallexperiments zu verstehen, indem der Therapeut Hypothesen bildet, die im konkreten Einzelfall geprüft und ggf. revidiert werden. Auf diese Weise liefert Diagnostik einen wertvollen Beitrag zur Qualitätssicherung in der psychotherapeutischen Versorgung.

Therapie als kontrolliertes Einzelfallexperiment

8.4.1 Therapiebegleitende Diagnostik

Hierunter versteht man die kontinuierliche Erhebung von Informationen während einer Behandlung. Informationen werden über Gespräche und/oder den Einsatz psychometrischer Instrumente gewonnen. In dieser Phase tritt die klassifikatorische und erklärende Funktion der Diagnostik tendenziell in den Hintergrund, dagegen wächst ihre Bedeutung, wenn es darum geht, die Wirksamkeit der gewählten Methoden zu überprüfen (adaptive Indikation). Als *adaptive Indikation* bezeichnet man Entscheidungen über eine Modifikation der Behandlungsmethoden und -verfahren, die im Therapieprozess fallen und sich an möglichen Veränderungen des Patienten und am Informationszugewinn des Therapeuten orientieren. Ziel ist hier also ggf. eine Neustrukturierung des therapeutischen Vorgehens und die Optimierung der Behandlung. Neben dieser Verlaufskontrolle und -evaluation können Zwischenmessungen auch einen Beitrag zur Vorhersage des Therapieerfolgs leisten. Die therapiebegleitende Diagnostik erfasst therapierelevante Phänomene in mehr oder weniger großen Abständen und kann in Prozess- und Verlaufsevaluation unterteilt werden.

Erfassung von Veränderungen in definierten Zielbereichen

Verlaufsevaluation

Verlaufsevaluation erfasst Veränderungen in den zu Beginn einer Behandlung definierten Problem- und Zielbereichen (für das Beispiel einer depressiven Verstimmung könnten dies die Zunahme von Aktivität und die Verbesserung der negativen Stimmungslage sein).

Sie wird meist in regelmäßigen Abständen, etwa alle zehn Sitzungen, in Form von Zwischenmessungen eingesetzt, wobei häufig Selbstbeurteilungsverfahren zur allgemeinen und störungsspezifischen Belastung zum Einsatz kommen. Die Erfassung von Veränderungen ist jedoch ebenso möglich über den Einsatz von Therapietagebüchern (je nach Problembereich z. B. Angst-, Schmerz-, Schlaf- oder Ernährungstagebücher) oder apparativer Verfahren (z. B. Schrittzähler zur Überprüfung der Aktivitätszunahme) sowie in individueller Form über die wiederholte Vorlage und Einschätzung der Zielerreichungsskalierung und über Verhaltensbeobachtungen (Selbstbeobachtung des Patienten oder Fremdbeobachtung durch den Therapeuten in schwierigen Situationen, in natürlicher Umgebung oder Analogsituationen).

Erfassung von Prozessen innerhalb der Behandlung

Prozessevaluation

In der Prozessevaluation werden verschiedene Bestandteile des therapeutischen Prozesses, wie zum Beispiel die Qualität der Therapeut-Patient-Interaktion, Selbstöffnung des Patienten, Störungen im Prozess oder die Wahrnehmung therapeutischer Wirkfaktoren erfasst.

Dies geschieht meist durch Vorgabe kurzer Fragebögen zum Ende jeder Sitzung, wobei unterschiedliche Versionen für Patient und Therapeut zur Verfügung stehen (etwa Flückiger et al., 2010). Daneben erfolgt in der Regel eine freie Dokumentation zu Therapieinhalten und Prozessvariablen nach Abschluss jeder Sitzung durch den Therapeuten. Immer weitere Verbreitung erfährt auch die Dokumentation von Therapiesitzungen auf Video.

Diagnostik zum Zwecke der Qualitätssicherung

Ergebnisse aus der Prozess- und Verlaufsdiagnostik sind insbesondere hilfreich für Supervision, Intervision und weitere Therapieplanung; sie können für den Therapeuten eine Grundlage dafür bieten, das eigene Vorgehen regelmäßig auf seine Zweckmäßigkeit hin zu überprüfen und im Sinne der definierten Therapieziele anzupassen (adaptive Indikation). Sie sind damit ein fester Bestandteil der Qualitätssicherung in der Psychotherapie (Lutz, Neu & Rubel, 2019). Diese individuumsorientierte Sichtweise, in der es um die Optimierung des therapeutischen Vorgehens am Einzelfall geht (und eben nicht um die Steigerung der Behandlungswirksamkeit *im Mittel,* wie in klassischen Effektivitätsstudien) wird auch als „patient focused research" bzw. „Patientenorientierte Versorgungsforschung" bezeichnet (vgl. Lutz, Neu & Rubel, 2019). Studien über die Wirkung von Ergebnisrückmeldungen einzelner Patienten an den Therapeuten zeigen, dass diese – vor allem bei potenziell problematischen Patienten – zu einem besseren Behandlungsergebnis beitragen (u.a. Lambert, 2007). Daneben kann das regelmäßige Ausfüllen von Fragebögen im Therapieprozess an sich für den Patienten eine therapeutische Funktion gewinnen, indem dadurch die Selbstbeobachtung und -kontrolle beeinflusst wird und indem durch Rückmeldung der Ergebnisse an den Patienten Therapie- und Veränderungsmotivation gestärkt werden.

8.4.2 Abschlussdiagnostik

Bei der Diagnostik zum Abschluss und nach Beendigung einer Therapie geht es darum, wie wirksam die Behandlung eingeschätzt wird. Der Therapieerfolg definiert sich zum einen über Beschwerderückgang, zum anderen über die Therapieziele eines Patienten, die meist auf verschiedenen Ebenen angesiedelt sind und über die reine Symptomverbesserung hinausgehen. Symptom- und Beschwerderückgang werden in der Regel erfasst über die Vorlage von störungsspezifischen und unspezifischen Symptommaßen, wie sie meist schon zu Beginn und im Verlauf der Behandlung zum Einsatz kamen. Darüber hinaus kann über eine abschließende Störungsdiagnostik geprüft werden, ob und wenn ja welche Kriterien der eingangs diagnostizierten Störung nach wie vor erfüllt sind und ob diese von klinischer Relevanz sind. Typische Fragestellungen zur Verlaufs- und Ergebnisevaluation sind im folgenden Kasten aufgelistet.

Therapieevaluation: mögliche Fragestellungen

- Besteht nach wie vor eine Indikation für Psychotherapie?
- Ist das zu Beginn definierte Bedingungsmodell nach wie vor gültig?
- Sind die zu Beginn definierten Zielbereiche nach wie vor gültig?
- Ist der Patient zur Fortführung der Behandlung motiviert?
- Wirken die gewählten Methoden? Erfolgt eine Annäherung an die definierten Zielbereiche? Ist die Therapie erfolgreich?
- Wie belastet fühlt sich der Patient in der Zwischenzeit? Ist eine klinisch bedeutsame Verbesserung in allgemeiner und störungsspezifischer Belastung erreicht worden?
- Werden nach wie vor Kriterien einer Störungsdiagnose erfüllt?
- Wie zufrieden ist der Patient mit der Behandlung? Fühlt er sich verstanden? Erkennt er einen Sinn im therapeutischen Vorgehen? Zeigt er Widerstand beim Erfüllen therapeutischer Aufgaben? (Therapiebeziehung, Inhalte, Herangehensweise des Therapeuten ...)
- Welche Faktoren, die als funktionale Rahmenbedingungen der Störung identifiziert wurden, bestehen fort?
- Hat die Behandlung zu einer Verbesserung des Rollenverhaltens geführt, sprich, ist der Patient zum Beispiel (wieder) in der Lage, einer beruflichen Tätigkeit nachzugehen oder seine sozialen Kontakte ausreichend zu pflegen?

8.4.3 Methoden der Therapieevaluation

Zur Bestimmung der Wirksamkeit einer Behandlung wird zwischen direkter und indirekter Veränderungs- bzw. Erfolgsmessung unterschieden:

Direkte versus indirekte Veränderungsmessung

- *Direkte Veränderungs- und Erfolgsmessung* erfasst die Veränderung aus der Sicht des Patienten, des Therapeuten oder eines unbeteiligten Beobachters retrospektiv und nur zu einem Zeitpunkt im Vergleich zum Ausgangszustand. Ebenso kann retrospektiv die Zufriedenheit mit der Behandlung als ein Erfolgsmaß abgefragt werden. Beispielhaft für ein standardisiertes direktes Veränderungsmaß sei hier der *Veränderungsfragebogen des Erlebens und Verhaltens* (VEV; Zielke & Kopf-Mehnert, 1978) genannt.
- *Indirekte Veränderungs- und Erfolgsmessung* beruht auf Messwiederholung. Hier wird das gleiche Instrument, also zum Beispiel ein störungsspezifisches Instrument wie das BDI, wiederholt (in der Regel vor und nach der Behandlung) vorgelegt und eine Bewertung der

Veränderung über die Bestimmung von Differenzwerten erreicht. Voraussetzung dafür ist natürlich, dass das verwendete Instrument *änderungssensitiv* ist, dass sich also Veränderungen, die aus der Therapie resultieren, auch darin niederschlagen.

Kriterien zur Bewertung des Therapieerfolgs

Um Aussagen darüber zu treffen, ob eine gefundene Veränderung zwischen Eingangs- und Ausgangswert eines Patienten tatsächlich bedeutsam ist und damit als Therapieerfolg angesehen werden kann, muss diese gemessene Veränderung anhand bestimmter Kriterien bewertet werden. Unter Einbezug des Ausgangszustandes können individuelle Prä-Post-*Effektstärken* berechnet werden oder, unter Berücksichtigung von Standardabweichung und Reliabilität des Messinstruments, die *reliable Veränderung*. Daneben kann der Endzustand anhand bestimmter Normen daraufhin statistisch bewertet werden, ob er als *klinisch relevant* einzustufen ist.

Zur Messung der Erreichung individueller Therapieziele, die oft unabhängig vom Störungsbild bestehen, kommt meist die Zielerreichungsskalierung (Goal Attainment Scaling, GAS, Kiresuk et al., 1994) zum Einsatz, die oben beschrieben wurde (vgl. Abb. 39) und in der bereits zu Beginn der Therapie für unterschiedliche Bereiche eine eindeutige Zieldefinition vorgenommen wurde.

Zur Überprüfung, ob weiterhin Kriterien einer psychischen Störung erfüllt werden, bietet sich auch zum Ende der Behandlung der Einsatz von strukturierten klinischen Interviews oder Checklisten (vgl. Abschnitt 8.3.2) an, evtl. nur mit den Unterbereichen, in denen sich zu Beginn der Behandlung Auffälligkeiten ergeben haben. Das allgemeine Funktionsniveau und das Funktionieren in verschiedenen Lebensbereichen kann zu Therapieende wiederholt durch den Therapeuten im Rahmen des Global Assessment of Functioning (GAF) eingeschätzt werden.

Katamneseerhebungen

Zur Erfolgsbeurteilung einer Therapie sollte immer auch die Stabilität der Veränderung über das Therapieende hinaus im Blick behalten werden. Idealerweise finden Katamnesen (= Nacherhebungen) mehrmals nach Beendigung der Behandlung statt, mit jeweils einigen Monaten Abstand (z. B. 6, 12, 18 Monate). Hier sollten die zu Beginn der Behandlung als zentral formulierten Erfolgsmaße erneut abgefragt werden. In der Praxis bedeuten katamnestische Erhebungen häufig große Anstrengungen, um Patienten wieder ausfindig zu machen und von der Notwendigkeit weiterer Messungen zu überzeugen.

Zusammenfassung

Diagnostik ist in jeder Phase einer Behandlung bedeutsam, wobei sie jeweils unterschiedliche Funktionen erfüllt. Indikationsorientierte Diagnostik dient der Sammlung von Informationen zum Zwecke der Therapieplanung; dazu kommen unterschiedliche Methoden, wie freie Gespräche, Fragebögen, Tests, diagnostische Interviews, Verhaltensbeobachtung oder individuelle Zielformulierung zum Einsatz. Daneben werden Therapien aber auch fortlaufend und abschließend evaluiert, um Anpassungen in der Behandlung vorzunehmen und ein für den Einzelfall bestmögliches Ergebnis zu erreichen. Veränderungen können unterschiedlich operationalisiert werden; bedeutsam ist hier insbesondere die Unterscheidung zwischen direkter und indirekter Veränderungsmessung.

Fragen

1. Welches sind typische Funktionen und Aufgaben der Diagnostik in der Psychotherapie?
2. Erklären Sie, was man unter dem Begriff der Anamnese in der Psychotherapie versteht.
3. Was bedeutet differenzielle Indikation?
4. Welche Vor- und Nachteile erkennen Sie in der Anwendung diagnostischer Interviews?
5. Wozu dient das SORKC-Modell und welches sind seine Kernvariablen?
6. Wozu dient die Diagnostik während laufender Therapien? Was unterscheidet Verlaufs- und Prozessevaluation?
7. Beschreiben Sie den Unterschied zwischen direkter und indirekter Veränderungs- oder Erfolgsmessung.

Lösungshinweise finden Sie unter
www.hogrefe.de/buecher/lehrbuecher/psychlehrbuchplus

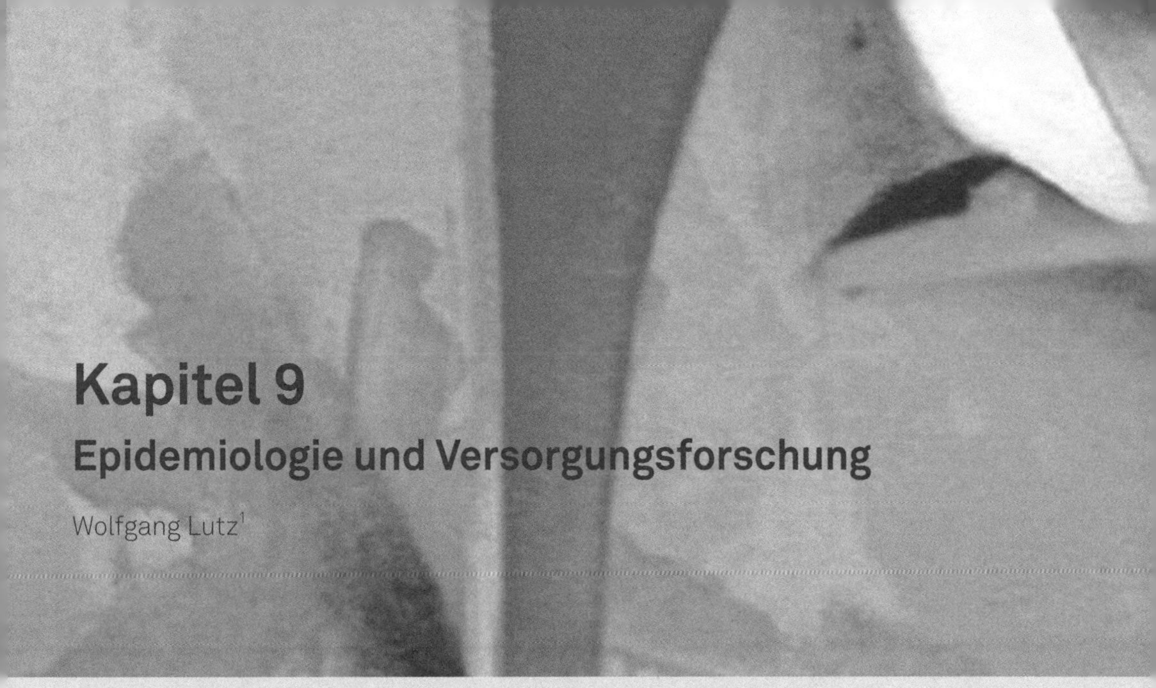

Kapitel 9

Epidemiologie und Versorgungsforschung

Wolfgang Lutz[1]

Inhaltsübersicht

1 Dieses Kapitel wurde von Jan R. Böhnke und Wolfgang Lutz verfasst.

Zur Einordnung psychischer Störungen, deren Behandlungssituation sowie Prävention und Nachsorge liefern die eng miteinander verbundenen Disziplinen der Epidemiologie, Versorgungsforschung und Qualitätssicherung psychologischer Interventionen wertvolle Rahmendaten. Diese Disziplinen sollen hier vorgestellt werden.

9.1 Epidemiologie

Begriffsklärung: Epidemiologie

Definition Epidemiologie

Epidemiologie (von griech. epi = auf, über; démos = Volk; lógos = Lehre; „Lehre von dem, was über das Volk kam") kann definiert werden als Wissenschaft von der Verteilung und den Determinanten gesundheitsbezogener Aspekte oder Ereignisse in spezifischen Populationen. Außerdem geht es um die Anwendung dieser Erkenntnisse auf die Kontrolle und Entwicklung von Gesundheitsproblemen bzw. psychischen Störungen (z. B. Rockett, 1999).

Die *deskriptive Epidemiologie* beschäftigt sich mit der Verteilung (Häufigkeiten, räumlich, zeitlich) dieser Phänomene und die *analytische Epidemiologie* mit den Determinanten (Ursachen, Ätiologieforschung) von Gesundheit, Krankheit oder psychischen Störungen, Morbidität (Erkrankungshäufigkeit), Verletzungen, Beeinträchtigungen und Mortalität (Sterblichkeit).

Gegenstandsbereich

Der Gegenstandsbereich der Epidemiologie lässt sich alltagssprachlich mit Fragen fassen wie:

- Wer ist krank? bzw. Wer ist gesund?
- Wie verteilt sich Gesundheit/Krankheit in der Bevölkerung?
- Welche Faktoren führen zu einer Erkrankung?
- Wie verläuft eine unbehandelte Erkrankung?
- Wer sucht überhaupt eine Behandlung auf?

Epidemiologische Triade

Eine übergreifende theoretische Konzeption, unter der die epidemiologische Forschung gesehen wird, ist die sogenannte Epidemiologische Triade (z. B. Rockett, 1999). Die drei als zentral angesehenen Faktoren für das Entstehen einer Erkrankung (oder auch psychischen Störung) sind demnach:

- *ein schädliches Agens:* z. B. Viren, Bakterien; in der Klinischen Psychologie eher akute oder chronische soziale/psychische Belastungszustände,
- *Merkmale des Wirts:* z. B. Dispositionen, physiologische Merkmale, bisherige Entwicklungsgeschichte, personeneigene Ressourcen,

- *die Umgebung:* fasst alle externen Faktoren, die nicht Agens oder Wirt sind, zusammen, z.B. soziale Faktoren wie Regeln und Gesetze, die auf die Gesundheit der Person wirken, interpersonelle Ressourcen, bis hin zu physikalischen Faktoren wie Klima, Schadstoffbelastung usw.

Im Rahmen der Ätiologiemodelle psychischer Störungen entspricht dies weitgehend der Perspektive des Diathese-Stress-Modells (vgl. Kapitel 1).

9.1.1 Ein historisches Beispiel

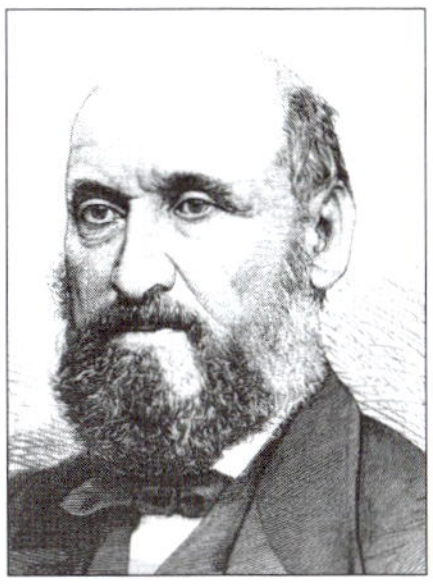

William Farr
(1807–1883)

Epidemiologie war ursprünglich ein Forschungsfeld, das sich besonders auf die Ausbreitung von Infektionskrankheiten bezog. Ein Beispiel für analytische Epidemiologie aus den frühen Tagen dieser Disziplin sind die Untersuchungen von William Farr zu den Ursachen der Cholera in London 1866. Zu dieser Zeit existierten insbesondere zwei Erklärungsmodelle, die sogenannte Miasma- und die Keim-Theorie. Die verbreitetste von beiden Theorien war die Miasma-Theorie, die die Übertragung von Krankheiten durch schlechte Luft postulierte. Seit den Arbeiten von John Snow zur Cholera-Epidemie in London 1853 bis 1854 wurde allerdings auch vermutet, dass die Cholera durch verunreinigtes Trinkwasser übertragen würde.

Wie sollte nun entschieden werden, welche Erklärung zutraf? Offensichtlich folgten aus beiden Erklärungen sehr unterschiedliche Konsequenzen, welche Maßnahmen gegen die Epidemie (zwischen Ende Juni 1866 und Ende August starben über 4.000 Menschen an der Cholera) unternommen werden sollten.

Ein charakteristischer Punkt für viele epidemiologische Untersuchungen zeigt sich hier: ein kontrolliertes (Labor-)Experiment zur Überprüfung dieser Hypothese ist nicht ohne Weiteres möglich oder aber, wie in diesem Fall, ethisch eher fragwürdig. Dies wäre aber wünschenswert, da ein experimentelles Design hohe interne Validitäten sichert (Lutz, Böhnke & Köck, 2011).

Ausschluss von Alternativerklärungen

Bei Forschung, die unter solchen Umständen günstigstenfalls quasiexperimentell vorgehen kann, muss also ein Design gewählt werden, das auf andere Art und Weise eine möglichst große Zahl von Alternativerklärungen ausschließt. Bei der Analyse der Ausbreitung der Cholera in London 1866 bezogen sich viele der plausiblen Alternativerklärungen auf die Frage, ob die Haushalte, die verunreinigtes Trinkwasser bezogen, auch auf anderen Variablen eher ungünstige Ausprägungen aufwiesen. Eine plausible Alternativerklärung zur Verursachung durch verunreinigtes Trinkwasser wäre, dass Haushalte mit verunreinigtem Trinkwasser (kausaler Faktor in der Keim-Theorie) tendenziell ärmer sind und (dadurch) auch in eher „schlecht belüfteten Gegenden“ (kausaler Faktor in der Miasma-Theorie!) liegen.

Konfundierung

Heute spricht man hier von einer *Konfundierung:* Der von einer Kausalhypothese angenommene verursachende Faktor (hier: verunreinigtes Trinkwasser) ist stark korreliert mit einem zweiten Faktor, der als Alternativerklärung herangezogen werden kann (hier: schlechte Luft). Die Bestimmung eines getrennten Effektes von einem der beiden (Trinkwasser oder Luft) auf das Erkrankungsrisiko wäre so nicht ohne Weiteres möglich.

Im Fall der Cholera-Epidemie war allerdings „günstig“, dass es in London zwei Firmen gab, die die Stadt mit Trinkwasser aus der Themse versorgten. Der Unterschied zwischen diesen Firmen war, dass die eine das Trinkwasser für die Stadt am Flusslauf oberhalb des Austritts des Hauptabwasserkanals entnahm, die andere unterhalb, und somit der Verunreinigungsgrad des Wassers strukturell bestimmt war. Beide Firmen versorgten große Abschnitte der Stadt, sodass weit mehr als 300.000 Personen unterschiedlicher sozialer Herkunft und Lebenslage in die Studie einbezogen werden konnten. Damit konnte Farr zwar nicht direkt die oben genannte Kausalhypothese überprüfen, aber immerhin konnte er prüfen, ob der Reinheitsgrad des Wassers (gemessen durch die bereitstellende Firma) die Auftretenshäufigkeit von Cholera-Erkrankungen beeinflusste.

Die Untersuchung zeigte, dass die Erkrankungshäufigkeit in dem Bereich der einen Firma deutlich höher war, als in dem Bereich der anderen. Da die versorgten Stadtteile in Bezug auf viele andere Variablen, die plausible Alternativerklärungen waren, sehr ähnlich waren, konnten sie ausgeschlossen werden. Damit musste die Cholera-Erkrankung mit der Trinkwasserversorgung zusammenhängen (zu den historischen Hintergründen vgl. Johnson, 2006; zur allgemeinen Geschichte der Disziplin z. B. Rockett, 1999).

Bezug zur heutigen Epidemiologie

Die Studie von Farr ist noch sehr rudimentär und mit der heutigen epidemiologischen Methode kaum zu vergleichen. Dennoch zeigt sie bereits die zentralen Merkmale, die auch heute noch in epidemiologischen Studien vorhanden sind:

- Es wurden Verteilungen eines der im Gegenstandsbereich genannten Aspekte (Cholera-Erkrankung = Morbidität) untersucht. Dies sind auch in der heutigen Epidemiologie zentral interessierende Kennzahlen, von denen besonders Prävalenz und Inzidenz erläutert werden sollen (s. u.).

- Es wurden deskriptive Daten erhoben, die auch ohne eine Wirkhypothese zur Steuerung gesundheitspolitischer Maßnahmen hätten verwendet werden können. Es hätte beispielsweise in den Stadtteilen, in denen die Erkrankungsraten höher waren, die Ausstattung der medizinischen Aufnahmestationen verbessert werden können. Epidemiologische Kennzahlen sind auch heute noch wichtig für die Planung von gesundheitspolitischen Maßnahmen und stellen eine enge Verbindung zum Feld der Versorgungsforschung (s. u.) her.
- Viele epidemiologische Studien versuchen auch heute über eine alleinige Beschreibung hinauszugehen, d. h. sie haben oft auch ein kausal-analytisches Interesse. Sie versuchen Hinweise für auslösende Faktoren zu finden, oder aber wie in dem Beispiel der Cholera-Epidemie einen angenommenen auslösenden Faktor konfirmatorisch zu testen. Solche Studien geben dann nicht nur Auskunft über die Menge und Verteilung von Erkrankungen, sondern sie geben darüber hinaus Hinweise für die Planung von Prävention, Intervention und Rehabilitation.
- Da eine kausale Prüfung auf Individualebene oft nicht möglich ist (in der Regel aus ethischen Gründen), spielen die Auswahl des Forschungsdesigns (s. u.) und die Verwendung von statistischen Kontrollmethoden eine zentrale Rolle zum Ausschluss von Alternativerklärungen.

Epidemiologie psychischer Störungen

Für die Klinische Psychologie ist es aus verschiedenen Gründen interessant, epidemiologische Daten zu generieren:

1. Die Erhebung von Symptomen in der Bevölkerung gibt Auskunft über die Schwere und Muster (Syndrome) der psychischen Belastung im freien Feld und nicht nur in den Versorgungseinrichtungen, in denen nur die selektive Stichprobe gefunden wird, die die therapeutische Hilfe aufsucht. Damit können psychopathologische Definitionen auf ihre Angemessenheit überprüft werden und ggf. neue Störungsbegriffe identifiziert werden oder auch Änderungen der Häufigkeiten bestimmter psychischer Störungen über die Zeit.
2. Epidemiologische Forschung kann außerhalb experimenteller Settings Ätiologien wie auch (Spontan-)Verläufe und Entwicklung von psychischen Störungen untersuchen.
3. Die Häufigkeit von Erkrankungen und die Vielzahl von Behandlungsmöglichkeiten in der Bevölkerung gibt Hinweise auf die volkswirtschaftlichen Kosten, die durch behandelte wie auch nicht behandelte Erkrankungen entstehen. Außerdem sollte die Menge der Versorgungseinrichtungen und -plätze idealerweise an dem Versorgungsbedarf orientiert sein, der von der Zahl der Erkrankungen in der Bevölkerung abhängt.

9.1.2 Epidemiologische Begriffe

Begriffsklärung: Prävalenz

Prävalenz

Die Prävalenz gibt an, wie oft eine Erkrankung oder psychische Störung in der Grundgesamtheit oder Population vorkommt. Die Prävalenzrate ist der Anteil der Erkrankungen an der Bevölkerung, beispielsweise in Prozent oder bei seltenen Erkrankungen in Promille. Prävalenzen beziehen sich einerseits auf einen bestimmten Zeitraum (z.B. die 12-Monatsprävalenz gibt die Häufigkeit der Erkrankungen in einem 12-Monatszeitraum an; die Lebenszeitprävalenz bezieht sich dagegen auf die ganze Lebensspanne) und andererseits auf eine spezifische Population oder Grundgesamtheit. Dieser zweite Aspekt ist für alle epidemiologischen Kennzahlen von zentraler Bedeutung, da sie nur interpretierbar sind, wenn klar ist, auf welche Population sie sich beziehen.

Ein Beispiel aus der ersten Welle der Studie zur Gesundheit Erwachsener in Deutschland (DEGS), Mental Health Module (MH) (DEGS1-MH, z.B. Jacobi et al., 2014): In einer Stichprobe der deutschen nicht institutionalisierten Wohnbevölkerung (18 bis 79 Jahre, $n = 5.317$), diagnostiziert mit einem strukturierten Erfassungsinstrument (vgl. Kapitel 8) und klassifiziert nach DSM-IV waren die häufigsten Störungen bezogen auf die 12-Monatsprävalenz Substanzgebrauch (16,6 %, inklusive Nikotinabhängigkeit von 13,1 %), Angststörungen (15,3 %) und affektive Störungen (9,3 %). Abbildung 40 präsentiert weitere Ergebnisse der Prävalenzschätzungen differenziert nach Geschlecht. Die 12-Monatsprävalenz für mindestens eine beliebige psychische Störung lag bei 27,7 % (33,3 % für Frauen, 22,0 % für Männer). In dieser Studie wurden auch die Komorbiditäten bestimmt. Von den Befragungsteilnehmern, die mindestens eine psychische Störung aufwiesen, wiesen 55,6 % lediglich eine einzige Störung auf; 44,5 % litten aber unter zwei oder mehr Störungen.

Behandlungsprävalenz

Eine weitere Prävalenzangabe bezieht sich auf die „Behandlungsprävalenz“. Diese zählt diejenigen Fälle, die mit Behandlungseinrichtungen in Kontakt treten. Diese ist natürlich keine Angabe, die Auskunft über die Verteilung der Störungen in der Bevölkerung gibt, da diejenigen Personen, die sich in Behandlung begeben, wahrscheinlich eine *selektive Stichprobe* aus denjenigen sind, die die Störung aufweisen. Selektiv bedeutet hier, dass es andere Merkmale neben der Störung gibt, die dafür sorgen, dass die Person ein Behandlungsangebot wahrnimmt.

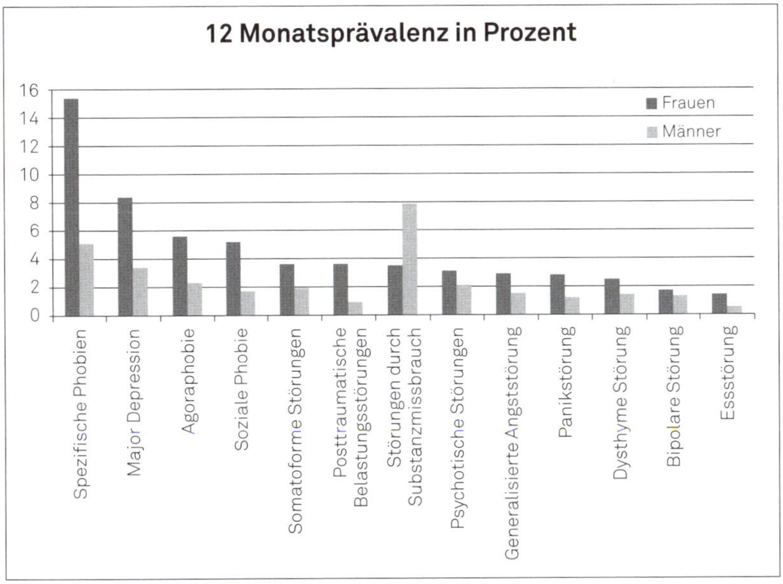

Abbildung 40: Schätzungen der 12-Monatsprävalenzen verschiedener psychischer Störungen in der deutschen Bevölkerung (nach Jacobi et al., 2014)

Beispiele:

- besonders schwere Fälle, da nur sie einen hinreichenden Leidensdruck haben,
- leichtere/mittelgradige Fälle, da nur sie die Möglichkeit haben, selber eine Behandlungseinrichtung aufzusuchen,
- Personen, die eine positivere Einstellung gegenüber Behandlungseinrichtungen haben,
- gebildetere Personen, da sie (a) die Kennzeichen der Störung eher feststellen oder (b) mehr über die möglichen Behandlungsangebote wissen,
- Personen aus finanziell besseren Verhältnissen, da nur diese sich vielleicht die Behandlung leisten können.

Für den Bereich der Versorgungsforschung ist dies aber eine wichtige Kennziffer, da sie angibt, wie groß die Inanspruchnahme der angebotenen Leistungen ist (s.u.).

Begriffsklärung: Inzidenz

Die Inzidenz ist die Zahl der Neuerkrankungen – genauso wie bei der Prävalenz – in einer bestimmten Population in einem bestimmten Zeitraum. Die Inzidenzrate ist der Anteil der erkrankten Bevölkerung, wobei im Gegensatz zur Prävalenz hier nur die Fälle zur Anteilsberechnung verwendet werden, die die Erkrankung vorher noch nicht hatten.

Inzidenz

Dies bedeutet, dass eine zuverlässige Inzidenzschätzung mindestens zwei Messzeitpunkte erfordert: Am ersten Messzeitpunkt muss eine Stichprobe aus der Grundgesamtheit gezogen werden, die diese ausreichend abbildet und an dieser muss festgestellt werden, wer bis zu diesem Zeitpunkt die Störung bislang noch nicht hatte. Der zweite Zeitpunkt liegt eine bestimmte Zeit in der Zukunft, z.B. ein Jahr später. Diejenigen, die am ersten Zeitpunkt noch nicht erkrankt waren, dies aber am zweiten Zeitpunkt sind, stellen die Häufigkeit zur Inzidenzberechnung dar.

Risikomaße

Grundsätzlich können zwei Risikoangaben unterschieden werden. Zum einen nicht bedingte Risiken, die die Frage beantworten, wie hoch die Wahrscheinlichkeit ist, bis zu einem bestimmten Zeitpunkt oder in einem bestimmten Zeitraum eine bestimmte Erkrankung zu entwickeln. Diese können aus den Prävalenz- und Inzidenzraten errechnet werden. Eine zweite Kategorie sind bedingte Risiken: Hier wird untersucht, ob Variablen die Wahrscheinlichkeit einer Erkrankung erhöhen (Risikofaktor) oder senken (Schutzfaktor). Dabei wird bestimmt, ob

Tabelle 12: Kritische Punkte bei der Falldefinition im Rahmen von epidemiologischen Studien

Symptome: Auf was wird geachtet?	Welche Symptome werden als relevant betrachtet? Was sind Leit- und was fakultative Symptome? Das Vorliegen wie vieler Symptome führt zu einer Diagnose? (vgl. Kapitel 5 und 8)
Kategoriale vs. dimensionale Diagnostik: Wie wird erhoben?	Je nachdem, von welchem Modell ausgegangen wird, kommen unterschiedliche Erhebungsinstrumente infrage (vgl. Kapitel 5 und 8).
Reifizierung: Gibt es das definierte Konstrukt wirklich?	Abhängig von den zur Diagnose herangezogenen Kriterien finden wir, was wir in einer epidemiologischen Untersuchung suchen – und/oder glauben, was wir finden (vgl. Kapitel 5).
Invarianz: Haben die untersuchten Merkmale dieselbe Bedeutung für alle untersuchten Gruppen?	Der Vergleich epidemiologischer Kennzahlen ist nur dann sinnvoll, wenn die untersuchten Symptome dieselbe Bedeutung über alle untersuchten Gruppen haben (z.B. kulturell, Altersgruppen o.Ä.) (vgl. Kapitel 6 und 7).

sich die Prävalenz-/Inzidenzraten unterscheiden, ob z. B. die Erkrankungsraten in einem Gebiet der Wasserversorgung höher sind als in einem anderen (vgl. Cholera-Beispiel in Abschnitt 9.1.1).

Störungsbegriff und Falldefinition

Von Bedeutung für die Kennzahlen der Epidemiologie ist natürlich die Definition der Störung. In Tabelle 12 sind einige Verbindungen stichwortartig aufgezeigt, die besonderer Beachtung bedürfen.

Ohne eine exakte Falldefinition, d. h. die Angabe, was genau untersucht werden soll, ist eine epidemiologische Untersuchung genauso wertlos, wie ohne die Angabe der Population, auf die sich die Untersuchung beziehen soll. Gute epidemiologische Studien zeichnen sich also dadurch aus, dass sie entweder eine sehr detaillierte Dokumentation der vorgenommenen Schritte zur Falldefinition liefern oder aber international anerkannte Diagnoseverfahren verwenden.

9.1.3 Zentrale Betrachtungsweisen in der epidemiologischen Forschung

Stichprobenziehung

Epidemiologische Forschungsergebnisse beziehen sich auf eine spezifische Population oder Grundgesamtheit. Da in der Regel eine Vollerhebung dieser Grundgesamtheit nicht möglich ist, wird versucht über die Ziehung einer Stichprobe die Merkmale dieser Grundgesamtheit widerzuspiegeln.

Zur Bewertung der Güte der Stichprobe ist es nötig, den *Auswahlmechanismus* zu kennen. Der Auswahlmechanismus kann eine zufällige Auswahl aus einer Liste der Elemente der Grundgesamtheit sein. Hier ist dann entscheidend, ob die Liste der Elemente vollständig ist, und ob die Auswahl technisch zufällig ist. Die gängige Operationalisierung ist, dass jedes Element der Stichprobe eine angebbare Wahrscheinlichkeit haben muss, mit der dieses Element in die Stichprobe aufgenommen wurde. Der einfachste Fall wäre, wenn es beispielsweise eine vollständige Liste der Bewohner Deutschlands gäbe und aus dieser mit gleicher Wahrscheinlichkeit (für jedes Element $p = 1/\text{Anzahl der Bewohner}$) gezogen würde. Die Angabe einer Wahrscheinlichkeit für die Auswahl eines jeden Stichprobenelementes ist letztlich nur bei Zufallsauswahlen möglich und diese ist nötig, da nur sie sicherstellt, dass die statistischen Kennzahlen auf die Population generalisiert werden können.

Auswahl aus Listen

Auswahl per Algorithmus

Ein Auswahlmechanismus kann aber auch ein Algorithmus sein, der zu einzelnen Elementen der Grundgesamtheit führt. Dies wäre z. B.

die Verwendung von randomisiert generierten Telefonnummern in einer Telefonstichprobe. Oder aber das sogenannte Random-walk-Verfahren, bei dem ein geografisches Gebiet (zufällig) ausgewählt wird, in diesem ein Startpunkt für die Begehung und von dort aus eine bei der Planung vorher festgelegte Weganweisung befolgt wird.

Für eine detaillierte und gut lesbare Diskussion von Auswahlmethoden sei hier auf Schnell, Hill und Esser (2013) verwiesen.

Von der Stichprobe zu den Teilnehmern

Nicht jede ausgewählte Person muss an der Erhebung teilnehmen (wollen). Dies sind sogenannte *Ausfälle* und auch sie können die Interpretierbarkeit der Ergebnisse einer solchen Studie erschweren. Dies ist besonders dann der Fall, wenn die Personen, die an der Befragung teilnehmen, andere Charakteristika aufweisen als diejenigen, die eine Teilnahme ablehnen. Sind diese Charakteristika dann mit der interessierenden Kenngröße konfundiert, verzerrt dies wiederum die Ergebnisse. Zu bewerten ist hier, wie „neutral“ die Ausfälle wirklich sind. Neutral definiert sich in Bezug darauf, ob es einen Faktor gibt, der sowohl die Kennzahl (Häufigkeit von Störungen) als auch die Teilnahme an der Befragung beeinflusst.

9.1.4 Epidemiologische Untersuchungsdesigns

Unterschiedliche Designs können zur Beantwortung epidemiologischer Fragen herangezogen werden.

Experimente und Epidemiologie

Epidemiologie beschäftigt sich auch mit der Identifikation kausaler Faktoren. Zu diesem Zwecke können Experimente eine geeignete Strategie sein: Statistisch unabhängig von anderen Merkmalen der Personen würde ein störungsauslösender Belastungsfaktor entweder präsentiert oder nicht (bzw. in verschiedenen Abstufungen dargeboten) und nach einiger Zeit könnte festgestellt werden, ob das spezifische Erkrankungsrisiko der Exponierten höher ist als derjenigen, die der Belastung nicht ausgesetzt waren. Praktisch ist dies oft nicht möglich, und es ist auch ethisch selten ein Experiment vertretbar. Daher wurden epidemiologische Forschungsmethoden entwickelt, die der Erforschung (psychischer) Erkrankungen gerechter werden. Von diesen wird hier eine Auswahl vorgestellt.

Querschnittsuntersuchungen

Querschnittstudien liefern eine Momentaufnahme in Bezug auf eine bestimmte Fragestellung. Zum Beispiel kann es interessant sein, wie oft in einer Stichprobe aus der Allgemeinbevölkerung in den vergangenen 12 Monaten ein bestimmtes Symptom aufgetreten ist. Dies wäre die 1-Jahres-Prävalenz für dieses Symptom. Neben den Symptomen werden in der epidemiologischen Forschung oft Merkmale erhoben, die Auskunft über die derzeitige Situation des Teilnehmers geben (Berufstätigkeit, Wohnort, Alter o.Ä.). Aufgrund dieser Merkmale können dann korrelative Zusammenhänge untersucht werden.

Längsschnittstudie

Sollen kausale Faktoren bestimmt werden, dann muss eine Längsschnittstudie mit wiederholten Erhebungen durchgeführt werden. Hier wird eine Stichprobe über einen längeren Zeitraum wiederholt mit derselben Methodik untersucht. Nur dann kann ausgeschlossen werden, dass Unterschiede zwischen zwei Wellen (z.B. der Anstieg einer Jahresprävalenz zwischen zwei Untersuchungen) auf Unterschiede im methodischen Vorgehen bei den Erhebungen zurückzuführen sind. Dieses Design erlaubt nicht nur die Feststellung der Erkrankungshäufigkeit in einem bestimmten Zeitraum (Prävalenz), sondern auch die Erfassung der Neuerkrankungen (Inzidenz). Auch können so Verläufe untersucht werden, bei denen innerhalb von Individuen verfolgt werden kann, wie sich ihr Status über die Zeit verändert. Zusätzlich macht das zeitlich geordnete Design es möglich, kausale Effekte anzunähern.

Kohortenstudie

Kohortenstudien können sowohl Längs- wie auch Querschnittstudien sein. Definitorisches Element dieses Designs ist, dass die Auswahl der Personen, die in die Studie aufgenommen werden, aufgrund von Merkmalen erfolgt, die *vor* Beginn der Untersuchung festgelegt sind. Dies können z.B. ein gemeinsam erlebtes Trauma sein, ein genetisches Merkmal, zeitliche Faktoren (Geburtsjahr) oder aber auch die Zeit, die seit der Exposition zu einem Risikofaktor vergangen ist.

Fallkontrollstudie

Bei einer Fallkontrollstudie erfolgt die Auswahl der Probanden aufgrund eines psychologischen Kriteriums. So könnten beispielsweise Personen mit einer Depression und Personen ohne eine Depression erhoben werden. Oftmals werden dabei die Fälle aus beiden Gruppen individuell zueinander angepasst, sogenanntes matching: Je ähnlicher Fälle und „die Kontrollen“ (also die Probanden ohne das interessante Merkmal) in ihren sonstigen Charakteristika sind, desto plausibler ist es, dass solche Merkmale als Alternativerklärungen ausgeschlossen werden können. Es kann dann untersucht werden, inwieweit sich Fälle und Kontrollen in Bezug auf eine andere Variable(-ngruppe) unterscheiden.

Beispiel für eine Fallkontrollstudie: Risikofaktoren für Suizid im jungen Erwachsenenalter

Brent et al. (1993) wollten in ihrer Studie Risikofaktoren für jugendlichen Selbstmord identifizieren. Die Stichprobe bestand aus allen vollendeten Suiziden, die im Zeitraum von Juli 1986 bis August 1990 in den 28 Gemeinden des westlichen Pennsylvania dokumentiert wurden. Aus diesen dokumentierten Fällen wurden alle diejenigen Familien ausgewählt, bei denen der Verstorbene 19 Jahre alt oder jünger war. Diese Familien wurden drei Monate nach dem Ereignis zunächst per Post kontaktiert. Eine Woche später wurde versucht, per Telefon einen Gesprächstermin zu vereinbaren. Von den 91 kontaktierten Familien stimmten 67 zu (acht konnten nicht aufgefunden werden; die übrigen lehnten ab).

Für die Auswahl der Kontrollen wurden zunächst Gemeinden ausgewählt, die ähnliche Charakteristika aufwiesen, wie die, aus denen die Fälle stammten (Einkommen, Bevölkerungsdichte etc.). In einem schrittweisen Auswahlverfahren wurden 67 nach Alter, Geschlecht und sozioökonomischem Status vergleichbare Kontrollen bestimmt. Für beide Stichproben wurde mindestens ein Elternteil mit einem strukturierten Interview zur psychischen Belastung des Kindes befragt. Kontrolliert für die Faktoren, die bei der Auswahl des Samples berücksichtigt wurden, zeigten die Autoren, dass das Vorliegen einer affektiven Störung der beste Prädiktor für einen vollendeten Suizid war.

Fragen, die das Lesen einer epidemiologischen Studie anleiten und die Bewertung der gefundenen Ergebnisse strukturieren können, sind im folgenden Kasten dargestellt.

Fragen an epidemiologische Studien

- Was ist die Forschungsfrage?
- Ist die Population identifiziert?
- Sind die Zeiträume identifiziert (bes. bei Prävalenzen und Inzidenzen)?
- Passt das Erhebungsdesign zur Forschungsfrage?
- Wie wurde die Stichprobe gezogen und welche Fehler könnten bei der Abdeckung der Population zum Tragen gekommen sein?
- Welche Arten von Ausfällen gab es im Rahmen der Studie und zu welchen Verzerrungen könnten diese geführt haben?
- Wie wurden die Merkmale erhoben, um die es in der Studie ging?
- Waren die Instrumente valide und reliabel?
- Sind die verwendeten Definitionen im Einklang mit dem derzeitigen Stand der Forschung und Methodik?
- Sind die Schlüsse der Autoren im Einklang mit den präsentierten Ergebnissen?

9.2 Versorgungsforschung

Begriffsklärung: Versorgungsforschung

Versorgungsforschung

Die Versorgungsforschung kann als ein Forschungsfeld verstanden werden, das über Disziplingrenzen hinweg die Kranken- und Gesundheitsversorgung (z. B. im Bereich psychischer Störungen) und ihre Rahmenbedingungen beschreibt und erklärt. Wesentliche Aspekte sind auch die (Weiter-)Entwicklung wissenschaftlich fundierter Versorgungskonzepte, die Begleitung der Umsetzung neuer Versorgungskonzepte und die Evaluation der Wirksamkeit von Versorgungsstrukturen unter Alltagsbedingungen (Lutz & Grawe, 2006).

In dieser breiten Definition wird deutlich, dass der Versorgungsforscher die Bedingungen der klinischen Praxis abbilden und daraus Vorschläge erarbeiten muss, aufgrund derer sich die Angebote und Rahmenbedingungen der Versorgung optimieren lassen.

Ebenen des Versorgungssystems

Die Perspektive der Versorgungsforschung ist breit, d. h. sie analysiert den Weg des Menschen durch alle Teile des Versorgungssystems (Prävention, Gesundheitsförderung, ambulante und stationäre Angebote, Rehabilitation, Pflege). Die Versorgungsforschung verknüpft auch verschiedene Ebenen des Versorgungssystems miteinander (Pfaff & von Pritzbuer, 2006; Schulz et al., 2006):

- die *Makroebene,* die das Versorgungssystem als Rahmenbedingungen umfasst (Krankenkassen, gesetzliche Vorgaben etc.),
- die *Mesoebene,* auf der Institutionen und deren Interaktion beschrieben werden,
- die *Mikroebene,* auf der es um die konkreten Interaktionen an der Schnittstelle zwischen Versorgungssystem und dem eintreffenden Patienten geht.

Ziele der Versorgungsforschung

Die Versorgungsforschung zielt auf die Beantwortung der Frage ab, wie eine hohe Effektivität bei dem Management, der Organisation, der Finanzierung eines gesellschaftlichen Versorgungssystems erreicht werden kann, zudem sollen Behandlungsfehler minimiert und die Patientensicherheit erhöht werden. Dabei ist die Versorgungsforschung ein multidisziplinäres und problemorientiertes Forschungsfeld, das sich weniger durch ein spezifisches Set von Methoden auszeichnet, sondern es zeichnet sich ganz besonders durch vielfältige methodische Zugangsweisen aus. Tabelle 13 führt einige zentrale Fragen auf, mit denen sich die Versorgungsforschung auseinandersetzt.

Tabelle 13: Fragen und Themen der Versorgungsforschung (Beispiele nach Pfaff & von Pritzbuer, 2006; Schulz et al., 2006)

Themen	Fragen
Bedarf an und Zugang zu Versorgungsleistungen (Bedarfsforschung)	Wer nimmt wann welche Leistungen in Anspruch? Ist die Versorgung hinreichend auf die Zielgruppen ausgerichtet? Besteht die Möglichkeit oder Notwendigkeit der Flexibilisierung von Angeboten?
Health Technology Assessments	Was sind die Folgen, die mit der Einführung neuer Gesundheitstechnologien verbunden waren oder sein werden?
Versorgungsökonomie	Was sind die Kosten und was ist der Nutzen einer Versorgungsleistung? (Kosten-Nutzen- und Kosten-Effektivitätsstudien)
Evaluations-/ Interventionsforschung	Welche Versorgungsstrukturen und -prozesse sind in den Versorgungsorganisationen wirksam? Funktionieren Schnittstellen und Vernetzungen zwischen Versorgungsträgern? Welche Interventionen sind hinreichend effektiv, um eingesetzt zu werden? (vgl. auch Kapitel 3 in Lutz et al., 2012)
Qualitätsforschung, Qualitätssicherung, patientenorientierte Versorgungsforschung	Wie ist die Qualität der Leistungserstellung, des Outputs und des Outcomes? Wie kann eine Bewertung der Ergebnisse von Versorgungsmaßnahmen vorgenommen werden? Hilft die gewählte Intervention bei der spezifischen Person, die diese Intervention gerade durchläuft? (patientenorientierte Versorgungsforschung; s.u. und Kapitel 8 in diesem Band).
Versorgungsepidemiologie	Wie wirken sich Behandlungsmethoden, Verfahren und Leitlinien im Versorgungsalltag aus?
Empowerment-Perspektive	Wie können Patienten informiert und gleichberechtigt an diagnostischen und therapeutischen Prozessen beteiligt werden?

9.3 Qualitätssicherung

Begriffsklärung: Qualitätssicherung und -management

Qualitätssicherung beschreibt einen kontinuierlichen und systematischen Prozess, bei dem die erbrachte Qualität mit einem Soll-Zustand verglichen wird. Qualitätssicherung ist tendenziell eher auf den Erhalt eines Qualitätsniveaus ausgerichtet. Beim *Qualitätsmanagement* steht vermehrt die Perspektive der Verbesserungsmöglichkeiten im Vordergrund (Lutz & Grawe, 2006). Eine wichtige Frage ist dabei, wie Qualität definiert werden kann.

Qualitätssicherung und -management

Qualität

Die Definition von Qualität nach der EN ISO 9000:2005 besagt, Qualität ist der „Grad, in dem ein Satz inhärenter Merkmale Anforderungen erfüllt", d.h. Qualität ist die Antwort auf die Frage, ob die Eigenschaften einer (Dienst-)Leistung oder eines Produktes definierte Anforderungen erfüllen. Auf Donabedian (z.B. 2005) geht die Einteilung der Qualität in drei Betrachtungsebenen zurück, die die Identifikation der Eigenschaften und Anforderungen leiten kann: Struktur-, Prozess- und Ergebnisqualität.

Strukturqualität

Strukturqualität bezeichnet die Feststellung der Güte der Umgebung, in der ein Versorgungsangebot gemacht wird, und der Instrumente, mit denen es durchgeführt wird. Dies sind z.B. ganz konkret die Ausstattung der Versorgungseinrichtung (Praxis, Klinik etc.), die Erreichbarkeit der Versorgungseinrichtung, aber auch beispielsweise alle Arten von gesetzlichen Verordnungen, welche die Berufsausübung oder die Fort- und Weiterbildung regeln, die Finanzierung der Gesundheitsversorgung, der Bedarf an Versorgung und die Versorgungsdichte.

Prozessqualität

Die *Prozessqualität* bezeichnet die Feststellung der Güte der Prozesse, die bei der Durchführung eines Versorgungsangebotes ablaufen. Dies betrifft besonders die Art und Durchführung sämtlicher Maßnahmen inkl. der Behandlung selbst; eine Güte, die z.B. über die Aus- und Weiterbildung sichergestellt werden soll, durch die alle Behandler ständig das aktuellste und angemessenste Vorgehen kennen und anwenden sollten. Die Diagnostik (vgl. Kapitel 8) ist ebenfalls ein Element der Prozessqualitätssicherung, da sie die Passung der Intervention zum spezifischen Patienten überprüfen soll. Die patientenorientierte Versorgungsforschung baut auf der kontinuierlichen diagnostischen Begleitung der Patienten auf (z.B. Lutz, Böhnke & Köck, 2011).

Ergebnisqualität

Die *Ergebnisqualität* auf der Makroebene (s.o.) stellt das Niveau der Versorgung insgesamt dar. Hingegen zeigt sich Ergebnisqualität auf

Mesoebene in den Kosten, der Beziehung von Aufwand und Wirkung, dem Ausmaß von Komplikationen, dem durchschnittlichen Erfolg, dessen Stabilität, aber auch in der Mitarbeiterzufriedenheit. Der individuelle Erfolg einer Behandlung macht die Ergebnisqualität auf der Mikroebene aus und zeigt sich ganz unterschiedlich in z. B. empfundener Linderung oder Heilung von Beschwerden, Wiederherstellung beruflicher und privater Zufriedenheit oder einer Erhöhung der Lebensqualität. Nicht zu vergessen sind dabei aber auch Dauer und Effizienz der Behandlung, als Teile der Ergebnisqualität (s. Rubel et al., 2017).

Interne und externe Qualitätssicherung

Eine weitere Perspektive auf die Qualitätssicherung bietet die Unterscheidung zwischen interner und externer Qualitätssicherung (QS). Die interne QS ist eine selbst von einer Institution durchgeführte Maßnahme zum Zwecke der Prüfung und Untersuchung der als relevant erachteten Qualitätsmerkmale. In der Psychotherapie zählen dazu z. B. Fortbildungen, Supervision, Intervision, Patientendokumentation, Diagnostik. Die externe QS umfasst von Dritten durchgeführte Maßnahmen der QS. Diese sind in der Psychotherapie weniger weit verbreitet. Sie benötigen immer Vergleichsgrößen, wie Ergebnisse anderer Kliniken oder anerkannte Standards. Externe QS findet z. B. im öffentlichen Gesundheitssystem durch das Begutachtungsverfahren bei der Bewilligung von Therapien sowie bei der Examensprüfung am Ende der Therapeutenausbildung statt.

Die drei Betrachtungsweisen nach Donabedian (2005) können auch auf die verschiedenen Ebenen des Versorgungssystems angewendet werden. Prozessqualität auf der Mesoebene bedeutet dabei, wie reibungslos die Überweisung zwischen verschiedenen Institutionen vonstattengeht; die Prozessqualität auf der Mikroebene in der Psychotherapie kann sich z. B. auf die Treue zu den gelernten Behandlungsschritten beziehen, auf die Zufriedenheit des Patienten mit der durchgeführten Therapie oder letztlich auch die Güte eines spezifisch therapeutischen Konstruktes wie der therapeutischen Allianz.

Gesetzliche Grundlage

Durch das Gesundheitsreformgesetz von 1989 und das Gesundheitsstrukturgesetz von 1993 sind die Leistungserbringer sowohl zur Sicherung wie auch zur Weiterentwicklung der Qualität der erbrachten Leistungen verpflichtet. Die Leistungen müssen demnach dem jeweiligen Stand der wissenschaftlichen Erkenntnis entsprechen und außerdem in der fachlich gebotenen Qualität erbracht werden (SGB V, § 135 bzw. 135a). Darüber hinaus ist die Implementierung und Durchführung von Qualitätssicherungs- und Qualitätsmanagement-Maßnahmen in der ambulanten Versorgung gesetzlich festgeschrieben (SGB V, § 136).

Patientenorientierte Versorgungsforschung

Eine in der Verbindung zwischen Wissenschaftlern und Praktikern im Feld der Psychotherapieforschung immer wichtiger werdende Perspektive stellt die sogenannte patientenorientierte Versorgungsforschung dar. Sie verbindet am Einzelfall Qualitätssicherung und Verlaufsevaluation und erlaubt außerdem eine detaillierte Beforschung von Veränderungsprozessen im Laufe einer Intervention. Diese Perspektive wird in Kapitel 8 in diesem Band sowie ausführlich in Lutz, Neu und Rubel (2019) aufgegriffen.

Zusammenfassung

Die vorgestellten Disziplinen (Epidemiologie, Versorgungsforschung, Qualitätssicherung) liefern Informationen über die Rahmenbedingungen, in denen Versorgungsleistungen stattfinden. Epidemiologie spielt eine besondere Rolle bei der Gewinnung von Wissen über die Verteilung und Ursachen von psychischen Störungen. Insbesondere durch ihren Anspruch einer möglichst hohen Generalisierbarkeit auf klar definierte Populationen liefert sie Informationen, die in Prävention, Intervention und Nachsorge dringend benötigt werden.

Die Versorgungsforschung versucht ein Bild über den Zugang der Menschen zu Versorgungsleistungen eines Gesundheitssystems zu zeichnen. Sie ist ein multidisziplinäres Forschungsfeld, das Bedarf und Abdeckung des Systems untersucht, Verbesserungsmöglichkeiten in der Versorgung zu identifizieren versucht und Auswirkungen von Veränderungen des Systems (z. B. neue Gesetze, neue Erkrankungen, neue Interventionsmöglichkeiten) evaluiert.

Die Qualitätssicherung ist ebenfalls multidisziplinär und wird im Gesundheitsbereich oft auch als Teil der Versorgungsforschung gesehen. Die spezielle Aufgabe dieses Feldes ist die Evaluation der Güte der Versorgung auf verschiedenen Ebenen des Angebots (Makro-, Meso-, Mikroebene) sowie bezogen auf verschiedene Qualitätsaspekte (Struktur, Prozess, Ergebnis).

Fragen

1. Definieren Sie epidemiologische Kennzahlen. Kennen Sie Beispiele für diese Kennzahlen bei Ihnen bekannten psychischen Störungen?
2. Was ist die epidemiologische Triade und in welcher Beziehung steht sie zum Diathese-Stress-Modell?
3. Beschreiben Sie typische epidemiologische Forschungsdesigns. Welches ist beispielsweise besonders geeignet, um kausale Faktoren zu untersuchen?

4. Was ist „Konfundierung“? Was versteht man unter dem Ausschluss von Alternativerklärungen?
5. Wie hängen Versorgungsforschung und Epidemiologie miteinander zusammen?
6. Was ist Qualitätssicherung?
7. Welche drei Ebenen der Qualität unterscheidet Donabedian?

Lösungshinweise finden Sie unter
www.hogrefe.de/buecher/lehrbuecher/psychlehrbuchplus

Anhang

Literatur

Aboujaoude, E., Savage, M.W., Starcevic, V. & Salame, W.O. (2015). Cyberbullying: Review of an Old Problem Gone Viral. *Journal of Adolescent Health, 57,* 10–18. http://doi.org/10.1016/j.jadohealth.2015.04.011

Abramson, L.Y., Metalsky, G.I. & Alloy, L.B. (1989). Hopelessness depression: a theory-based subtype of depression. *Psychological Review, 96,* 358–372. http://doi.org/10.1037/0033-295X.96.2.358

Abramson, L.Y., Seligman, M.E. & Teasdale, J.D. (1978). Learned helplessness in humans: critique and reformulation. *Journal Abnormal Psychology, 87,* 49–74. http://doi.org/10.1037/0021-843X.87.1.49

Achenbach, T.M. & Rescorla, L.A. (2001). *Manual for ASEBA school-age forms & profiles.* Burlington, VT: University of Vermont, Research Center for Children, Youth & Families.

Aldao, A., Gee, D.G., De Los Reyes, A. & Seager, I. (2016). Emotion regulation as a transdiagnostic factor in the development of internalizing and externalizing psychopathology: Current and future directions. *Development and Psychopathology, 28,* 927–946. http://doi.org/10.1017/S0954579416000638

Allan, L.G., Siegel, S. & Hannah, S. (2007). The sad truth about depressive realism. *Quarterly Journal of Experimental Psychology, 60,* 482–495. http://doi.org/10.1080/17470210601002686

Alloy, L.B. & Abramson, L.Y. (1979). Judgment of contingency in depressed and nondepressed students: sadder but wiser? *Journal of Experimental Psychology: General, 108,* 441–485.

American Psychiatric Association (2013). *Diagnostic and Statistical Manual of Mental disorders, Fifth Edition.* Arlington, VA: American Psychiatric Association. http://doi.org/10.1176/appi.books.9780890425596

American Psychiatric Association (2015). *Diagnostisches und Statistisches Manual Psychischer Störungen – DSM-5* (deutsche Ausgabe herausgegeben von Peter Falkai und Hans-Ulrich Wittchen, mitherausgegeben von Manfred Döpfner, Wolfgang Gaebel, Wolfgang Maier, Winfried Rief, Henning Saß und Michael Zaudig). Göttingen: Hogrefe.

Anderson, P., de Bruijn, A., Angus, K., Gordon, R. & Hastings, G. (2009). Impact of alcohol advertising and media exposure on adolescent alcohol use: a systematic review of longitudinal studies. *Alcohol & Alcoholism, 44,* 229–243. http://doi.org/10.1093/alcalc/agn115

Andreasen, N.C. (2007). DSM and the death of phenomenology in America: an example of unintended consequences. *Schizophrenia Bulletin, 33,* 108–112. http://doi.org/10.1093/schbul/sbl054

Arbeitskreis OPD (Hrsg.). (2014). *Operationalisierte Psychodynamische Diagnostik (OPD-2). Das Manual für Diagnostik und Therapieplanung* (3., überarb. Aufl.). Bern: Huber.

Arbeitskreis OPD-KJ-2 (Hrsg.). (2016). *OPD-KJ-2. Operationalisierte Psychodynamische Diagnostik im Kindes- und Jugendalter. Grundlagen und Manual* (2., überarb. Aufl.). Bern: Hogrefe.

Babiak, P. & Hare, R.D. (2006). *Snakes in suits: When psychopaths go to work.* New York: HarperCollins.

Bandura, A. (1982). Self-efficacy mechanism in human agency. *American Psychologist, 37,* 122–147. http://doi.org/10.1037/0003-066X.37.2.122

Bandura, A. (1997). *Self-efficacy: The exercise of control.* New York: Freeman.

Bar-Haim, Y., Lamy, D., Pergamin, L., Bakermans-Kranenburg, M.J. & van IJzendoorn, M.H. (2007). Threat-related attentional bias in anxious and nonanxious individuals: A meta-analytic study. *Psychological Bulletin, 133,* 1–24. http://doi.org/10.1037/0033-2909.133.1.1

Barkmann, C. & Schulte-Markwort, M. (2007). Psychische Störungen im Kindes- und Jugendalter. *Monatsschrift Kinderheilkunde, 155,* 906–914. http://doi.org/10.1007/s00112-007-1588-4

Baumann, U. & Stieglitz, R.D. (2001). Psychodiagnostik psychischer Störungen: Allgemeine Grundlagen. In R.-D. Stieglitz, U. Baumann & H.J. Freyberger (Hrsg.), *Psychodiagnostik in Klinischer Psychologie, Psychiatrie, Psychotherapie* (S. 3–20). Stuttgart: Thieme.

Beck, A.T. (1967). *Depression: Clinical, experimental, and theoretical aspects.* New York: Hoeber.

Beck, A.T. & Clark, D.A. (1997). An information processing model of anxiety: automatic and strategic processes. *Behaviour Research and Therapy, 35,* 49–58. http://doi.org/10.1016/S0005-7967(96)00069-1

Beck, A.T., Emery, G. & Greenberg, R.L. (1985). *Anxiety disorders and phobias.* New York: Basic Books.

Beck, A.T. & Haigh, E.A.P. (2014). Advances in Cognitive Theory and Therapy: The Generic Cognitive Model. *Annual Review of Clinical Psychology, 10,* 1–24. http://doi.org/10.1146/annurev-clinpsy-032813-153734

Beck, R. & Perkins, T.S. (2001). Cognitive content-specificity for anxiety and depression: A meta-analysis. *Cognitive Therapy and Research, 25,* 651–663. http://doi.org/10.1023/A:1012911104891

Becker, P. (1997). Prävention und Gesundheitsförderung. In R. Schwarzer (Hrsg.), *Gesundheitspsychologie* (2., überarb. und erw. Aufl., S. 517–534). Göttingen: Hogrefe.

Beesdo-Baum, K., Zaudig, M. & Wittchen, H.-U. (Hrsg.). (in Vorb.). *Strukturiertes Klinisches Interview für DSM-5-Störungen – Klinische Version (SKID-5-KV). Deutsche Bearbeitung des Structured Clinical Interview for DSM-5® Disorders – Clinician Version von Michael B. First, Janet B.W. Williams, Rhonda S. Karg, Robert L. Spitzer.* Göttingen: Hogrefe.

Belhadj Kouider, E. & Petermann, F. (2015). Gemeinsame Risikofaktoren von depressiver und ängstlicher Symptomatik im Kindes- und Jugendalter: Ein systematisches Review aus transdiagnostischer Perspektive. *Fortschritte der Neurologie und Psychiatrie, 83,* 321–333.

Belsky, J. & Pluess, M. (2009). Beyond diathesis-stress: Differential susceptibility to environmental influences. *Psychological Bulletin, 135,* 885–908. http://doi.org/10.1037/a0017376

Berretini, W. (2003). Bipolar disorder and schizophrenia: not so distant relatives? *World Psychiatry, 2,* 68–72.

Besche-Richard, C. (2013). Explicit and Implicit Memory in Depressive Patients. Review of the Literature. *Psychology, 4,* 4–10. http://doi.org/10.4236/psych.2013.411A002

Bierhoff, H.-W. & Petermann, F. (2014). *Forschungsmethoden der Psychologie.* Göttingen: Hogrefe.

Bouton, M.E., Mineka, S. & Barlow, D.h. (2001). A modern learning theory perspective on the etiology of panic disorder. *Psychology Review, 108,* 4–32. http://doi.org/10.1037/0033-295X.108.1.4

Bower, G.H. (1981). Mood and memory. *American Psychologist, 36,* 129–148. http://doi.org/10.1037/0003-066X.36.2.129

Brent, D., Perper, J., Moritz, G., Allman, C., Friend, A., Roth, C. et al. (1993). Psychiatric risk factors for adolescent suicide: A case-control study. *Journal of the American Academy of Child and Adolescent Psychiatry, 32,* 521–529. http://doi.org/10.1097/00004583-199305000-00006

Brewin, C.R. (2001). A cognitive neuroscience account of posttraumatic stress disorder and its treatment. *Behaviour Research and Therapy, 39,* 373–393. http://doi.org/10.1016/S0005-7967(00)00087-5

Brewin, C.R. (2014). Episodic memory, perceptual memory, and their interaction: foundations for a theory of posttraumatic stress disorder. *Psychological Bulletin, 140,* 69–97. http://doi.org/10.1037/a0033722

Brewin, C.R. & Holmes, E.A. (2003). Psychological theories of posttraumatic stress disorder. *Clinical Psychology Review, 23,* 339–376. http://doi.org/10.1016/S0272-7358(03)00033-3

Bromet, E., Andrade, L.H., Hwang, I., Sampson, N.A., Alonso, J., De Girolamo, G. et al. (2011). Cross-national epidemiology of DSM-IV major depressive episode. *BMC Medicine, 9,* 90. http://doi.org/10.1186/1741-7015-9-90

Blank, R., Smits-Engelsman, B., Polatajko, H. & Wilson, P. (2012). European Academy for Childhood Disability (EACD): Recommendations on the definition, diagnosis and intervention of developmental coordination disorder (long version). *Developmental Medicine and Child Neurology, 54,* 54–93.

Caspar, F. (2007). *Beziehungen und Probleme verstehen. Eine Einführung in die psychotherapeutische Plananalyse.* Bern: Huber.

Caye, A., Spadini, A.V., Karam, R.G., Grevet, E.H., Rovaris, D.L., Bau, C.H.D. et al. (2016). Predictors of persistence of ADHD into adulthood: A systematic review of the literature and meta-analysis. *European Journal of Child and Adolescence Psychiatry, 25,* 1151–1159.

Clark, D.M. (1986). A cognitive approach to panic. *Behaviour Research and Therapy, 24,* 461–470. http://doi.org/10.1016/0005-7967(86)90011-2

Clark, D.M. & Wells, A. (1995). A cognitive model of social phobia. In R.G. Heimberg, M. Liebowitz, D. Hope & F. Schneier (Eds.), *Social Phobia: Diagnosis, assessment, and treatment* (pp. 69–93). New York: Guilford.

Clauss, J.A. & Blackford, J.U. (2012). Behavioral inhibition and risk for developing social anxiety disorder: A meta-analytic study. *Journal of American Academy of Child and Adolescent Psychiatry, 51,* 1066–1075. http://doi.org/10.1016/j.jaac.2012.08.002

Cummings, C.M., Caporino, N.E. & Kendall, P.C. (2014). Comorbidity of anxiety and depression in children and adolescents: 20 years after. *Psychological Bulletin, 140,* 816–845. http://doi.org/10.1037/a0034733

Dajani, D.R. & Uddin, L.Q. (2015). Demystifying cognitive flexibility: Implications for clinical and developmental neuroscience. *Trends in Neuroscience, 38,* 571–578. http://doi.org/10.1016/j.tins.2015.07.003

Donabedian, A. (2005). Evaluating the quality of medical care. *The Milbank Quarterly, 85,* 691–729. http://doi.org/10.1111/j.1468-0009.2005.00397.x

Döpfner, M. (2013). Klassifikation und Epidemiologie psychischer Störungen. In F. Petermann (Hrsg.), *Lehrbuch der Klinischen Kinderpsychologie* (7., überarb. u. erw. Aufl, S. 31–56.). Göttingen: Hogrefe.

Döpfner, M. & Banaschewski, T. (2013). Aufmerksamkeitsdefizit-/Hyperaktivitätsstörungen (ADHS). In F. Petermann (Hrsg.), *Lehrbuch der Klinischen Kinderpsychologie* (7., überarb. und erw. Aufl., S. 271–290). Göttingen: Hogrefe.

Döpfner, M. & Petermann, F. (2012). *Diagnostik psychischer Störungen im Kindes- und Jugendalter* (3., überarb. Aufl.). Göttingen: Hogrefe.

Döpfner, M. & Rothenberger, A. (2013). Tic-Störungen. In F. Petermann (Hrsg.), *Lehrbuch der Klinischen Kinderpsychologie* (7., überarb. und erw. Aufl., S. 319–335). Göttingen: Hogrefe.

Duval, S. & Wicklund, R.A. (1972). *A theory of objective self awareness.* New York: Academic Press.

Egan, S.J., Wade, T.D. & Shafran, R. (2011). Perfectionism as a transdiagnostic process: A clinical review. *Clinical Psychology Review, 31,* 203–212. http://doi.org/10.1016/j.cpr.2010.04.009

Ehlers, A. & Clark, D.M. (2000). A cognitive model of posttraumatic stress disorder. *Behaviour Research and Therapy, 38,* 319–345. http://doi.org/10.1016/S0005-7967(99)00123-0

Ehlers, A., Margraf, J., Davies, S. & Roth, W.T. (1988). Selective processing of threat cues in subjects with panic attacks. *Cognition and Emotion, 2,* 201–219. http://doi.org/10.1080/02699938808410924

Ehrenreich-May, J. & Chu, B.C. (2014). Overview of transdiagnostic mechanisms and treatments for youth psychopathology. In J. Ehrenreich-May & B.C. Chu (Eds.), *Transdiagnostic treatments for children and adolescents* (pp. 3–14). New York: Guilford.

Ehring, T., Ehlers, A. & Glucksman, E. (2008). Do cognitive models help in predicting the severity of posttraumatic stress disorder, phobia, and depression after motor vehicle accidents? A prospective longitudinal study. *Journal of Consulting and Clinical Psychology, 76,* 219–230.

Evans, G. W., Li, G. & Whipple, S. S. (2013). Cumulative risk and child development. *Psychological Bulletin, 139,* 1342–1396. http://doi.org/10.1037/a0031808

Eysenck, H. J. (1992). The definition and measurement of psychoticism. *Personality and Individual Differences, 13,* 757–785. http://doi.org/10.1016/0191-8869(92)90050-Y

Fiedler, P. (2004). *Sexuelle Orientierung und sexuelle Abweichung.* Weinheim: Beltz.

Fiedorowicz, J. G., Epping, E. A. & Flaum, M. (2008). Toward defining schizophrenia as a more useful clinical concept. *Current Psychiatry Reports, 10,* 344–351. http://doi.org/10.1007/s11920-008-0055-9

First, M. B., Reed, G. M., Hyman, S. E. & Saxena, S. (2015). The development of the ICD-11. Clinical Descriptions and Diagnostic Guidelines for Mental and Behavioural Disorders. *World Psychiatry, 14,* 82–90. http://doi.org/10.1002/wps.20189

First, M. B., Williams, J. B. & Karg, R. L. & Spitzer, M. D. (2016a). *Structured Clinical Interview for DSM-5 Disorders - Clinician Version* (SCID-5-CV). Arlington, VA: American Psychiatric Association Publishing.

First, M. B., Williams, J. B. & Benjamin, L., Spitzer, R. L. (2016b). *Structured Clinical Interview for DSM-5 Personality Disorders* (SCID-5-PD). Arlington, VA: American Psychiatric Association Publishing.

Flückiger, C., Regli, D., Zwahlen, D., Hostettler, S. & Caspar, F. (2010). Der Berner Therapeuten- und Patientenstundenbogen 2000. Ein Instrument zur Erfassung von Therapieprozessen. *Zeitschrift für Klinische Psychologie und Psychotherapie, 39,* 71–79. http://doi.org/10.1026/1616-3443/a000015

Flückiger, C., Wüsten, G., Frischknecht, E. & Lutz, W. (2008). Ressourcenpriming – Veränderung der Aufmerksamkeitsfokussierung bei Novizen und erfahrenen Therapeuten. *Zeitschrift für Psychiatrie, Psychologie und Psychotherapie, 56,* 61–67. http://doi.org/10.1024/1661-4747.56.1.61

Foa, E. B. & Kozak, M. J. (1986). Emotional processing of fear: Exposure to corrective information. *Psychological Bulletin, 99,* 20–35. http://doi.org/10.1037/0033-2909.99.1.20

Forbes, M. K., Rapee, R. M., Camberis, A.-L. & McMahon, C. A. (2017). Unique associations between childhood temperament characteristics and subsequent psychopathology symptom trajectories from childhood to early adolescence. *Journal of Abnormal Child Psychology, 45,* 1221–1233.

Forstmeier, S. & Maercker, A. (2008). Motivational reserve: lifetime motivational abilities contribute to cognitive and emotional health in old age. *Psychology & Aging, 23,* 886–899. http://doi.org/10.1037/a0013602

Franke, G. H. (2014). *Symptom-Checklist-90-Standard (SCL 90-S).* Göttingen: Hogrefe.

Freud, S. (1915). *Das Unbewusste. Gesammelte Werke, Bd. 10* (S. 264–303). Frankfurt/M.: Fischer.

Freud, S. (1923). *Das Ich und das Es. Gesammelte Werke, Bd. 13* (S. 237–289). Frankfurt/M.: Fischer.

Gaebel, W. (1996). Schizophrenien und wahnhafte Störungen. In H. J. Freyberger & R. D. Stieglitz (Hrsg.), *Kompendium der Psychiatrie und Psychotherapie* (S. 112–135). Basel: Karger.

Garber, J., Brunwasser, S. M., Zerr, A. A., Schwartz, K. T. G., Sova, K. & Weersing, R. (2016). Treatment and prevention of depression and anxiety in youth: Test of cross-over effects. *Depression and Anxiety, 33,* 939–359. http://doi.org/10.1002/da.22519

Garber, J. & Weersing, V. R. (2010). Comorbidity of anxiety and depression in youth: Implications for treatment and prevention. *Clinical Psychology: Science and Practice, 17,* 293–306. http://doi.org/10.1111/j.1468-2850.2010.01221.x

Gawronski, B. & Conrey, F. R. (2004). Der Implizite Assoziationstest als Maß automatisch aktivierter Assoziationen: Reichweite und Grenzen. *Psychologische Rundschau, 55,* 118–126. http://doi.org/10.1026/0033-3042.55.3.118

Geue, K., Strauß, B. & Brähler, E. (Hrsg.). (2016). *Diagnostische Verfahren in der Psychotherapie* (3., überarb. und erw. Aufl.). Göttingen: Hogrefe. http://doi.org/10.1026/02700-000

Goffman, E. (1963). *Stigma; notes on the management of spoiled identity*. Englewood Cliffs, NJ: Prentice-Hall.

Gotlib, I. H. & Joormann, J. (2010). Cognition and depression: current status and future directions. *Annual Review of Clinical Psychology, 6,* 285–312. http://doi.org/10.1146/annurev.clinpsy.121208.131305

Grawe, K. (1998). *Psychologische Therapie.* Bern: Huber.

Greenwald, A. G., McGhee, D. E. & Schwartz, J. L. K. (1998). Measuring individual differences in implicit cognition: The implicit association test. *Journal of Personality and Social Psychology, 74,* 1464–1480. http://doi.org/10.1037/0022-3514.74.6.1464

Groen, G. & Petermann, F. (2013). Depressive Störungen. In F. Petermann (Hrsg.), *Lehrbuch der Klinischen Kinderpsychologie* (7., überarb. und erw. Aufl., S. 439–458). Göttingen: Hogrefe.

grosse Holtforth, M. & Grawe, K. (2002). Bern Inventory of Treatment Goals (BIT), Part 1: Development and first application of a taxonomy of treatment goal themes (BIT-T). *Psychotherapy Research, 12,* 79–99. http://doi.org/10.1093/ptr/12.1.79

grosse Holtforth, M., Lutz, W. & Grawe, K. (2009). Interventionsbezogene Diagnostik. In M. Hautzinger & P. Pauli (Hrsg.), *Psychotherapeutische Methoden* (S. 1–74). Göttingen: Hogrefe.

Güntürkün, O. (2012). *Biologische Psychologie*. Göttingen: Hogrefe.

Hayes, S. C., Levin, M. E., Plumb-Vilardaga, J., Villatte, J. L. & Pistorello, J. (2013). Acceptance and Commitment Therapy and Contextual Behavioral Science: Examining the Progress of a Distinctive Model of Behavioral and Cognitive Therapy. *Behavior Therapy, 44,* 180–198.

Hiller, T. S., Steffens, M. C., Ritter, V. & Stangier, U. (2017). On the Context Dependency of Implicit Self-Esteem in Social Anxiety Disorder. *Journal of Behavior Therapy and Experimental Psychiatry, 57,* 118–125. http://doi.org/10.1016/j.jbtep.2017.05.005

Hiller, W., Zaudig, M. & Mombour, W. (2010). *ICD-10 Checklisten*. Bern: Huber.

Hirsch, C. R. & Clark, D. M. (2004). Information-processing bias in social phobia. *Clinical Psychology Review, 24,* 799–825. http://doi.org/10.1016/j.cpr.2004.07.005

Hirsch, C. R., Clark, D. M., Mathews, A. & Williams, R. (2003). Self-images play a causal role in social phobia. *Behaviour Research and Therapy, 41,* 909–921. http://doi.org/10.1016/S0005-7967(02)00103-1

Hohagen, H., Wahl-Kordon, A., Lotz-Rambaldi, W., Muche-Borowski, C. (2015). *S3-Leitlinie Zwangsstörungen*. Heidelberg: Springer.

Horowitz, M. J. (1976). *Stress response syndromes*. New York: Aronson.

Horowitz, L. M., Strauß, B., Thomas, A. & Kordy, H. (2016). *Inventar zur Erfassung interpersonaler Probleme – Deutsche Version (IIP-D)* (3., überarb. Aufl.). Göttingen: Hogrefe.

Humphreys, K. L. & Zeanah, C. H. (2015). Deviations from the expectable environment in early childhood and emerging psychopathology. *Neuropsychopharmacology, 40,* 154–170. doi:10.1038/npp.2014.165 http://doi.org/10.1038/npp.2014.165

Hyman, S. E. (2010). The diagnosis of mental disorders: The problem of reification. *Annual Review of Clinical Psychology, 6,* 155–179. http://doi.org/10.1146/annurev.clinpsy.3.022806.091532

Ingram, R. E. (1990). Self-focused attention in clinical disorders: Review and a conceptual model. *Psychological Bulletin, 107,* 156–176. http://doi.org/10.1037/0033-2909.107.2.156

Jacobi, F., Höfler, M., Strehle, J., Mack, S., Gerschler, A., Scholl, L. et al. (2014). Psychische Störungen in der Allgemeinbevölkerung: Studie zur Gesundheit Erwachsener in Deutschland und ihr Zusatzmodul psychische Gesundheit (DEGS1-MH). *Nervenarzt, 85,* 77–87. http://doi.org/10.1007/s00115-013-3961-y

Jacobs, C. & Petermann, F. (2012). *Diagnostik von Rechenstörungen* (2., überarb. u. erw. Aufl.). Göttingen: Hogrefe.

Jaščenoka, J. & Petermann, F. (2018). *Leistungsinventar zur objektiven Überprüfung der Motorik von 3- bis 6-Jährigen (LoMo 3–6)*. Göttingen: Hogrefe.

Johnson, S. (2006). *The ghost map: The story of London's most terrifying epidemic – and how it changes science, cities, and the modern world.* New York: Penguin.

Kanfer, F.H., Reinecker, H. & Schmelzer, D. (2012). *Selbstmanagement-Therapie* (5. Aufl.). Heidelberg: Springer.

Kastner, J. & Petermann, F. (2009). Entwicklungsbedingte Koordinationsstörungen. *Psychologische Rundschau, 60,* 73–81. http://doi.org/10.1026/0033-3042.60.2.73

Katzman, M.A., Bilkey, T.S., Chokka, P.R., Fallu, A. & Klassen, L.J. (2017). Adult ADHD and comorbid disorders: Clinical implications of a dimensional approach. *BMC Psychiatry, 17,* 302. http://doi.org/10.1186/s12888-017-1463-3

Keel, P.K. & Klump, K.L. (2003). Are eating disorders culture-bound syndromes? Implications for conceptualizing their etiology. *Psychological Bulletin, 129,* 747–769. http://doi.org/10.1037/0033-2909.129.5.747

Kendell, R.E. (1978). *Die Diagnose in der Psychiatrie.* Stuttgart: Enke.

Kiresuk, T.J., Smith, A. & Cardillo, J.E. (1994). *Goal attainment scaling: Applications, theory, and measurement.* Hillsdale, NJ: Erlbaum.

Klasen, F., Petermann, F., Meyrose, A.-K., Barkmann, C., Otto, C., Haller, A.-C. et al. (2016). Verlauf psychischer Auffälligkeiten von Kindern und Jugendlichen. Ergebnisse der BELLA-Kohortenstudie. *Kindheit und Entwicklung, 25,*10–20. http://doi.org/10.1026/0942-5403/a000184

Kraepelin, E. (1899). *Psychiatrie: Ein Lehrbuch für Studirende und Aerzte* (6., vollst. umgearb. Aufl.). Leipzig: Barth.

Koster, E.H.W., Fox, E. & MacLeod, C. (2009). Introduction to the Special Section on Cognitive Bias Modification in Emotional Disorders. *Journal of Abnormal Psychology, 118,* 1–4. http://doi.org/10.1037/a0014379

Lambert, M.J. (2007). Presidential address: A program of research aimed at improving psychotherapy outcome in routine care: What we have learned from a decade of research. *Psychotherapy Research, 17,* 1–14. http://doi.org/10.1080/10503300601032506

Laursen, T.M., Agerbo, E. & Pedersen, C.B. (2009). Bipolar disorder, schizoaffective disorder, and schizophrenia overlap: A new comorbidity index. *Journal of Clinical Psychiatry, 70,* 1432–1438. http://doi.org/10.4088/JCP.08m04807

Leibrand, W. & Wettley, A. (1990). *Der Wahnsinn: Geschichte der abendländischen Psychopathologie.* Erftstadt: Area.

Leonhard, K. (2003). *Aufteilung der endogenen Psychosen und ihre differenzierte Ätiologie* (8. Aufl.). Stuttgart: Thieme.

Lewinsohn, P.M., Joiner, T.E., Jr. & Rohde, P. (2001). Evaluation of cognitive diathesis stress models in predicting major depressive disorder in adolescents. *Journal of Abnormal Psychology, 110,* 203–215. http://doi.org/10.1037/0021-843X.110.2.203

Link, B.G. & Phelan, J.C. (2001). Conceptualizing stigma. *Annual Review of Sociology, 27,* 363–385. http://doi.org/10.1146/annurev.soc.27.1.363

Loriot. (2003). *Möpse und Menschen. Eine Art Biographie.* Zürich: Diogenes.

Lutz, W., Böhnke, J.R. & Köck, K. (2011). Lending an ear to feedback systems: Evaluation of recovery and non-response in psychotherapy in a German outpatient setting. *Community Mental Health Journal, 47,* 311–7. http://doi.org/10.1007/s10597-010-9307-3

Lutz, W. & Grawe, K. (2006). Psychotherapieforschung: Grundlagen, Konzepte und neue Trends. In B. Strauß, F. Caspar & F. Hohagen (Hrsg.), *Lehrbuch der Psychotherapie* (S. 727–768). Göttingen: Hogrefe.

Lutz, W., Neu, R. & Rubel, J.A. (2019). *Evaluation und Effekterfassung in der Psychotherapie.* Göttingen: Hogrefe.

Lutz, W., Rubel, J. & Böhnke, J.R. (2016). Der Fragebogen zur Evaluation von Psychotherapieverläufen (FEP). In K. Geue, B. Strauß & E. Brähler (Hrsg.), *Diagnostische Verfahren in der Psychotherapie* (S. 162–166). Göttingen: Hogrefe.

Lutz, W., Stangier, U., Maercker, A. & Petermann, F. (2012). *Klinische Psychologie – Intervention und Beratung.* Göttingen: Hogrefe.

Maercker, A. (Hrsg.). (2013). *Posttraumatische Belastungsstörungen* (4. Aufl.). Berlin: Springer. http://doi.org/10.1007/978-3-642-35068-9

Maercker, A., Lorenz, L., Perkonigg, A. & Kapfhammer, H.-P. (2016). Anpassungsstörungen. In H.-J. Möller, G. Laux & H.-P. Kapfhammer (Hrsg.), *Psychiatrie, Psychosomatik, Psychotherapie* (S. 1–14). Berlin: Springer.

Manzeschke, A. (2005). Global Health – Wirtschaftsethische Anmerkungen zur Ökonomisierung des deutschen Gesundheitswesens. *Jahrbuch für Wissenschaft und Ethik, 10,* 129–149. http://doi.org/10.1515/9783110182521.129

Marom, S., Munitz, H., Jones, P.B., Weizman, A. & Hermesh, H. (2005). Expressed emotion: relevance to rehospitalization in schizophrenia over 7 years. *Schizophrenia Bulletin, 31,* 751–758. http://doi.org/10.1093/schbul/sbi016

Mathews, B.L., Koehn, A.J., Abtahi, M.M. & Kerns, K.A. (2016). Emotional competence and anxiety in childhood and adolescence: A meta-analytic review. *Clinical Child and Family Psychology Review, 19,* 162–184.

Mathews, A. & MacLeod, C. (2005). Cognitive vulnerability to emotional disorders. *Annual Review of Clinical Psychology, 1,* 167–195. http://doi.org/10.1146/annurev.clinpsy.1.102803.143916

McLaughlin, K.A. & King, K. (2015). Developmental trajectories of anxiety and depression in early adolescence. *Journal of Abnormal Child Psychology, 43,* 311–323. http://doi.org/10.1007/s10802-014-9898-1

McLaughlin, K., Sheridan, M. & Lambert, H. (2014). Childhood adversity and neural development: Deprivation and threat as distinct dimensions of early experience. *Neuroscience and Biobehavioral Reviews, 47,* 578–591. http://doi.org/10.1016/j.neubiorev.2014.10.012

Millenet, S., Hohmann, S., Poustka, L., Petermann, F. & Banaschewski, T. (2013). Risikofaktoren und frühe Vorläufersymptome der Aufmerksamkeitsdefizit-/Hyperaktivitätsstörung (ADHS). *Kindheit und Entwicklung, 22,* 201–208. http://doi.org/10.1026/0942-5403/a000118

Monro, F.B. & Huon, G. (2005). Media-portrayed idealized images, body shame, and appearance anxiety. *International Journal of Eating Disorders, 38,* 85–90. http://doi.org/10.1002/eat.20153

Mor, N. & Winquist, J. (2002). Self-focused attention and negative affect: a meta-analysis. *Psychological Bulletin, 128,* 638–662. http://doi.org/10.1037/0033-2909.128.4.638

Mowrer, O.H. (1960). *Learning theory and behavior.* New York: Wiley.

Mowrer, O.H. & Mowrer, W.M. (1938). Enuresis: a method for its study and treatment. *American Journal of Orthopsychiatry, 8,* 436–459. http://doi.org/10.1111/j.1939-0025.1938.tb06395.x

Mulkens, S., Bögels, S., de Jong, P. & Louwers, J. (2001). Fear of blushing: Effects of task concentration training versus exposure in vivo on fear and physiology. *Journal of Anxiety Disorders, 15,* 413–432. http://doi.org/10.1016/S0887-6185(01)00073-1

Nesse, R.M. & Stein, D.J. (2012). Towards a genuinely medical model for psychiatric nosology. *BMC Medicine, 10* (1), 5. http://doi.org/10.1186/1741-7015-10-5

Neisser, U. (1967). *Cognitive psychology.* New York: Appleton-Century-Crofts.

Néveus, T., von Gontard, A., Hoebeke, P., Hjälmås, K., Yeung, C.K., Van de Walle, J. et al. (2006). The standardisation of terminology of lower urinary tract function in children and adolescents: Report from the Standardisation Committee of the International Children's Continence Society (ICCS). *Journal of Urology, 176,* 314–324.

Nikitopoulos, J., Zohsel, K., Blomeyer, D., Buchmann, A. F., Schmid, B., Jennen-Steinmetz, C. et al. (2014). Are infants differentially sensitive to parenting? Early maternal care, DRD4 genotype and externalizing behavior during adolescence. *Journal of Psychiatry Research, 59,* 53–59.

Nitkowski, D., Laakmann, M., Petersen, R., Petermann, U. & Petermann, F. (2017). Das Emotionstraining in der Schule: Eine Effektivitätsstudie unter Berücksichtigung der Beziehung zwischen subjektivem Wohlbefinden, Emotionsbewusstsein und Emotionsausdruck. *Kindheit und Entwicklung, 26,* 175–183. http://doi.org/10.1026/0942-5403/a000229

Noeker, M. & Petermann, F. (2008). Resilienz: Funktionale Adaptation an widrige Umgebungsbedingungen. *Zeitschrift für Psychiatrie, Psychologie und Psychotherapie, 56,* 255–263. http://doi.org/10.1024/1661-4747.56.4.255

Öst, L.-G. (1987). Applied relaxation: Description of a coping technique and review of controlled studies. *Behaviour Research and Therapy, 25,* 397–409. http://doi.org/10.1016/0005-7967(87)90017-9

Osten, P. (2000). *Die Anamnese in der Psychotherapie.* München: Reinhardt.

Pawlow, I. P. (1972). *Die bedingten Reflexe.* München: Kindler.

Perrez, M. (1985). Diagnostik in der Psychotherapie – ein anachronistisches Ritual? *Psychologische Rundschau, 36,* 106–109.

Peter, I.-K. & Petermann, F. (2019). *Cybermobbing bei Kindern und Jugendlichen.* (In Vorbereitung) Göttingen: Hogrefe.

Petermann, F. (2005). Kontrollierte Praxis. In F. Petermann & H. Reinecker (Hrsg.), *Handbuch der Klinischen Psychologie und Psychotherapie* (S. 168–177). Göttingen: Hogrefe.

Petermann, F. (Hrsg.). (2013). *Lehrbuch der Klinischen Kinderpsychologie* (7., überarb. und erw. Aufl.). Göttingen: Hogrefe.

Petermann, F. (Hrsg.). (2015). *Movement Assessment Battery for Children-2 (M-ABC-2)* (4., überarb. erw. Aufl.). Frankfurt am Main: Pearson Assessment.

Petermann, F. & Daseking, M. (2015). *Diagnostische Erhebungsverfahren.* Göttingen: Hogrefe.

Petermann, F., Melzer, J. & Rißling, J.-K. (2016). *Sprachdiagnostik im Kindesalter.* Göttingen: Hogrefe. http://doi.org/10.1026/02756-000

Petermann, F. & Nitwoski, D. (2015). *Selbstverletzendes Verhalten* (3., überarb. Aufl.). Göttingen: Hogrefe. http://doi.org/10.1026/02681-000

Petermann, F. & Petermann, U. (2012). *Training mit aggressiven Kindern* (13., vollst. veränd. Aufl.). Weinheim: Beltz.

Petermann, F. & Petermann, U. (2015a). *Aggressionsdiagnostik* (2., vollst. überarb. Aufl.). Göttingen: Hogrefe. http://doi.org/10.1026/02655-000

Petermann, F. & Petermann, U. (2017). *Training mit Jugendlichen* (10., vollst. überarb. Aufl.). Göttingen: Hogrefe. http://doi.org/10.1026/02814-000

Petermann, F. & Petermann, U. (2018). *Lernen. Grundlagen und Anwendungen* (2., vollst. veränd. Aufl.). Göttingen: Hogrefe.

Petermann, F. & Resch, F. (2013). Entwicklungspsychopathologie. In F. Petermann (Hrsg.), *Lehrbuch der Klinischen Kinderpsychologie* (7., überarb. und erw. Aufl., S. 57–76). Göttingen: Hogrefe.

Petermann, F. & Schmidt, M. H. (2006). Ressourcen – ein Grundbegriff der Entwicklungspsychologie und Entwicklungspsychopathologie? *Kindheit und Entwicklung, 15,* 118–127.

Petermann, F. & Vaitl, D. (Hrsg.). (2014). *Entspannungsverfahren. Das Praxishandbuch* (5., überarb. Aufl.). Weinheim: Beltz.

Petermann, F. & Wiedebusch, S. (2016). *Emotionale Kompetenz bei Kindern* (3., überarb. Aufl.). Göttingen: Hogrefe. http://doi.org/10.1026/02710-000

Petermann, U. & Petermann, F. (2013). Störungen des Sozialverhaltens. In F. Petermann (Hrsg.), *Lehrbuch der Klinischen Kinderpsychologie* (7., überarb. und erw. Aufl., S. 291–317). Göttingen: Hogrefe.

Petermann, U. & Petermann, F. (2015b). Lernpsychologische Grundlagen. In F. Petermann (Hrsg.), *Kinderverhaltenstherapie* (5., überarb. und erw. Aufl., S. 15–66). Baltmannsweiler: Schneider Verlag Hohengehren.

Peterson, C. & Seligman, M. E. P. (2004). *Character strength and virtues. A handbook and classification.* Oxford: Oxford University Press.

Pfaff, H. & von Pritzbuer, E. (2006). Zukunftsperspektiven der Versorgungsforschung. In S. Pawils & U. Koch (Hrsg.), *Psychosoziale Versorgung in der Medizin: Entwicklungstendenzen und Ergebnisse der Versorgungsforschung* (S. 393–404). Stuttgart: Schattauer.

Porsch, T. & Pieschl, S. (2012). Cybermobbing und seine Folgen für Kinder und Jugendliche. *Soziale Psychiatrie, 36,* 34–37.

Putnam, S. P., Rothbart, M. K. & Gartstein, M. A. (2008). Homotypic and heterotypic continuity of fine-grained temperament during infancy, toddlerhood, and early childhood. *Infant and Child Development, 17,* 387–405. http://doi.org/10.1002/icd.582

Pschyrembel (2010). *Klinisches Wörterbuch* (262. Aufl.). Berlin: De Gruyter.

Rammsayer, T. & Weber, H. (2016). *Differentielle Psychologie – Persönlichkeitstheorien* (2., korr. Aufl.). Göttingen: Hogrefe.

Rasquin, A., Di Lorenzo, C., Forbes, D., Guiraldes, E., Hyams, J. S., Staiano, A. & Walker, L. S. (2006). Childhood functional gastrointestinal disorders: child/adolescent. *Gastroenterology, 130,* 1527–1537. http://doi.org/10.1053/j.gastro.2005.08.063

Reinecker-Hecht, C. & Baumann, U. (2005). Klinisch-psychologische Diagnostik: Allgemeine Gesichtspunkte. In M. Perrez & U. Baumann (Hrsg.), *Lehrbuch Klinische Psychologie – Psychotherapie* (3., vollst. überarb. Aufl., S. 128–146). Bern: Huber.

Reinelt, T., Schipper, M. & Petermann, F. (2016). Viele Wege führen zur Resilienz. Nutzen des Resilienzbegriffs in der Klinischen Kinderpsychologie und Kinderpsychiatrie. *Kindheit und Entwicklung, 25,* 189–199. http://doi.org/10.1026/0942-5403/a000204

Remschmidt, H. (1988). Der Krankheitsbegriff in der Kinder- und Jugendpsychiatrie. In H. Remschmidt & M. Schmidt (Hrsg.), *Kinder- und Jugendpsychiatrie in Klinik und Praxis* (S. 143–152). Stuttgart: Thieme.

Remschmidt, H., Schmidt, M. H. & Poustka, F. (Hrsg.). (2017). *Multiaxiales Klassifikationsschema für psychische Störungen des Kindes- und Jugendalters nach ICD-10* (7., akt. Aufl.). Bern: Hogrefe. http://doi.org/10.1024/85759-000

Rice, F., Sellers, R., Hammerton, G., Eyre, O., Bevan-Jones, R., Thapar, A. K. et al. (2017). Antecedents of New-Onset Major Depressive Disorder in Children and Adolescents at High Familial Risk. *JAMA Psychiatry, 74,* 153–160.

Rietschel, M., Georgi, A., Schmael, C., Schirmbek, F. Stohmaier, J., Boesshenz, K. V. et al. (2009). Premorbid adjustment: A phenotype highlighting a distinction rather than an overlap between schizophrenia and bipolar disorder. *Schizophrenia Research, 110,* 33–39. http://doi.org/10.1016/j.schres.2009.03.007

Roberts, B. W. & DelVecchio, W. F. (2000). The rank-order consistency of personality traits from childhood to old age: A quantitative review of longitudinal studies. *Psychological Bulletin, 126,* 25–30. http://doi.org/10.1037/0033-2909.126.1.3

Rockett, I. R. (1999). Population and health: An introduction to epidemiology. *Population Bulletin, 54,* 1–44.

Rosenhan, D. L. (1973). On being sane in insane places. *Science, 179,* 250–258. http://doi.org/10.1126/science.179.4070.250

Roth, W. T, Wilhelm, F. H. & Pettit, D. (2005). Are current theories of panic falsifiable? *Psychological Bulletin, 131,* 171–192.

Rubel, J.A., Zimmermann, D., Müller, V. & Lutz, W. (2017). Qualitätssicherung in der Psychotherapie. *Psychotherapie - Psychosomatik - Medizinische Psychologie, 68,* 436–448. http://doi.org/10.1055/s-0043-103272

Saltzman, K.M. & Holohan, C.J. (2002). Social support, self-efficacy, and depressive symptoms: an integrative model. *Journal of Social and Clinical Psychology, 21,* 309–322. http://doi.org/10.1521/jscp.21.3.309.22531

Sameroff, A.J. (1995). General systems, theories and developmental psychopathology. In D. Cicchetti & D.J. Cohen (Eds.), *Developmental psychopathology, Vol. 1. Theory and methods* (pp. 659–695). New York: Wiley.

Saß, H., Wittchen, H.-U., Zaudig, M. & Houben, I. (Hrsg.). (2003). *Diagnostisches und Statistisches Manual Psychischer Störungen. Textrevision (DSM-IV-TR).* Göttingen: Hogrefe.

Schäfer, J.Ö., Naumann, E., Holmes, E.A., Tuschen-Caffier, B. & Samson, A.C. (2017). Emotion regulation strategies in depressive and anxiety symptoms in youth: A meta-analytic review. *Journal of Youth and Adolescents, 46,* 261–276. http://doi.org/10.1007/s10964-016-0585-0

Schlack, R., Mauz, E., Hebebrand, J., Hölling, H. & KiGGS Study Group (2014). Hat die Häufigkeit elternberichteter Diagnosen einer Aufmerksamkeitsdefizit-/Hyperaktivitätsstörung (ADHS) in Deutschland zwischen 2003–2006 und 2009–2012 zugenommen? *Bundesgesundheitsblat, Gesundheitsforschung, Gesundheitsschutz, 57,* 820–829.

Schmidt, S., Petermann, F., Kollra, H.-G. & Brieler, P. (2013). Zum Zusammenhang von ADHS und Alkoholdelikten im Straßenverkehr. *Zeitschrift für Psychiatrie, Psychologie und Psychotherapie, 61,* 45–49. http://doi.org/10.1024/1661-4747/a000139

Schmidt, S., Schüßler, G. & Petermann, F. (2012). ADHS in der Lebensspanne - ein Update aus Forschung und Praxis. *Zeitschrift für Psychosomatische Medizin und Psychotherapie, 58,* 236–256. http://doi.org/10.13109/zptm.2012.58.3.236

Schmidt, S., Petermann, F. & Waldmann, H.-C. (2017). Diagnostik der ADHS im Jugend- und jungen Erwachsenenalter. Anpassung der Standardisierung des ADHS-Screening für Erwachsene (ADHS-E). *Zeitschrift für Psychiatrie, Psychologie und Psychotherapie, 65,* 261–266. http://doi.org/10.1024/1661-4747/a000329

Schmidt, S. & Petermann, F. (2008). Entwicklungspsychopathologie der ADHS. *Zeitschrift für Psychiatrie, Psychologie und Psychotherapie, 56,* 265–274. http://doi.org/10.1024/1661-4747.56.4.265

Schmidt, M.H., Petermann, F. & Schipper, M. (2012). Epigenetik - Revolution der Entwicklungspsychopathologie? *Kindheit und Entwicklung, 21,* 245–253. http://doi.org/10.1026/0942-5403/a000091

Schneider, S. & Margraf, J. (2011). *Diagnostisches Interview bei psychischen Störungen (DIPS)* (4. Aufl.). Berlin: Springer.

Schneider, W. & Shiffrin, R.M. (1977). Controlled and automatic human information processing: I. Detection, search, and attention. *Psychological Review, 84,* 1–66. http://doi.org/10.1037/0033-295X.84.1.1

Schnell, R., Hill, P.B. & Esser, E. (2013). *Methoden der empirischen Sozialforschung* (10. Aufl.). München: Oldenbourg.

Schulte, D. (2015). *Therapiemotivation Widerstände analysieren - Therapieziele klären - Motivation fördern.* Göttingen: Hogrefe.

Schulte, D. & Eifert, G.H. (2002). What to do when manuals fail? The dual model of Psychotherapy. *Clinical Psychology: Science and Practice, 9,* 312–328.

Schulz, H., Barghaan, D., Harfst, T., Dirmaier, J., Watzke, B. & Koch, U. (2006). Versorgungsforschung in der psychosozialen Medizin. *Bundesgesundheitsblatt, Gesundheitsforschung, Gesundheitsschutz, 49,* 175–187. http://doi.org/10.1007/s00103-005-1217-0

Schumacher, J. & Brähler, E. (2005). Testdiagnostik in der Psychotherapie. In W. Senf & M. Broda (Hrsg.), *Praxis der Psychotherapie. Ein integratives Lehrbuch* (S. 169–184). Stuttgart: Thieme.

Segal, Z.V., Gemar, M. & Williams, S. (1999). Differential cognitive response to a mood challenge following successful cognitive therapy or pharmacotherapy for unipolar depression. *Journal of Abnormal Psychology, 108,* 3–10. http://doi.org/10.1037/0021-843X.108.1.3

Seligman, M.E.P. (1970). On the generality of the laws of learning. *Psychology Review, 77,* 406–418. http://doi.org/10.1037/h0029790

Seligman, M.E.P. (1972). Learned helplessness. *Annual Review of Medicine, 23,* 407–412. http://doi.org/10.1146/annurev.me.23.020172.002203

Seligman, M.E.P. (2002). Positive psychology, positive prevention, and positive therapy. *Handbook of positive psychology, 2,* 3–12.

Seligman, M.E.P. (2016). *Erlernte Hilflosigkeit* (5. Aufl.). Weinheim: Beltz. (Original erschienen 1975).

Sendik, L., Schäfer, J.Ö., Samson, A., Naumann, E. & Tuschen-Caffier, B. (2017). Emotional awareness in depressive and anxiety symptoms in youth: A meta-analytic review. *Journal of Youth and Adolescents, 46,* 687–700. http://doi.org/10.1007/s10964-017-0629-0

Shiffrin, R.M. & Schneider, W. (1977). Controlled and automatic human information processing: II. Perceptual learning, automatic attending, and a general theory. *Psychological Review, 84,* 127–190. http://doi.org/10.1037/0033-295X.84.2.127

Shiner, R.L., Buss, K.A., McClowry, S.G., Putnam, S.P., Saudino, K.J. & Zentner, M. (2012). What Is Temperament Now? Assessing Progress in Temperament Research on the Twenty-Fifth Anniversary of Goldsmith et al. (1987). *Child Development Perspectives, 6,* 436–444. http://doi.org/10.1111/j.1750-8606.2012.00254.x

Simon, V., Czobor, P., Bálint, S., Mészáros, A. & Bitter, I. (2009). Prevalence and correlates of adult attention-deficit hyperactivity disorder: meta-analysis. *British Journal of Psychiatry, 194,* 204–211. http://doi.org/10.1192/bjp.bp.107.048827

Sickel, A.E., Nabors, N.A. & Seacat, J.D. (2014). Mental health stigma update: A review of consequences. *Advances in Mental Health, 12,* 202–215. http://doi.org/10.1080/18374905.2014.1108 1898

Skinner, B.F. (1938). *The behavior of organisms.* New York: Appelton Century Crofts.

Soreca, I., Frank, E. & Kupfer, D.J. (2009). The phenomenology of bipolar disorder: what drives the high rate of medical burden and determines long-term prognosis? *Depression and Anxiety, 26,* 73–82.

Sowislo, J.F., Orth, U. & Meier, L.L. (2014). What constitutes vulnerable self-esteem? Comparing the prospective effects of low, unstable, and contingent self-esteem on depressive symptoms. *Journal of Abnormal Psychology, 123,* 737–753. http://doi.org/10.1037/a0037770

Sroufe, L.A. (1997). Psychopathology as an outcome of development. *Development and Psychopathology, 9,* 251–268. http://doi.org/10.1017/S0954579497002046

Sroufe, L.A. & Rutter, M. (1984). The domain of developmental psychopathology. *Child Development, 55,* 17–29. http://doi.org/10.2307/1129832

Stange, J.P., Alloy, L.B. & Fresco, D.M. (2017). Inflexibility as a Vulnerability to Depression: A Systematic Qualitative Review. *Clinical Psychology: Science and Prctice, 24,* 245–276. http://doi.org/10.1111/cpsp.12201

Teasdale, J.D. (1988). Cognitive vulnerability to persistent depression. *Cognition and Emotion, 2,* 247–274. http://doi.org/10.1080/02699938808410927

Thorndike, E.L. & Gates, A.I. (1930). *Elementary principles of education.* New York: MacMillan.

Tiggemann, M. & Slater, A. (2003). Thin ideals in music television: A source of social comparison and body dissatisfaction. *The International Journal of Eating Disorder, 35,* 48–58. https://doi.org/10cfc.1002/eat.10214

Trösken, A. & Grawe, K. (2003). Das Berner Ressourceninventar – Instrumente zur Erfassung von Patientenressourcen aus der Selbst- und Fremdbeurteilungsperpektive. In H. Schemmel &

J. Schaller (Hrsg.), *Ressourcen. Ein Hand- und Lesebuch zur therapeutischen Arbeit* (S. 195–215). Tübingen: dgvt.

Ulrich, F. & Petermann, F. (2017). Elterliche Emotionsdysregulation als Risikofaktor für die kindliche Entwicklung. *Kindheit und Entwicklung, 26,* 133–146. http://doi.org/10.1026/0942-5403/a000225

Vater, A., Ritter, K., Schröder-Abé, M., Schütz, A., Lammers, C.-H. & Roepke, S. (2013). When grandiosity and vulnerability collide: implicit and explicit self-esteem in patients with Narcissistic personality disorder. *Journal of Behavior Therapy and Experimental Psychiatry, 44,* 37–47.

van Voren, R. (2010). Political abuse of psychiatry: An historical overview. *Schizophrenia Bulletin, 36,* 33–53. http://doi.org/10.1093/schbul/sbp119

von Gontard, A. (2013). Enkopresis. In F. Petermann (Hrsg.), *Lehrbuch der Klinischen Kinderpsychologie* (7., überarb. und erweit. Aufl., S. 259–268). Göttingen: Hogrefe.

Vonderlin, E. & Pauen, S. (2013). Von Null bis Drei: Entwicklungsrisiken und Entwicklungsabweichungen. In F. Petermann (Hrsg.), *Lehrbuch der Klinischen Kinderpsychologie* (7., überarb. und erw. Aufl., S. 77–100). Göttingen: Hogrefe.

Walter, H. (2017). Research Domain Criteria (RDoC). Psychiatrische Forschung als angewandte kognitive Neurowissenschaft. *Der Nervenarzt, 88,* 538–548. http://doi.org/10.1007/s00115-017-0284-4

Warnke, A. & Baier, E. (2013). Umschriebene Lese-Rechtschreibstörung. In F. Petermann (Hrsg.), *Lehrbuch der Klinischen Kinderpsychologie* (7., überarb. und erw. Aufl., S. 165–180). Göttingen: Hogrefe.

Watson, J.B. & Rayner, R. (1920). Conditioned emotional reaction. *Journal of Experimental Psychology, 3,* 1–14. http://doi.org/10.1037/h0069608

Wehmeier, P.M., Schacht, A. & Barley, R.A. (2010). Social and emotional impairment in children and adolescents with ADHD and the impact on quality of life. *Journal of Adolescent Health, 46,* 209–217. http://doi.org/10.1016/j.jadohealth.2009.09.009

Weiner, B. (1985). „Spontaneous" causal thinking. *Psychological Bulletin, 97,* 74–84. http://doi.org/10.1037/0033-2909.97.1.74

Willcutt, E.G. (2012). The prevalence of DSM-IV attention-deficit/hyperactivity disorder: A meta-analytic review. *Neurotherapeutics: The Journal of the American Society for Experimental NeuroTherapeutics, 9,* 490–499. http://doi.org/10.1007/s13311-012-0135-8

Williams, J.M.G., Watts, F.N., MacLeod, C. & Mathews, A. (1997). *Cognitive psychology and emotional disorders* (2nd ed.). Chichester: Wiley.

Wittchen, H.-U., Kass, F.I., Oldham, J.M. & Pardes, H. (1998). *Handbuch psychische Störungen.* Weinheim: PVU.

Wolter, D.K. (2011). *Sucht im Alter – Altern und Sucht: Grundlagen, Klinik, Verlauf und Therapie.* Stuttgart: Kohlhammer.

World Health Organization (WHO). (1997). *Composite International Diagnostic Interview (CIDI, Version 2.1).* Genf: World Health Organization.

World Health Organization (WHO). (2018, in Vorb.). *ICD-11 Beta Draft.* Verfügbar unter: https://icd.who.int/dev11/l-m/en

Zaudig, M., Wittchen, H.-U. & Saß, H. (2000). *DSM-IV und ICD-10 Fallbuch: Fallübungen zur Differentialdiagnose nach DSM-IV und ICD-10.* Göttingen: Hogrefe.

Zeanah, C.H. & Sonuga-Barke, E.J.S. (2016). Editorial: The effects of early trauma and deprivation on human development – from measuring cumulative risk to characterizing specific mechanisms. *Journal of Child Psychology and Psychiatry, 57,* 1099–1102. http://doi.org/10.1111/jcpp.12642

Zeigler-Hill, V. (2006). Discrepancies between implicit and explicit self-esteem: implications for narcissism and self-esteem instability. *Journal of Personality, 74,* 119–144. http://doi.org/10.1111/j.1467-6494.2005.00371.x

Zero to Three (2017). *Diagnostic classification of mental health and developmental disorders of infancy and early childhood: Revised edition (DC: 0–5).* Washington, DC: Zero to Three Press.

Zielke, M. & Kopf-Mehnert, C. (1978). *VEV – Veränderungsfragebogen des Erlebens und Verhaltens.* Weinheim: Beltz.

Glossar

Anamnese
Sammlung von Informationen, Daten und Eindrücken zu einer Person in Bezug auf eine aktuelle Problematik.

Angst- und furchtbezogene Störungen
Unter dieser Kategorie fasst man im Kindesalter die Störung mit Trennungsangst und den selektiven Mutismus.

Anterograde Amnesie
Bei der anterograden Amnesie ist der Neuerwerb von Informationen beeinträchtigt. Zurückliegende Ereignisse sind dagegen noch abrufbar. Sie kann mit einer retrograden Amnesie kombiniert auftreten. In ihrer extremen Form (z. B. beim Korsakoff-Syndrom) werden neue Information nur noch für Sekunden bis Minuten behalten.

Ätiologie
Lehre von den Störungs- bzw. Krankheitsursachen.

Äquifinalität
Ein Prinzip, das besagt, dass die Entwicklung trotz unterschiedlicher Voraussetzungen und Ausgangsbedingungen zum selben Entwicklungsergebnis führen kann.

Ausscheidungsstörungen
Hauptmerkmale dieser Störungskategorien sind die unwillkürliche oder beabsichtigte Harn- *(Enuresis)* bzw. Darmentleerung *(Enkopresis)* an Orten, die dafür nicht vorgesehen sind.

Bedingungsmodell
Individuelles Modell zur Entstehung und Aufrechterhaltung der Symptomatik einer Person, das zur Ableitung von Behandlungszielen und -methoden dient.

Bildgebung
Unter Bildgebung versteht man Verfahren, die Strukturen, Aktivitäten und Abläufe des Körpers sichtbar machen (z. B. MRT).

Bio-psycho-soziales Modell
Ein Modell, welches annimmt, dass die Entwicklung eines Menschen aus der Wechselwirkung zwischen biologischen, psychischen und sozialen Faktoren resultiert. So wird die Entwicklung eines Menschen nicht nur durch seine biologischen Vorbedingungen, sondern auch durch Erfahrungen mit seiner Umwelt beeinflusst, an der er selbst aktiv mitwirkt.

Chaining
Methode des Verhaltensaufbaus, die auf Verstärkungslernen beruht. Dabei werden komplexe Verhaltensweisen in einzelne Schritte zerlegt und sukzessive verstärkt.

Diagnostik
Der Einsatz von Methoden, die zur Diagnosefindung dienen. Dazu gehören Befragungen, Beobachtungen, Testungen, Fragebogenerhebungen, körperliche Untersuchungen und bildgebende Verfahren. In einer multimodalen Diagnostik wird die möglichst umfassende Abbildung vieler Facetten eines Zielbereichs angestrebt. Dies soll mit der Erfassung von Daten aus mehreren Datenquellen, auf verschiedenen Ebenen menschlichen Verhaltens und mit unterschiedlichen Verfahren erreicht werden.

Dimensionale Klassifikation
Dimensionale Klassifikationssysteme sind empirisch begründet; sie basieren auf den methodischen Grundlagen der Psychometrie. Psychische Auffälligkeiten werden anhand empirisch ge-

wonnener Dimensionen beschrieben, und in der Regel faktorenanalytisch werden viele Merkmale auf wenige Dimensionen reduziert.

Diskrepanzannahme

Wichtiges Prinzip zur Diagnosestellung umschriebener Entwicklungsstörungen. Es wird gefordert, dass die Leistungen eines Kindes in einem klar abgrenzbaren Funktionsbereich erheblich vom allgemeinen Leistungsniveau des Kindes sowie der Alternsnorm abweichen.

Diskriminativer Hinweisreiz

Einem Verhalten vorausgehender Reiz, der anzeigt, unter welchen Gegebenheiten eine Verstärkung erfolgt.

DSM-Klassifikation (Diagnostic and Statistical Manual of Mental Disorders)

Das nach Störungsklassen gegliederte System der Amerikanischen Psychiatrischen Vereinigung (American Psychiatric Association). Ursprünglich für Forschungszwecke entwickelt, mittlerweile international verbreitet und angewandt. Die aktuelle Version hat die Versionsnummer 5 (DSM-5).

Emotionale Störungen des Kindesalters

Zu den emotionalen Störungen, die typischerweise in der Kindheit und Adoleszenz auftreten, zählen insbesondere Trennungsangst, die phobische Störung des Kindesalters, die Störung mit sozialer Ängstlichkeit, die emotionale Störung mit Geschwisterrivalität sowie die generalisierte Angststörung des Kindesalters.

Entwicklungsmodelle

Modelle, die sich mit Annahmen über die Wechselwirkung zwischen Umwelt und Mensch und das Zusammenwirken dieser Aspekte im Zeitverlauf befassen. Entwicklungsmodelle nehmen an, dass die Entwicklung eines Menschen aus genetischen Vorgaben und entwicklungsbedingten Erfahrungen des Menschen mit seiner Umwelt resultiert.

Entwicklungspfad

Ein Entwicklungspfad stellt die Ausgangsbedingungen und die zeitliche Abfolge von Entwicklungsschritten (vor allem von Verhaltensabweichungen) einer Störungskonstellation bis zu einem bestimmten Entwicklungsergebnis dar.

Entwicklungspsychopathologie

Teilgebiet der Psychologie, das sich mit den Ursachen und dem Verlauf abweichenden Verhaltens auseinandersetzt und diese Phänomene mit der unauffälligen Entwicklung über die gesamte Lebensspanne vergleicht.

Entwicklungsstörungen

Entwicklungsstörungen zeichnen sich durch Einschränkungen oder Verzögerungen in der Entwicklung von solchen Funktionen aus, die eng mit der biologischen Reifung des zentralen Nervensystems verknüpft sind. Ihr Beginn liegt stets in der Kindheit, wobei in der Regel keine Remissionen oder Rezidive beobachtbar sind. Typische und im Kindesalter häufig auftretende Störungen bilden die entwicklungsbezogenen Störungen der Sprache und des Sprechens.

Epidemiologie

Wissenschaft, die sowohl die Verteilung von Gesundheit bzw. Krankheiten in der Bevölkerung als auch deren Determinanten untersucht.

Epidemiologische Triade

Denkmodell in der Epidemiologie, das die multiple Bedingtheit von Störungen/Erkrankungen in den Vordergrund stellt. Eine Erkrankung ist dabei das Resultat des Zusammenwirkens von einem schädlichen Agens, Merkmalen der/des Betroffenen und der Umgebung.

Extinktion

Löschung eines Verhaltens durch systematischen Entzug aller Verstärkerbedingungen.

Fading

Prinzip beim Verhaltensaufbau durch operante Verfahren. Beim Fading werden schrittweise Verstärker ausgeblendet, um eine höhere Stabilität des neu erworbenen Verhaltens zu erreichen.

Fallkontrollstudie

Bei einer Fallkontrollstudie werden sowohl solche Fälle gezielt ausgewählt, die das in der Studie interessierende Merkmal (z. B. Major Depression) haben, als auch solche, die es nicht haben. Diese beiden Gruppen werden außerdem in Bezug auf andere Merkmale hin parallelisiert und je ähnlicher die Gruppen sind, desto eher kann diese Gruppe von Merkmalen dann als Erklärung für die Erkrankung ausgeschlossen werden.

Floride Phase

Zur Kennzeichnung eines Störungszustands, der sich im Stadium der vollständigen Symptomausprägung befindet. Meist gebraucht für floride Phase der schizophrenen Psychose (lat.: *florere* = blühen).

Funktionsniveau/Globale Erfassung des Funktionsniveaus

Es werden psychische, soziale und berufliche Funktionen auf einem hypothetischen Kontinuum von psychischer Krankheit (Extremwert 1) bis Gesundheit (Extremwert 100) beurteilt. Diese Information kann zur Therapieplanung, Prognosestellung oder Beurteilung des Therapieerfolgs genutzt werden.

ICD-Klassifikation (International Classification of Diseases)

Das nach Störungs- und Krankheitsklassen gegliederte System der Weltgesundheitsorganisation (WHO). Das Kapitel V (F) beschäftigt sich mit psychischen Störungen und Verhaltensauffälligkeiten. Die ICD hat in den letzten Jahrzehnten mehrere Änderungen erfahren. Im Jahre 2019 ist die ICD-11 verfügbar.

Indikation

„Heilanzeige“. Steht für die Angemessenheit der Anwendung eines bestimmten diagnostischen oder therapeutischen Verfahrens bei gegebener somatischer oder psychischer Problematik.

Inzidenz

Häufigkeit/Anteil der *neu* von einer Erkrankung/Störung Betroffenen (also vorher nicht an dieser Erkrankung oder Störung leidenden Personen) in einer definierten Population in einer bestimmten Zeitperiode; z. B. neu von einer Sozialen Phobie Betroffene in der deutschen Bevölkerung zwischen 18 und 65 Jahren in einem 12-Monatszeitraum.

Hyperkinetische Störungen

Diese Störungsgruppe zeichnet sich durch die drei Kernsymptome Unaufmerksamkeit, Hyperaktivität und Impulsivität (= ADHS) aus. Sie ist häufig schon in den ersten fünf Lebensjahren beobachtbar, wobei sie zumeist in verschiedenen Lebensbereichen auftritt – z. B. in der Familie, im Kindergarten oder in der Schule.

Klassifikatorische Diagnostik

Diagnosestellung durch Einordnung in ein Klassifikationssystem (s. DSM- bzw. ICD-Klassifikation). Die Symptome oder andere diagnostische Merkmale werden als Ausdruck einer zugrundeliegenden diagnostischen Klasse bzw. Kategorie aufgefasst (z. B. Diagnose einer depressiven Störung aufgrund des Auftretens von Depressionssymptomen in einer definierten Zeit mit einem bestimmten Schweregrad). Wird oft als Gegensatz zur dimensionalen Diagnostik gesehen, bei der die Symptome als Ausprägung zugrundeliegender Dimensionen aufgefasst werden (z. B. ein bestimmtes Ausmaß an Depressivität).

Katamnese

Nachkontrolle, d. h. Erhebung in zeitlichem Abstand nach Beendigung einer Behandlung. Sie dient der Dokumentation und Überprüfung des (nachhaltigen) Behandlungserfolgs.

Klassische Konditionierung

Assoziativer Lernvorgang, bei dem eine angeborene Reiz-Reaktionsverbindung mit neuen Auslösebedingungen verknüpft wird.

Klinisch signifikante Veränderung

Konzept zur Beurteilung des Therapieerfolgs. Danach sollte eine Veränderung neben der statistischen Bedeutsamkeit auch klinische Relevanz besitzen. Eine Person sollte insoweit Besserung erfahren haben, dass sie aufgrund ihrer Symptomatik eher einer funktionalen als einer dysfunktionalen Stichprobe zuzuordnen ist.

Kohortenstudie

Eine Studie, in der eine Gruppe von Fällen untersucht wird, die aufgrund von Merkmalen, die vor der Untersuchung bekannt waren, ausgewählt wurde. Dies kann sowohl längs- als auch querschnittlich geschehen.

Kommunikationsstörungen

Diese Kategorie umfasst phonologische Störungen, expressive und kombinierte rezeptiv-expressive Sprachstörungen sowie das Stottern. Die schulische Leistung und die soziale Kommunikation sind unter Umständen eingeschränkt.

Kompensationsfaktor

Ein Begriff aus der Entwicklungspsychopathologie. Kompensationsfaktoren stellen die aktuell verfügbaren Fertigkeiten dar, die entweder angeboren sind oder im Rahmen psychosozialer Prozesse erworben wurden und erst nach einem Störungsbeginn wirksam werden.

Konditionierte Reaktion

Ein Begriff im Kontext der klassischen Konditionierung. Die konditionierte Reaktion entspricht der unkonditionierten Reaktion; erfolgt jedoch auf einen neu erworbenen Auslösereiz (den konditionierten Stimulus) hin.

Konditionierter Stimulus

Ein Konzept aus der klassischen Konditionierung. Der konditionierte Stimulus erwirbt nach mehrfacher gemeinsamer Darbietung mit dem unkonditionierten Stimulus die Fähigkeit, die konditionierte Reaktion auszulösen.

Konfundierung

Zwei unabhängige Variablen sind in einer Untersuchung dann „konfundiert“, wenn nicht eindeutig festgestellt werden kann, welche der beiden einen Effekt auf die abhängige Variable hat.

Kontiguität

Zeitliche Nähe zwischen Reaktion und Konsequenz.

Kontingenz

Wahrscheinlichkeit, mit der eine Konsequenz auf eine Reaktion hin erfolgt.

Kontingenzmanagement

Systematische Intervention, die auf operanten Methoden beruht. Ziel eines Kontingenzmanagements ist der Abbau unerwünschten Verhaltens und/oder der Aufbau erwünschten Verhaltens.

Kontrollierte Praxis

Konzept, nach dem therapeutische Interventionen im Sinne eines kontrollierten Einzelfallexperiments verstanden werden, indem Hypothesen (über Störungsgenese, die Aufrechterhaltung und Behandlung der Störung) generiert, laufend geprüft und revidiert werden.

Koordinationsstörungen

Die Kernsymptome bestehen in einer defizitären Grob-, Fein- und Graphomotorik, erschweren das Ausführen alltäglicher Handlungen und wirken sich negativ auf schulische Leistungen aus.

Latentes Lernen

Begriff aus dem Bereich der kognitiven Lerntheorie. Nicht assoziative Lernprozesse, die ohne den Einsatz von Verstärkung ablaufen.

Law of effect
Edward Lee Thorndike bezeichnete mit diesem Begriff die Beobachtung, dass Verhaltensweisen dann verstärkt gezeigt werden, wenn sie kurz vor dem Einsetzen eines befriedigenden Zustands durchgeführt wurden.

Lerntheorien
Bedeutende Gruppe theoretischer Modellvorstellungen zur Erklärung psychischer Störungen und zugleich Grundlage der Verhaltenstherapie. Lerntheorien erklären sowohl Lernprozesse als auch Anpassungsprozesse des Menschen an seine soziale und ökologische Umwelt. Sie entstanden überwiegend aus der Experimentalpsychologie.

Lernstörungen
Lernstörungen können grob in die Kategorien Lese-, Rechtschreib- und Rechenstörungen eingeteilt werden, wobei der Erwerb dieser Fertigkeiten von Beginn an beeinträchtigt ist, ohne dass Phasen einer unauffälligen Entwicklung zu verzeichnen sind.

Modelllernen
Ein Begriff aus der sozial-kognitiven Lerntheorie nach Bandura. Sonderform des Beobachtungslernens, bei der ein neues Verhalten nach Beobachtung eines Verhaltensmodells erworben wird.

Multifinalität
Ein Prinzip, das besagt, dass die Entwicklung verschiedener Organismen trotz derselben Ausgangsbedingungen zu unterschiedlichen Entwicklungsergebnissen führen kann.

Neurotransmitter
Neurotransmitter sind biochemische Botenstoffe, die Informationen von einer Nervenzelle zur anderen übertragen. Elektrische Signale (Aktionspotenzial) lösen eine Kette von chemischen Prozessen aus, die zur Freisetzung von Neurotransmittern in den synaptischen Spalt führen. Diese bewirken dann an spezifischen postsynaptischen Rezeptoren (Schlüssel-Schloss-Prinzip) Veränderungen im Neurotransmitterstoffwechsel, die im Zusammenhang mit psychischen Störungsbildern (z. B. der Depression) stehen.

Normalitätsannahme
Neben der Diskrepanzannahme stellt die Normalitätsannahme die zweite Voraussetzung zur Vergabe der Diagnose einer umschriebenen Entwicklungsstörung dar. Diese fordert den klaren Ausschluss neurologischer, sensorischer und kognitiver Defizite.

Operante Konditionierung
Assoziativer Lernvorgang, bei dem ein Verhalten in Abhängigkeit von den darauf folgenden Verhaltenskonsequenzen häufiger oder seltener gezeigt wird. Positive Verhaltenskonsequenzen (Verstärkung) führen zu einem Anstieg der Verhaltensrate, negative Konsequenzen (Bestrafung) führen zu einer Abnahme der Verhaltensrate.

Pathogenese
Die Gesamtheit der an Entstehung und Entwicklung einer Störung bzw. Krankheit beteiligten Faktoren.

Performanz
Das Ausführen eines gelernten Verhaltens.

Peripherphysiologische Maße
Ableitungen peripherphysiologischer Maße sind nicht invasiv (z. B. EEG, EKG). Herangezogen werden zum Beispiel Maße des ZNS und diverse Parameter des endokrinen (Drüsen-)Systems und des Stoffwechsels.

Plananalyse
Die Erfassung von übergeordneten Zielen, Ansprüchen, Werten und Normen einer Person unter der Annahme, dass diese zur (nicht bewussten) Handlungssteuerung dienen. Problematische Verhaltensmuster können zur Erreichung dieser Ziele eine instrumentelle Funktion besitzen.

Population
Definierte Gruppe, auf die eine bestimmte Untersuchung oder Statistik generalisiert werden soll; besonders wichtig in der Epidemiologie; Beispiel: die deutsche Bevölkerung zwischen 18 und 65 Jahren.

Präfrontallappen
Der Präfrontallappen ist der Stirnlappen des Gehirns und gilt unter anderem als besonders relevant für Kontrollfunktionen (exekutive Funktionen), die sich vor allem in der Planungsfähigkeit und Emotionsregulation äußern.

Prävalenz
Häufigkeit/Anteil von einer bestimmten Störung Betroffener in einer definierten Population in einer bestimmten Zeitperiode; z. B. Personen mit Major Depression in der deutschen Bevölkerung zwischen 18 und 65 Jahren in einem 12-Monatszeitraum.

Preparedness
Konzept nach Martin Seligman, das erklärt, warum einige Reize leichter konditionierbar sind als andere. Dabei wird davon ausgegangen, dass die leichtere Konditionierbarkeit bestimmter Reize biologisch determiniert ist.

Prozessevaluation
Erfassung von Merkmalen des Behandlungsprozesses, wie zum Beispiel die Therapeut-Patient-Beziehung oder therapeutische Wirkfaktoren, während einer Behandlung.

Psychodynamischer Ansatz
Zusammenfassender Begriff für theoretische Modelle, die sich aus der Psychoanalyse ableiten, wobei nicht alle Annahmen der ursprünglichen Theorien Sigmund Freuds beibehalten werden (z. B. der Todestrieb). Die Psychodynamik sieht die Ursache von Störungen in der Persönlichkeitsstruktur des Individuums und vorrangig in innerpsychischen Konflikten. Sie sind die Grundlage für verschiedene psychodynamische Therapieverfahren.

Psychotrope Substanzen
Stoffe (z. B. Genussmittel, Pharmaka, Drogen, Gifte), die auf das psychische Erleben einwirken. Im engeren Sinne sind die Substanzen gemeint, die häufig zu Sucht- und Abhängigkeitsstörungen führen. Im weiteren Sinne beinhalten sie auch Schlaf- und Schmerzmittel.

Psychopathologie
Die Lehre von den psychischen Erkrankungen. Im Englischen häufig als *abnormal psychology* bezeichnet.

Psychische Störung
Eine psychische Störung wird als ein klinisch bedeutsames psychisches oder Verhaltenssyndrom bzw. Verhaltensmuster bezeichnet, das bei einem Individuum auftritt. Definitionsgemäß ist es mit aktuellem Leiden (z. B. Schmerz) oder Versehrtheit (z. B. Behinderung in einem oder mehreren wichtigen Funktionsbereichen) verbunden oder es besteht eine Beeinträchtigung in der Fähigkeit, Entwicklungsaufgaben (z. B. Anforderungen in der Schule) zu bewältigen oder ein signifikant erhöhtes Risiko für Tod, Schmerz, Siechtum oder ein bedeutsamer Verlust an Freiheit.

Qualitätssicherung
Beschreibt den kontinuierlichen und systematischen Prozess, der die erbrachte Qualität mit einem Soll-Zustand vergleicht und insbesondere auf Mängel hinweisen soll. In der Psychotherapie wird dies z. B. durch die therapiebegleitende Verlaufsevaluation realisiert.

Quasi-Experiment
Bei einem Quasi-Experiment erfolgt keine zufällige (randomisierte) Zuteilung der Personen in die Untersuchungsgruppen. Dadurch können nicht alle Störfaktoren kontrolliert werden und gefundene Zusammenhänge nicht eindeutig Veränderungen in der unabhängigen Variable zugeordnet werden.

Reizgeneralisierung
Eine neu erworbene Reaktion wird auf Reize übertragen, die eine hinreichende Ähnlichkeit zum ursprünglich auslösenden Reiz haben.

Reliable Veränderung
Veränderung im Messinstrument, die größer ausfällt als nach dem reinen Messfehler des Instrumentes zu erwarten wäre.

Retrograde Amnesie
Bei der retrograden Amnesie fehlen Erinnerungen, die vor einem bestimmten Ereignis (meist Traumata) liegen. Häufig betreffen sie nur einen vergleichsweise kurzen Zeitabschnitt.

Residuum (auch Residualzustand)
Die Restsymptomatik nach Abklingen des akuten Beschwerdebilds.

Resilienz
Resilienz bezeichnet die erworbene psychische Widerstandsfähigkeit einer Person gegenüber dem negativen Einfluss von Risikofaktoren. Es handelt es hierbei um die Fähigkeit eines Menschen, mit widrigen Umständen angemessen umzugehen und Bewältigungskompetenzen zu entwickeln.

Risikofaktor
Eine Bedingung, die die Wahrscheinlichkeit einer Entwicklungsabweichung erhöht, dieser zeitlich vorausgeht und dadurch eine Störung begünstigt. Risikofaktoren können spezifische Merkmale (z.B. Frühgeburt, Depression der Mutter), eine besondere Erfahrung (körperliche Handicaps, soziale Deprivation, Drogenkonsum) oder einschneidende Ereignisse (Tod einer Bezugsperson, eine körperlich schwere Krankheit) sein. Es werden interne (personbezogene) und externe (umgebungsbezogene) Risikofaktoren unterschieden.

Rumination
Eine bestimmte Form der kognitiven Verarbeitung, gekennzeichnet durch den Fokus auf die eigene Person, enge thematische Begrenzung und häufige Wiederholungen (entspricht im Wesentlichen dem Grübeln). Trifft häufig im Zusammenhang mit depressiven Störungen auf.

Salutogenese
Neuerer Begriff, der die Gesamtheit der an Entstehung und Wiederherstellung von Gesundheit beteiligten Faktoren umfasst, in Abgrenzung zum älteren Konzept der Pathogenese.

Schutzfaktor
Ein Schutzfaktor mildert die Wirkung von Risikofaktoren ab oder hebt diese komplett auf. Er besteht bereits vor der Entwicklung einer Störung und wird durch das Auftreten von Risikofaktoren aktiviert.

Shaping
Eine Methode des Verhaltensaufbaus, die auf Verstärkungslernen beruht. Beim Shaping werden zunächst alle Verhaltensansätze verstärkt; in Folge wird nur noch Verhalten verstärkt, das eine zunehmende Ähnlichkeit zum Zielverhalten aufweist.

Stimuluskontrolle
Eine Intervention zur Veränderung eines Verhaltens, die auf der Modifikation der dem Verhalten vorausgehenden Stimulusbedingungen beruht.

Störungen der neuronalen und mentalen Entwicklung
Diese Störungen sind eng mit umschriebenen Entwicklungsphasen verknüpft. In der Regel entstehen diese Störungen früh und können vor dem Schuleintritt festgestellt werden. Die betroffenen Kinder weisen Entwicklungsdefizite auf, die zu Einschränkungen im persönlichen, sozialen oder schulischen Funktionsniveau führen. Es sind spezifische entwicklungsbezogene Defizite (z.B. im Lernen) oder umfassende Beeinträchtigungen der sozialen Fertigkeiten oder der Intelligenz möglich.

Störungen des Sozialverhaltens
Diese Störungskategorie ist durch wiederholtes aggressives, dissoziales und oppositionelles Verhalten charakterisiert.

Strukturiertes klinisches Interview
Erhebungsverfahren zur Diagnostik psychischer Störungen. Anhand eines Leitfadens werden die in Diagnosesystemen definierten Symptome gezielt abgefragt. Mittels strukturierter Interviews gestellte Diagnosen gelten als reliabel. Gleichzeitig wird durch die Anwendung von Sprungregeln vergleichsweise hohe Ökonomie und Effizienz bei der Diagnosestellung erreicht.

Tic-Störungen
Das Hauptmerkmal dieser Störungen sind vokale und/oder motorische Tics, die in unterschiedlicher Intensität, Häufigkeit und Komplexität auftreten können.

Tiefgreifende Entwicklungsstörungen
Die Kernsymptome aller tiefgreifenden Entwicklungsstörungen sind qualitative Beeinträchtigungen in der Gestaltung zwischenmenschlicher Beziehungen sowie der verbalen und nonverbalen Kommunikation. Das Interessen- und Aktivitätsrepertoire betroffener Personen ist erheblich eingeschränkt.

Unkonditionierte Reaktion
Ein Begriff aus dem Bereich der klassischen Konditionierung. Die unkonditionierte Reaktion ist dabei eine biologisch determinierte Reaktion, die auf einen bestimmten Reiz hin erfolgt (z. B. Speichelfluss bei Nahrungsaufnahme).

Unkonditionierter Stimulus
Ein Begriff aus dem Bereich der klassischen Konditionierung. Der unkonditionierte Stimulus löst reflexhaft die unkonditionierte Reaktion aus.

Umschriebene Entwicklungsstörungen
Spezifisches Kennzeichen dieser Störungsgruppe sind klar begrenzte Leistungseinschränkungen in den Bereichen Kommunikation, Motorik oder Lernen, denen ursächlich keine sensorischen, neurologischen oder kognitiven Defizite zugrunde liegen.

Verhaltensanalyse
Diagnostisches Vorgehen in der Verhaltenstherapie, das die Beschreibung des Verhaltens einer Person in einer aktuellen, konkreten Situation beinhaltet. Dabei wird davon ausgegangen, dass menschliches Verhalten durch situative Bedingungen, Lerngeschichte, Persönlichkeit, kognitive Prozesse und nachfolgende Konsequenzen geprägt ist.

Verhaltensstörungen
Eine Gruppe massiver, entwicklungsabhängiger Verhaltensabweichungen externalisierender oder internalisierender Natur. Zur ersten Kategorie zählen hyperkinetisches, oppositionelles und aggressiv-dissoziales Verhalten; den internalisierenden Störungen werden insbesondere Angststörungen zugeordnet.

Verlaufsevaluation
Erfassung von Veränderungen während einer Behandlung bezüglich der zu Beginn definierten Problem- und Zielbereiche.

Versorgungsforschung
Interdisziplinäres Forschungsfeld, das die Kranken- und Gesundheitsversorgung und deren Rahmenbedingungen beschreibt und erklärt.

Verstärkerpläne
Systematische Variation der Art, Dauer und Häufigkeit von Verhaltenskonsequenzen. Unterschieden werden kontinuierliche und intermittierende Verstärkerpläne; letztere können weiterhin in Quoten- und Intervallpläne unterteilt werden.

Verstärkung

Verhaltenskonsequenzen, die die Auftretenswahrscheinlichkeit eines Verhaltens erhöhen. Unterschieden werden positive Verstärkung (Belohnung) und negative Verstärkung (Wegfall einer negativen Konsequenz). Im weiteren Sinne bezeichnet Verstärkung alle Arten von Verhaltenskonsequenzen, die die Häufigkeit des Auftretens eines Verhaltens beeinflussen.

Vulnerabilität

Vulnerabilität bezeichnet eine besondere Empfindlichkeit gegenüber Umweltbedingungen, wobei es sich hierbei um eine genetische Disposition, eine chronische Krankheit, eine niedrige Intelligenz, aber auch um umgebungsbedingte Faktoren handeln kann.

Vulnerabilitäts-Stress-Modell (auch Diathese-Stress-Modell)

In der Psychopathologie wird aufgrund dieser Theorie angenommen, dass Belastungen („Stress") bei Personen mit einer bereits existierenden Anfälligkeit oder Bereitschaft („Vulnerabilität" oder „Diathese") zu psychischen Störungen oder abnormem Verhalten führt.

ZNS

Das zentrale Nervensystem (ZNS) umfasst Gehirn und Rückenmark und ist für die Integration aller Sinnesreize, die ihm von außen oder aus dem Inneren zugeleitet werden, zuständig. Seine graue Substanz liegt im Gehirn außen (im Rückenmark innen) und besteht vorwiegend aus Nervenzellkörpern, die weiße Substanz besteht aus den Fortsätzen (Axone) und dient der Informationsleitung. Ansammlungen von Nervenzellkörpern in Gebieten der weißen Substanz bezeichnet man als Kerne (Nuclei).

Sachregister

S

W

Z